全国中医药行业高等职业教育"十二五"规划教材

中 医 护 理

（供护理、助产专业用）

主　编　刘鸿慧（辽宁医药职业学院）

副主编　王　丽（辽宁中医药大学）

　　　　白建民（南阳医学高等专科学校）

　　　　王　茵（上海中医药大学）

　　　　郭　梅（北京卫生职业学院）

编　委　（以姓氏笔画为序）

　　　　李秀坤（四川中医药高等专科学校）

　　　　张秀芬（河北中医学院）

　　　　张学仕（辽宁医药职业学院）

　　　　张建华（大连医科大学附属第二医院）

　　　　易为丹（重庆三峡医药高等专科学校）

　　　　赵　勇（山西中医学院）

中国中医药出版社

·北　京·

图书在版编目（CIP）数据

中医护理/刘鸿慧主编. —北京：中国中医药出版社，2015.9（2017.8 重印）

全国中医药行业高等职业教育"十二五"规划教材

ISBN 978 – 7 –5132 –2672 –1

Ⅰ.①中…　Ⅱ.①刘…　Ⅲ.①中医学 – 护理学 – 高等职业教育 – 教材　Ⅳ.①R248

中国版本图书馆 CIP 数据核字（2015）第 151429 号

中 国 中 医 药 出 版 社 出 版

北京市朝阳区北三环东路 28 号易亨大厦 16 层

邮政编码　100013

传真　010 64405750

廊坊市三友印务装订有限公司印刷

各地新华书店经销

*

开本 787 × 1092　1/16　印张 19.75　字数 444 千字

2015 年 9 月第 1 版　2017 年 8 月第 2 次印刷

书　号　ISBN 978 – 7 –5132 –2672 –1

*

定价　40.00 元

网址　www.cptcm.com

全国中医药职业教育教学指导委员会

张美林（成都中医药大学附属医院针灸学校党委书记、副校长）

张登山（邢台医学高等专科学校教授）

张震云（山西药科职业学院副院长）

陈　燕（湖南中医药大学护理学院院长）

陈玉奇（沈阳市中医药学校校长）

陈令轩（国家中医药管理局人事教育司综合协调处副主任科员）

周忠民（渭南职业技术学院党委副书记）

胡志方（江西中医药高等专科学校校长）

徐家正（海口市中医药学校校长）

凌　娅（江苏康缘药业股份有限公司副董事长）

郭争鸣（湖南中医药高等专科学校校长）

郭桂明（北京中医医院药学部主任）

唐家奇（湛江中医学校校长、党委书记）

曹世奎（长春中医药大学职业技术学院院长）

龚晋文（山西职工医学院/山西省中医学校党委副书记）

董维春（北京卫生职业学院党委书记、副院长）

谭　工（重庆三峡医药高等专科学校副校长）

潘年松（遵义医药高等专科学校副校长）

秘 书 长　周景玉（国家中医药管理局人事教育司综合协调处副处长）

前　言

中医药职业教育是我国现代职业教育体系的重要组成部分，肩负着培养中医药多样化人才、传承中医药技术技能、促进中医药就业创业的重要职责。教育要发展，教材是根本，在人才培养上具有举足轻重的作用。为贯彻落实习近平总书记关于加快发展现代职业教育的重要指示精神和《国家中长期教育改革和发展规划纲要（2010—2020年)》，国家中医药管理局教材办公室、全国中医药职业教育教学指导委员会紧密结合中医药职业教育特点，充分发挥中医药高等职业教育的引领作用，满足中医药事业发展对于高素质技术技能中医药人才的需求，突出中医药高等职业教育的特色，组织完成了"全国中医药行业高等职业教育'十二五'规划教材"建设工作。

作为全国唯一的中医药行业高等职业教育规划教材，本版教材按照"政府指导、学会主办、院校联办、出版社协办"的运作机制，于2013年启动了教材建设工作。通过广泛调研、全国范围遴选主编，又先后经过主编会议、编委会议、定稿会议等研究论证，在千余位编者的共同努力下，历时一年半时间，完成了84种规划教材的编写工作。

"全国中医药行业高等职业教育'十二五'规划教材"，由70余所开展中医药高等职业教育的院校及相关医院、医药企业等单位联合编写，中国中医药出版社出版，供高等职业教育院校中医学、针灸推拿、中医骨伤、临床医学、护理、药学、中药学、药品质量与安全、药品生产技术、中草药栽培与加工、中药生产与加工、药品经营与管理、药品服务与管理、中医康复技术、中医养生保健、康复治疗技术、医学美容技术等17个专业使用。

本套教材具有以下特点：

1. 坚持以学生为中心，强调以就业为导向、以能力为本位、以岗位需求为标准的原则，按照高素质技术技能人才的培养目标进行编写，体现"工学结合""知行合一"的人才培养模式。

2. 注重体现中医药高等职业教育的特点，以教育部新的教学指导意见为纲领，注重针对性、适用性及实用性，贴近学生、贴近岗位、贴近社会，符合中医药高等职业教育教学实际。

3. 注重强化质量意识、精品意识，从教材内容结构、知识点、规范化、标准化、编写技巧、语言文字等方面加以改革，具备"精品教材"特质。

4. 注重教材内容与教学大纲的统一，教材内容涵盖资格考试全部内容及所有考试要求的知识点，满足学生获得"双证书"及相关工作岗位需求，有利于促进学生就业。

5. 注重创新教材呈现形式，版式设计新颖、活泼，图文并茂，配有网络教学大纲指导教与学（相关内容可在中国中医药出版社网站 www.cptcm.com 下载），符合职业院校学生认知规律及特点，以利于增强学生的学习兴趣。

在"全国中医药行业高等职业教育'十二五'规划教材"的组织编写过程中，得到了国家中医药管理局的精心指导，全国高等中医药职业教育院校的大力支持，相关专家和各门教材主编、副主编及参编人员的辛勤努力，保证了教材质量，在此表示诚挚的谢意！

我们衷心希望本套规划教材能在相关课程的教学中发挥积极的作用，通过教学实践的检验不断改进和完善。敬请各教学单位、教学人员及广大学生多提宝贵意见，以便再版时予以修正，提升教材质量。

国家中医药管理局教材办公室
全国中医药职业教育教学指导委员会
中国中医药出版社
2015 年 5 月

编写说明

《中医护理》是"全国中医药行业高等职业教育'十二五'规划教材"之一。本教材是依据习近平总书记关于加快发展现代职业教育的重要指示和《国家中长期教育改革和发展规划纲要（2010—2020年)》精神，为充分发挥中医药高等职业教育的引领作用，满足中医药事业发展对于高素质技术技能人才的需求，由全国中医药职业教育教学指导委员会、国家中医药管理局教材办公室统一规划、宏观指导，中国中医药出版社具体组织，全国中医药高等职业教育院校联合编写的教材。本教材既可供中医药高等职业教育院校护理、助产等相关专业教学使用，也可作为广大临床护理工作者的参考书，供临床培训使用。

本教材力求职业教育专业设置与产业需求、课程内容与职业标准、教学过程与生产过程"三对接"，"崇尚一技之长"，提升人才培养质量，做到学以致用。教材编写强化质量意识、精品意识，以学生为中心，以"三对接"为宗旨，突出思想性、科学性、实用性、启发性、教学适用性，在教材内容结构、知识点、规范化、标准化、编写技巧、语言文字等方面加以改革，从整体上提高教材质量，力求编写出"精品教材"。

本教材主要介绍了中医护理发展简史、中医护理的基本特点、中医基本知识、中医护理基本知识、常用中医护理技术操作、临床常见病证护理、中医预防保健等几方面内容，共分为十一章。本教材的编写特点如下：

1. 依据岗位需求，参照行业标准和执业准入标准，选定主要编写内容：运用工作任务分析法，根据院内、社区及家庭等护理岗位所需要的职业能力要求而选定教学内容，使教学内容与实际工作相对接。因此，本书在常规内容基础上，增加了第十一章"中医预防保健"，主要阐述针对健康人的预防和体质调护。参照护士执业考试大纲要求和中医护理行业规范组织内容的编写，实现学习与准入、就业的零距离衔接。

2. 遵循职业教育规律，设计编写体例，融入素质教育：书中设有"学习目标""案例导读""知识链接（拓展）""案例分析""复习与实践"模块。其中"学习目标"明确了本章教学要求，便于学生把握。"案例导读""案例分析""复习与实践"引入了典型案例、临床情境化任务，循序渐进地培养学生的职业能力和发现、解决问题的能力。"知识链接"注重传统文化教育、职业素养教育和健康教育，使学生了解和热爱中医学，提升职业素养，养成良好的行为生活方式，培育自助健康的能力；增加了中医现代研究成果介绍，可开阔视野和培养创新意识，也增添了教材的趣味性和可读性。

3. 跟踪临床发展趋势，突出中医常用护理技术的应用：本教材在中医基本理论和知识达到"必须、够用"的同时，增加了拔罐、艾灸、穴位按摩、耳穴压豆等临床常用技术方法的应用，在第九章、第十章中均有具体体现，使内容具有较好的实用性。

本教材绪论、第五章由刘鸿慧编写；第一章、第十一章由张学仕编写；第二章由白建民编写；第三章由李秀坤编写；第四章、第七章由赵勇编写；第六章由易为丹编写；第八章由郭梅编写；第九章由王茵、张建华、白建民编写；第十章由王丽、张秀芬编写。

本教材是全体参编人员智慧的结晶。在此，衷心感谢各位编委的辛勤付出！感谢对本教材的编写和出版工作给予大力支持的同仁和朋友们！由于水平有限，本教材难免有不足或疏漏之处，衷心希望各院校师生和广大读者提出宝贵意见，以便进一步修订完善。

《中医护理》编委会

2015 年 6 月

目　录

绪　论

1. 能简述中医护理各个发展阶段的特点、主要代表人物、著作及贡献。
2. 能简述标志着中医学理论体系形成的四部经典著作及其贡献。
3. 能阐述中医护理学的基本特点。
4. 能理解中医护理学的思维特点。

中医药学源远流长，历史悠久，是我国医学科学的特色，也是我国优秀文化的重要组成部分，不仅为中华民族的繁衍昌盛做出了巨大贡献，而且对世界文明的进步也产生了积极影响。

中医护理学是中医药学的重要组成部分，是我国护理学的重要分支，它是以中医药理论为指导，以研究、探讨中医护理理论和护理技术为主的一门学科。中医护理学的任务是运用中医学理论、知识、方法和中医特色护理技术，为个人、家庭、社区服务，以达到保护、维持和恢复人类健康的目的。

中医护理起源于远古时代，千百年来，伴随中医药学的发展而发展，至20世纪60年代后，才逐渐形成了一门独立的学科。由于中医学在其发展过程中长期保持着医、药、护不分的状态，古代医家往往集医疗、用药和护理工作于一身，所以，最初的中医护理与医药学融为一体，而关于中医护理的内容则散在于历代医学著作中。

一、中医护理发展简史

（一）古代中医护理的形成与发展

1. 远古至春秋时期（远古～前476年）　远古时期，我们的祖先在长期的生产与生活实践中，发现了一些具有预防和康复作用的本能方法，从而有目的地去实施，逐步形成了有意识的卫生保健活动，这就是医疗护理的萌芽和起源。

原始社会，人类为了生存，采集野果、种子和捕猎动物以饱腹充饥，于是发现食用某些食物可以缓解原有病痛，甚至痊愈，有些食物则会引起呕吐、腹泻、昏迷，甚至死亡。经过长期的观察和尝试，人们逐步积累了药物学知识。这一时期，部落斗争、人兽杂处，搏击碰撞或意外伤害时有发生，人们受伤后采用泥土、树叶、草茎等涂敷伤口，用手压迫止血，久而久之，摸索出一些简单的外伤包扎、止血等外科护理方法。古人在跌仆损伤、身体疼痛不适时，为了消肿止痛，便抚摸揉按，由此形成了最早的按摩术。进入新石器时代，人们已懂得筑房可避狂风暴雨，用兽皮和树皮作衣可避寒防邪。人类还学会了人工取火，饮食习惯由生食改为熟食，不但有利于消化吸收，而且可口卫生。

夏、商、周代至春秋时期，随着社会生产力和文化的发展，护理学也得到相应发展。人们已普遍形成了经常打扫房间和沐浴的习惯，以保持环境和个人卫生。在饮食方面，人们已认识到饮食不但能充饥，而且还具有食疗、食补的作用。《周礼》中有"喜、怒、哀、乐、爱、恶、欲之情，过则有伤"的记载，说明人们已认识到情志太过可以致病。殷商时期，人们常用按摩的方法来治疗腹疾、做头面部保健，按摩法已成为当时常用的医疗和护理手段之一。

2. 战国至三国时期（前475～265年） 这一时期，科学文化迅速发展，为医学的发展创造了前所未有的条件。中医药学四大经典著作《黄帝内经》《难经》《伤寒杂病论》《神农本草经》相继问世，标志着中医学理论体系的形成，同时也为中医护理学的发展奠定了理论基础。

（1）《黄帝内经》 简称《内经》，包括《素问》和《灵枢》两部分，系统地阐述了人体生理、病理，以及疾病的诊断、治疗和预防，是我国现存较早的医学典籍，构建了中医学的理论基础，同时较为全面地论述了中医护理学各方面的内容，奠定了中医护理学的基础。

在生活护理方面，《内经》提出自然界的一切运动变化都将直接或间接影响人体，即"天人合一"的思想。《素问·四气调神大论》指出："阴阳四时者，万物之终始也，死生之本也。逆之则灾害生，从之则苛疾不起，是谓得道。"意思是生活护理的原则之一就是顺应自然，提醒人们要顺应四时气候规律安排生活起居，春夏养阳，秋冬养阴，以避免疾病的发生。

在情志护理方面，《内经》认为不良的情志刺激可导致人体气血失调，脏腑功能紊乱，能诱发或加重病情，因此高度重视人的情志变化及情志调护，并归纳了七情太过剧烈或持久对健康的影响规律，即喜伤心、怒伤肝、思伤脾、悲伤肺、恐伤肾，并指出怒则气上、喜则气缓、悲则气消、恐则气下、惊则气乱、思则气结。《素问·汤液醪醴论》中的"精神不进，志意不治，故病不可愈"，强调了心理因素对疾病康复的影响。

《内经》非常重视饮食调护，主张以五谷为养、五果为助、五畜为益、五菜为充，并"谨和五味"，做到饮食多样化，摄取不同的营养成分，以保证精充气足、健康长寿。《内经》一书还对中医观察患者的方法、药物护理和护理操作技术等方面进行了阐述，如养生、气功、艾灸、导引、热熨等护理技术及应用，为后世护理技术的发展奠定了坚实基础。

（2）《伤寒杂病论》 为东汉末年张仲景所著，包括《伤寒论》和《金匮要略》两部书，是临床医学的百科全书，集汉以前医学精华之大成，囊括了中医理、法、方、药的精髓，确立了辨证论治的理论体系，为临床医学的发展奠定了基础。书中详述了疾病辨证施护的理论和措施，为后续中医护理的发展提供了重要的理论基础。

该书首创了将猪胆汁灌入直肠进行导泻以排出宿便的方法，是目前临床常用灌肠法的雏形。除此之外，张氏还创立了熏洗法、吞咽法、烟熏法、坐浴法、点燃法、塞鼻法、灌耳法等多种给药法。书中对煎药方法、服药注意事项、服药后的观察及饮食禁忌都有具体的介绍，如"凡服汤发汗，中病便止，不必尽剂也"，强调发汗不能过多，见效停药，以免损伤身体。

在饮食护理方面，《金匮要略·禽兽鱼虫禁忌并治》中指出应辨证施食："所食之味，有与病相宜，有与身为害，若得宜则益体，害则成疾。"同时，详细阐述了五脏病食忌、四时食忌、冷热食忌、妊娠食忌等，并提出了"秽饭、馁肉、臭鱼，食之皆伤人"，"猪肉落水浮者，不可食"及"梅多食，坏人齿"等饮食卫生要求。

在急救护理方面，该书记载了对自缢、溺水者的抢救措施，具体方法与现代护理的人工呼吸、体外心脏按压法极其相似，是世界上最早开展心肺复苏技术的典范。《伤寒杂病论》还强调了护理人员的职业道德，如"凡作汤药，不可避晨夜……若或差迟，病即传变，虽欲除之，必难为力"。要求施护者必须态度认真，工作勤谨，无论晨夜都要按时煎药供患者服用，不能有丝毫的懈怠和差错。

知识链接

医圣张仲景

张仲景，东汉南阳郡涅阳人（今河南南阳市）人，东汉末年著名医学家，被后人尊称为"医圣"。

张仲景出生于没落的官僚家庭，自幼博览群书，且酷爱医书。东汉末年，政治黑暗，连年战乱，疾病流行。其家族原有200多口人，不到10年，竟有2/3的人生病死去，张仲景立志发愤钻研医学，最终成为流传千古的一代名医。他的传世巨著《伤寒杂病论》是中国第一部从理论到实践、确立辨证论治法则的医学专著，是中医的灵魂所在，也是学习中医必读的经典著作。

张仲景不仅医术精湛，而且对医生的医德和医疗作风都有相当严格的要求。他严肃批评了那些医德不修、医风不正的医生，其许多观点成为中医医德思想的重要组成部分。他本人则身体力行、率先垂范。张仲景在任长沙太守期间，坚持每月初一和十五大开衙门，为百姓诊治。中国有史以来，在公堂之上给贫苦百姓诊脉治病、舍药救人的官吏，大概只有张仲景一人。

今天，1800年前的仁爱之光仍然烛照着我们的心灵。在河南南阳，有药店经营者定期免费向广大群众舍药。舍送一包草药，福泽一方百姓。仲景故乡的人们用自己的行动，使仲景对百姓的关爱之情，仍然绵延不息。为了纪念这位奠定中医治疗学基础的伟大医学家，河南省南阳市政府修建了"医圣祠"和"张仲景纪念馆"，而他的精神将永远激励着后人不断探索和前进。

（3）《难经》 该书的作者和成书年代一向说法不一，相传为战国时期秦越人（扁鹊）所作。全书以问难的形式、解释疑难的体例编撰而成，着重阐述了脉诊、经络、脏腑、腧穴和一些病证。在脉诊方面，主要论述了脉诊的基本知识和理论、正常脉象、病脉及各类脉象的鉴别等内容，并开创了诊脉"独取寸口"之先河。该书继承了汉代以前的医学成就，在《内经》的基础上多有发展，对于丰富中医护理中的病情观察等内容具有极高的实用价值。

（4）《神农本草经》　是我国现存最早的药物学专著。全书载药 365 种，其中植物药 252 种，动物药 67 种，矿物药 46 种。该书将药物按性能功效的不同分为上、中、下三品。"上药一百二十种为君，主养命以应天，无毒"，"中药一百二十种为臣，主养性以应人，有毒无毒，斟酌其宜"，"下药一百二十五种为佐使，主治病以应地，多毒"。书中论述了药物的功效和主治、方剂的组方原则、临床用药原则及服药方法，对后世药物学发展具有重大的指导意义。

此外，东汉末年三国时期的杰出医师华佗，以高超的外科技术闻名于世。他发明了用酒服"麻沸散"作为外科手术中的麻醉剂，为外科学的发展做出了杰出贡献。华佗在手术过程中还指导其弟子和家属为病患做了大量护理工作，这就是我国早期的外科护理。华佗认为体育锻炼可以助消化、通气血，防病祛病，延年益寿，他创造的"五禽戏"保健法是我国最早的体育与医疗、护理相结合的典范，也可以说是最早的康复护理方法。

3. 魏晋至五代时期（265～960 年）　晋唐时期，中医学在已建立的学术体系指导下，进入了实用经验发展阶段，临证医药著作激增。中医学的进步带动了中医护理的同步提高，并伴随着临床各科的形成和完备，逐步开辟了趋向专科护理的新局面。

《诸病源候论》是隋朝巢元方等人编撰的病因病机和症状体征的理论性专著，对各种病证的护理，尤其在病情观察方面有了很大的发展和补充。如《诸病源候论·水病诸候》对水肿患者的症状进行了细致描述，指出水液停留胸腹的患者，不能仰面平卧，平卧则水液上逆，凌心则惊，犯肺则咳，上逆而不下流则小便涩少。在专科护理方面，指出外科肠吻合术时，应该妥善调护，不可过早进食，不然将有"令人肠痛决漏"的危险。在饮食卫生方面，认为寸白虫（即绦虫）病是因为食用了半生不熟的牛肉；还指出"鯸鲐鱼（俗称河豚）肝及腹内子，有大毒，不可食"。

东晋葛洪所著的《肘后备急方》集急救、传染病及内、外、妇、五官、精神、骨伤等各科之大成，尤其对急症的治疗有较高认识，堪称中医第一部临床救急手册。书中明确指出救急措施应与病因治疗相结合，并记载了穿刺、清创、关节脱位整复、灌肠、导尿、引流等诊疗与护理操作技术。书中提出了用海藻治疗瘿疾，是世界上最早用含碘食物治疗和预防甲状腺疾病的记载。

《备急千金要方》和《千金翼方》为唐代孙思邈所著。两书详尽地记载了唐以前主要著作的医论、医方、诊法、治法、食疗、养生和导引等多方面内容，堪称我国最早的医学百科全书，具有很高的医学成就，丰富了中医护理的内容。孙氏非常重视医德修养，书中专门撰写了"大医精诚"篇，明确提出医者的职业道德包括技术精湛和品德高尚两方面，是论述医德的重要文献，开辟了中国医学伦理之先河。他重视妇幼保健，专门阐述了妇儿病的诊治和护理，讨论了小儿养护的原则和方法，对古代妇科、儿科的确立和发展产生了重要影响。他发明的用细葱管行导尿术的方法，比 1860 年法国人发明的橡皮管导尿术早 1200 多年。

4. 宋金元时期（960～1368 年） 面对晋唐积累的大量经验，宋元时期的医学发展以经验总结与理论探索为主要特点，大量医药著作中大大加深了对理论的探讨，医学界百家争鸣，百花齐放。随着医学理论的不断完善，临证医学的进一步发展，中医各专科护理也有了充实而全面的发展，并得到高度的重视。

宋代东轩居士所著的《卫济宝书》提出对刀、钩等外科手术器械要用"桑白皮、紫藤香煮一周时，以紫藤香末藏之"，这是世界上对外科手术器械进行煮沸消毒，并用药粉做灭菌贮藏备用的最早文字记载。陈自明所著的《妇人大全良方》是宋代内容丰富的总结性妇产科专著，概括了妇产科全貌。钱乙所著的《小儿药证直诀》中提出以"浴体法"为辅助来治疗热证患儿，与现代的温水擦浴极为相似。张从正所著的《儒门事亲》中记载了对肛肠患者的护理，"脱肛，大肠热甚也，用酸浆水煎三五沸，稍热涤洗三五度，次以苦剂坚之，则愈"，说明我国很早就有了坐浴疗法。

金元时期，对后世影响较大者包括刘完素、张从正、李杲、朱震亨，被称为"金元四大家"，为中医护理学充实了许多新的内容。其中刘完素倡导"火热论"，强调了火热在致病中的重要性，治疗以清热通利为主，称为"寒凉派"。张从正提出"攻邪论"，认为人体之所以发病都是邪气侵袭的结果，并擅用汗、下、吐三法攻治，被称为"攻邪派"。朱震亨提出相火论，即情志过极、色欲无度、嗜食厚味等因素导致相火妄动，临床多用滋阴降火之剂，被称为"滋阴派"。李杲提出"脾胃论"，认为"内伤脾胃，百病由生"，治疗上善用温补脾胃之法，被称为"补土派"。李氏将内伤脾胃的原因概括为饮食不节、劳逸过度、情志刺激三方面，而精神因素常常起着先导作用。他主张无病亦要保护脾胃功能，患病时更应在服药前后注意调理，勿使脾胃受损。

5. 明清时期（1368～1840 年鸦片战争） 明清医学承袭宋元的基础，在社会经济发展的推动下，发展至鼎盛时期，而当事物发展到鼎盛阶段，革新的力量则悄然而生。这一阶段的中医学属于传统延续与创新时期，一方面是传统的顽强延续，另一方面则是革新趋势。明清时期，中医护理在治疗康复、妇婴保健、老年人的将养中占有重要地位，有专著或专门篇章论述相关内容，体现了中医护理学的进一步发展。

明代著名医药学家李时珍，以毕生精力，历时 27 年著成《本草纲目》，记载药物 1892 种，药方 1 万余首，是一部医学巨著，为我国和世界医药的发展做出了杰出的贡献，同时也发展了药物护理的内容。书中对煎药、服药提出了严格要求，如"煎药须用小心老成人，以涤罐密封，新水活火，先武后文，如法服之，未能不效者"，"温汤勿用铁器，服汤宁小沸，热则易下，冷则呕涌"。

温病学术体系的确立，是明清医学史上的重大成就，是中医学面对急性传染病的流行另辟蹊径的创新发展，有许多学者推动了温病学说的发展，其中代表人物是清代杰出医学家吴有性。吴氏著有《温疫论》，其最大贡献是对瘟疫病的致病原因提出"戾气学说"，认为瘟疫的发生"乃天地间别有一种异气所感"，戾气由口鼻而入，戾气不同致生不同疾病，戾气是物质的，致病具有传染性，说明他已预见了病原微生物的存在。因此，"戾气学说"是 17 世纪在传染病因学上的卓越创建。

这一时期，人们对传染病的消毒防疫观念已经明确具体，熊立昌的《治疫全书》对传染病的预防提出了"毋近患者床榻，染其污秽，毋凭死者尸棺，触其臭恶，毋食病家时菜，毋拾死人衣物"等有效的隔离措施。当时，清代已广泛应用人痘接种术预防天花，是英国医圣琴纳在 1798 年发明牛痘接种法之前预防天花的主要方法，也是人类应用人工免疫法的先驱。

《侍疾要语》为清代钱襄所著，是现存古代中医文献中最早的、较全面论述中医护理的专著。书中全面阐述了精神、生活、饮食、药物护理和疾病护理等内容。该书强调精神护理的重要性，在患者面前让"所爱之人常坐床前，所喜之物恒置枕畔，忧病则须说今日精神胜于昨日，忧贫则须说今年进益好似去年，勿露愁闷之容，常瞒医药之费，诸如此类未可枚举"。对护理人员的责任心、护理观察的细致和认真程度提出了较高的要求，如需"打点精神，勿得欠身摩眼，稍露倦态……夜间侍奉者，非特夜不解衣，且亦不可暂时交睫，方能静听声息"(《侍疾要语》)。对于生活护理，药物加工、调制和饮用等要点均有所论及。

(二) 近代中医护理的发展 (鸦片战争～中华人民共和国成立)

1840 年鸦片战争后，西方医学在我国广泛流传和渗透，使中医学受到了很大的冲击，中医界的思想出现了空前动荡，医学界出现了三种最具代表性的思想：第一，主张全盘西化，废止中医；第二，认为应继续沿用中医，抵制西医；第三，创立中西医汇通学派，主张中西医并用。这一时期属于中西医的交汇与撞击时期，中医学的发展尽管艰难，但仍有成就。

近百年来，中医护理基本是前一时期的自然延续，同时融入了一些新的理念。例如：清末医家吴师机所著的《理瀹骈文》总结和创新了数十种中医外治法，同时也为中医护理提供了许多实用的操作技术，包括嚏法、纳鼻法、膏贴法、吹耳法、塞耳法、涂顶法、点眼法、炒药布包敷脐法等，大大丰富了中医护理操作技术的内容。书中论述了各类疾病初愈的食复(大病愈后，因饮食失节而致复发者)，发展了饮食调护的内容。此外，《理瀹骈文》还对临证护理有了新的经验总结，专门讨论了对中风后遗症的护理。近代一些有识之士大力推进中医教育，相继创办了许多中医学校，以中医为主，兼授西医，对中医护理的发展起到了积极的推动作用。

(三) 现代中医护理的发展

新中国成立后，国家高度重视中医药事业，使中医药事业得以飞速发展，而中医护理工作也逐渐独立开展，中医护理以其自身特有的理论、方法和奇特的效果，深受广大患者的喜爱，成为护理学不可或缺的组成部分。

近几十年来，中医护理已日趋成熟，并逐步走向科学化和现代化。1959 年，南京中医学院出版了第一部系统的中医护理学专著《中医护病学》。继而中医护理学的各种专著相继出版，说明中医护理理论的充实与临床护理实践的总结已达到了一定的水平。

1985 年由卫生部中医司下发了《中医护理常规技术操作规程》，此后进行了多次修订，要求全国中医医院及有关单位和部门遵照执行，为中医临床护理标准化打下了良好的基础。

为了给中医机构提供护理专业人才，在护理教育方面，1956 年，南京中医学院附属卫校率先在全国开设了中医护理专业；20 世纪 80 年代中期，南京、北京、湖北、黑龙江等中医学院纷纷开设了护理专业。此后，中医护理教育事业发展迅速。至 2000 年，已有南京、北京等 11 所高等中医药院校开设了中医高等护理专业；2007 年，全国有 22 所高等中医药院校招收护理本科学生；2003 年，南京中医药大学率先开始招收中西医结合护理学硕士研究生。

与此同时，中医护理的科学研究工作正在全国各地兴起。1993 年，中华护理学会举办了"全国首届护理科技进步奖"评审活动，"净肠饮代替清洁灌肠的实验及临床应用研究""中医护理病历标准化研究"等 6 项中医护理研究成果获奖，填补了我国中医护理科研成果的空白。中医护理研究的主要任务包括完善历代古籍中的护理方法，探讨中医护理模式、辨证施护内涵和规律等研究方向。中医护理研究的逐步开展，必将推动中医护理工作的发展。

进入 21 世纪，由于疾病谱的变化和人口老龄化现象的出现，简便验廉的中医绿色疗法越来越受到人们的认可和重视。2009 年，国家中医药管理局第 1 次将中医护理学列为重点学科建设项目；2010 年，《中医医院中医护理工作指南》明确提出每个中医医院至少开展中医护理操作 8 项（艾灸、拔火罐、刮痧、穴位贴敷、穴位按摩、耳穴埋籽、药熨法、熏洗法），中医护理学的发展正逐步走向规范化、制度化。未来，中医护理学将继承和发扬中医学遗产，并汲取现代护理学的新理论、新技术，向着更高的水平发展，为人类的身心健康做出更大的贡献。

二、中医护理的基本特点

中医护理秉承了中医基本理论的特点，从整体出发，对人体生理功能、病理变化进行观察分析，探求其内在机制，再通过辨证来确定护理原则和方法。因此，中医护理的基本特点是整体观念和辨证施护。

（一）整体观念

所谓整体观念，是指机体自身的完整性及其与自然和社会环境的统一性。中医学认为，人体是一个有机的整体，脏腑之间、脏腑与各组织器官之间，结构上不可分割，功能上相互协调、相互为用，病理上相互影响；同时也认识到，人与自然环境、社会环境是密切相关的。

1. 人体是一个有机的整体 人体形态结构严密，由若干脏器、组织和器官组成，每个脏器、组织和器官都具有独立的功能，所有器官又是整体生命活动的一个组成部分，局部与整体不可分割，离开整体局部将不复存在。

在生理方面，人体以五脏为中心，通过经络系统，把六腑、五体、五官、九窍、四肢百骸等全身组织器官联系成有机的整体，即"脏－腑－体－窍"构成5个系统，来完成机体统一的功能活动。五脏是代表整个人体的5个系统，如肺、大肠、皮毛和鼻构成"肺系统"，肾、膀胱、骨髓、耳和前后二阴构成"肾系统"。5个小系统组成一个大系统，人体由此构成了一个有机的整体。

在病理方面，脏腑发生病变，可以通过经络反映于体表、组织或官窍；体表、组织、官窍有病，也可以通过经络影响脏腑；脏腑之间亦可相互影响。因此，人体某一局部的病理变化，往往反映全身脏腑气血、阴阳的盛衰。在病情观察、治疗与护理过程中，必须从整体出发，通过观察患者的外在变化推测机体内在病变，从而提出护理问题和采用相应的护理措施。如心开窍于舌，口舌糜烂多是心火亢盛的表现，因此，在护理上除局部用药外，还须嘱患者保持情志舒畅，宜食清淡泻火之物，如绿豆汤、苦瓜等，以清心火，使口舌糜烂痊愈。

2. 人与自然界的统一性　中医学认为，"人与天地相应""天人合一"，人是自然界的产物，自然界又存在着人类赖以生存的必要条件。因此，四时气候、昼夜晨昏、地域差异等因素，无时无刻不对人体产生着影响。

一年中气候变化的规律为春温、夏热、长夏湿、秋燥、冬寒，在这种气候变化的影响下，生物就会有春生、夏长、长夏化、秋收、冬藏的相应变化。人类也不例外。《内经》指出："天暑衣厚则腠理开，故汗出……天寒则腠理闭，气湿不行，水下留于膀胱，则为溺与气。"说明人体生理活动随季节产生相应的变化，夏季皮肤松弛、疏泄多汗，而秋冬皮肤致密、少汗多尿等。《内经》说："故阳气者，一日而主外，平旦人气生，日中而阳气隆，日西而阳气已虚，气门乃闭。"这种人体阳气白天趋于表、夜晚趋于里的现象，反映了人体在昼夜变化过程中生理活动所发生的适应性变化。

此外，人们还会与所处地区气候和地理环境相适应。如江南多湿热，人体腠理多疏松；北方多燥寒，人体腠理多致密。一旦环境突然改变，初期多感不太适应，经过一段时间后，才能逐渐适应。总之，地理环境不同，形成了生理上、体质上的不同特点，因而不同地区的发病情况也不尽一致。

3. 人和社会关系密切　人既是自然界物质演化的最高产物，又具有社会属性。人生活在一定的社会环境中，社会变迁与人的身心健康和疾病的发生有着密切关系。社会角色、地位的不同，以及社会的变革，不仅影响人们的心身功能，而且疾病谱的构成也不尽相同。"大抵富贵之人多劳心，贫贱之人多劳力……故富贵之疾，宜于补正，贫贱之疾，易于攻邪"（《医宗必读》），强调了社会地位的不同，可造成身心上的诸多差异。

明末名医张景岳在《景岳全书》中指出："阴寒之中之病……惟流离穷困之世多有之。若时当治平，民安饱暖，则直中之病少见。"揭示了社会动荡、政治腐败、饥荒战乱，或不良社会习俗，均可成为某些疾病的社会根源。

进入21世纪，随着社会的进步和文明的发展，人类社会物质产品丰富，人们越来越重视卫生保健，人的平均寿命也随之延长。但与此同时，伴随着大工业生产，环境问题日益突出，正威胁着人类的未来；过度紧张的生活节奏、激烈的社会竞争也增加了人们罹患多种疾病的隐患。现代社会的"抑郁症""慢性疲劳综合征"等疾病的发生与社会因素有着密切关系。这就需要在提高生活水平的同时，将自己的情志活动和生活方式也做出适当的调整，以适应纷繁复杂的社会。

（二）辨证施护

辨证论治是中医诊断疾病、治疗疾病的基本方法，是中医学研究和处理疾病的一种特殊方法。辨证施护与辨证论治异曲同工，是中医护理工作的基本原则。辨证施护不同于辨病施护和对症施护，病、症、证三者之间既有联系，又有区别。

"病"即疾病，是指有特定病因、发病形式、病机、发展规律和转归的一种完整的病理过程，是对某种疾病全过程的综合概括，如感冒、中暑等。"症"即症状，是疾病所反映出来的孤立的异常生命现象，如发热、鼻塞、头痛、恶心、呕吐等。"证"即证候，是机体在疾病发展过程中某一阶段病理的概括。它包括了病变的部位、原因、性质及邪正关系，反映疾病某一阶段病理变化的本质，因而它比症状更全面、更深刻、更准确地揭示了疾病的本质。

辨证是将四诊所收集的所有资料，通过比较、分析，辨清疾病的原因、性质、部位，以及邪正之间的关系，最终概括为某种性质的证。施护是在辨证的基础上，确定相应的护理原则和方法。

辨证是决定护理方法的前提和依据；施护是护理疾病的方法和手段。辨证和施护在诊治疾病、护理患者过程中相辅相成、不可分割，是理、法、方、药、护在临床上的具体运用，是指导中医临床工作的基本原则。

三、中医护理的认知与思维方法

中医学在构建其理论体系时，以中国传统文化为背景，运用中国古代哲学的思维方法，对人体的组织结构、生理、病理，以及疾病的诊断、治疗和护理等方面进行了归纳、总结，进而形成了以阴阳五行学说为指导思想，以藏象、经络理论为基础，以整体观念、辨证论治为特点的理论体系。因此，掌握中医思维方法是学习中医基本知识的前提，是开启中医药殿堂大门的钥匙。

（一）注重宏观观察

中医学理论体系在形成过程中，结合了天文、地理、气象、生物、心理等多学科知识，对人体正常和异常的生命活动过程等进行了综合研究，从而得出许多科学的结论。这种宏观的全方位的研究方法，弥补了缺乏微观研究手段的不足，并形成了研究方法上的特色。例如，中医学认为，"正气存内，邪不可干""邪之所凑，其气必虚"。因此，在治疗一些西医学尚未阐明病因的重大疾病时，中医临床尽管不了解其微观的病理改变和发病机制，但通过扶助正气，可以使人体有效抵御各种致病因素的侵袭，达到治疗和护理的目的，并能显示出其独特的优势。

（二）注重整体研究

中医学研究人体生理功能和病理变化时，注重整体和自然界变化对人体的影响，进而形成了特有的天人一体的整体观。中医整体观的研究思路，往往是把局部的事物或现象放在整体中去考察和研究，这种方法体现在中医学理论的各个方面。耳针疗法、足部疗法和"病在上者下取之，病在下者上取之"等，都是中医学注重整体调整、侧重于综合治疗及护理的具体体现。又如：护理失眠患者时，不仅要分析其寒热、虚实和病位所在脏腑，还要考虑患者的饮食、睡眠、情绪、外界气候变化等诸多因素，将这些综合考虑，才能对患者病情作出正确评估和判断。

（三）运用哲学思维

中医学在实践活动的基础上，以古代朴素的唯物主义和辩证法思想为指导，借助哲学思维，将其在医疗活动中积累的经验和通过观察而获得的大量感性资料上升为理性认识。因此，中医学理论体系的建立可以说是中医临床丰富的实践经验与哲学思维相融合的产物。在中医学理论中，往往用哲学的推理作为主要的连接纽带，在理论描述中加入了阴阳学说、五行学说等哲学内容。

中医护理是中国传统文化的结晶和代表，以中国古代哲学为其理论建构的基础，注重宏观观察、整体研究，擅长哲学思维。相比之下，西医护理则注重器官与功能的病理变化，从微观水平探讨疾病的发生、发展规律。中医与西医研究对象一致、反映的规律相似、存在价值和目的相同，但基础理论、临床诊治和护理内容截然不同，而更深刻、更本质的差异在于思维方式。思维方式的差异导致了主体经验的范围与层次的不同，支配着中医和西医分别从不同角度和层次研究、掌握了不同的规律，形成了不同的理论。

复习与实践

1. 中医护理的基本特点包括哪些内容？如何理解其含义？
2. 中医药学"四大经典"著作是什么？
3. 通过查阅文献，简述华佗、张仲景、李时珍、孙思邈 4 位名医的成功历程及其对中医学的巨大贡献。

第一章　阴阳五行

学习目标

1. 能解释阴阳、五行的基本概念。
2. 能简述阴阳、五行学说的基本内容。
3. 能运用阴阳、五行学说分析人体的生理病理现象和护理原则。

案例导读

　　某年 12 月，气候严寒，某医院泌尿内科病房中同时住着两个肾病患者。患者甲非常怕冷，盖着厚被、捂得严严实实，安静地躺在床上；患者乙则感觉发热，将衣袖挽起来，在房间里不停走动，甚至还要打开门窗凉快一下。两位患者虽患有同种疾病，但一位怕冷喜静，另一位怕热喜动。

　　任务 1：请运用阴阳学说解释甲、乙两位患者截然相反的情况。

　　任务 2：试分析针对两位患者的不同情况，在护理上应分别采用何种方法？

　　阴阳五行学说包括阴阳学说和五行学说，是二者的统称，是古人认识世界和解释自然现象的一种世界观和方法论。它具有朴素的唯物论和辩证法思想，属于古代哲学范畴。我国古代医家在长期的医疗过程中，运用阴阳五行学说来阐述人体的生理功能与病理变化，并有效地指导着中医学的科学实践。阴阳五行学说贯穿于中医理论体系之中，对中医理论体系的形成和发展有着极为深刻的影响。

第一节　阴　阳

　　阴阳学说是运用阴阳对立统一的关系来解释物质世界一切事物和现象相互对立、相互依存及消长变化规律的学说。阴阳范畴被引入医学领域，成为中医理论体系的基石和基本的医学概念。

一、阴阳的基本概念

　　1. 阴阳的含义　阴阳最初的含义是指日光的向背，向日为阳，背日为阴。后来引申为气候的寒暖。经过漫长的历程，古人观察到一切现象都存在正、反两方面，于是阴阳的含义被渐次引申，其抽象含义被明代张介宾在《类经·阴阳类》中概括为"阴阳者，一分为二也"。

所谓阴阳，是对自然界相互关联的某些事物和现象对立双方的概括，它既可以代表相互对立的事物，又可以代表一个事物内部存在着的相互对立的两个方面。例如天与地、寒冷与炎热、白昼与黑夜、人体的上半身和下半身等。阴阳学说认为，世界是物质性的整体，宇宙间的一切事物不仅内部存在着阴阳的对立统一，而且其发生、发展和变化都是阴阳二气对立统一的结果。正如《素问·阴阳应象大论》所说："阴阳者，天地之道也，万物之纲纪，变化之父母，生杀之本始，神明之府也。"

2. 划分事物或现象阴阳属性的标准　在自然界中，相互关联的事物或现象中对立的两个方面，具有截然相反的两种属性，并可用阴阳来概括，即事物或现象的阴阳属性。"水火者，阴阳之征兆也"（《素问·阴阳应象大论》）。水性寒而就下，火性热而炎上。相对而言，水处于静态，火处于动态，故中医学用水和火作为阴阳的征象，水为阴，火为阳。再由水火的特性抽象出阴阳的一般特性，进而形成划分事物或现象阴阳属性的标准。

一般说来，凡是运动的、外向的、上升的、温热的、明亮的、功能的、无形的，属于阳的范畴；凡是静止的、内守的、下降的、寒凉的、晦暗的、物质的、有形的，属于阴的范畴。例如：就天地而言，"天气轻清属阳，地气重浊属阴"；以动静而言，"动者为阳，静者为阴"；对于物质变化而言，则"阳化气，阴成形"，即某一物质出现蒸腾气化运动状态的时候属于阳的范畴，出现凝聚成形的状态时属于阴的范畴。

3. 阴阳的特性

（1）普遍性　阴阳的对立统一是天地万物运动变化的总规律，因此，凡相互关联的事物或现象，或同一事物的内部，均可以用阴阳来概括。如天与地、生与死、男与女、上与下。

（2）相关性　是指用阴阳学说来分析事物或现象属性，应相互有关联，即属于同一范畴、同一层次。上、下均为方位，男、女均为人类，日、月同是天体，因此，可以分别称为一对阴阳事物。

（3）相对性　事物或现象的阴阳属性，并不是绝对的，而是相对的。一方面，在一定的条件下，阴阳之间可以相互转化，即阳可以转化为阴、阴可以转化为阳；另一方面，事物具有无限可分性。例如：昼为阳，夜为阴。上午和下午相对而言，上午为阳中之阳，下午则为阳中之阴；前半夜与后半夜相对而言，前半夜为阴中之阴，后半夜则为阴中之阳。以此类推，阴阳可以无限划分下去。

事物的阴阳属性见表1-1。

表1-1　事物阴阳属性表

属性	空间				时间	季节	温度	湿度	亮度	重量	事物运动状态			
阳	上	外	左	南	天	昼	春夏	温热	干燥	明亮	轻	功能	上升	兴奋	动	亢进
阴	下	内	右	北	地	夜	秋冬	寒凉	湿润	晦暗	重	物质	下降	抑制	静	衰退

二、阴阳学说的基本内容

(一)阴阳对立

阴阳对立是指阴阳双方的相互排斥，相互斗争。阴阳双方的对立是绝对的，如天与地、上与下、内与外、昼与夜、明与暗、动与静、升与降、出与入、寒与热、虚与实、散与聚等。但是，阴阳对立不是静止的、凝固的，而是有联系的，体现在阴阳的相互制约、相互斗争中。阴阳制约的结果就是统一，即取得了动态平衡，事物才能不断发展变化。如果这种平衡被打破，事物正常的发展变化就会被破坏。

例如四季更迭就是自然界阴阳对立斗争的结果。春夏为阳，秋冬为阴，春夏之阳与秋冬之阴相对，但两者之间又是相互制约的。夏季本来炎热，但夏至以后阴气开始滋生，阳气由强转弱；冬季本应严寒，但冬至以后阳气开始升腾，阴气由强转弱。故春夏之所以温热，是因为春夏阳气上升抑制了秋冬的寒凉之气；而秋冬之所以寒冷，是因为秋冬阴气上升抑制了春夏的温热之气。

同样，人体在正常的生理状态下，阴与阳不是平静和互不相关地共处于一个统一体中，而是在相互排斥、相互对抗中取得了统一，维持着阴阳之间的动态平衡，即所谓"阴平阳秘"，机体才能进行正常的生命活动，完成人的生长壮老已的变化。一旦阴阳平衡的状态被打破，就会导致疾病的发生。

(二)阴阳互根

互根，指互为根据。阴阳互根，是指阴阳双方相互依存、互为根据的关系。阴阳双方以对方的存在为自身存在的前提和条件，任何一方不能脱离另一方而单独存在，双方共处于一个统一体中。如上属阳，下属阴，没有上也就无所谓下，没有下也就无所谓上；昼属阳，夜属阴，没有昼就无所谓夜，没有夜也就无所谓昼；热属阳，寒属阴，没有热就无所谓寒，没有寒就无所谓热。

阴阳互根，同样体现在人体的生命活动之中。例如，就人体内脏功能和气血津液等物质而言，人体内脏功能属阳、气血津液等物质属阴。内脏功能活动健全，就会不断促进气血津液等物质的化生，而充足的气血津液又是脏腑功能活动的物质基础，脏腑得养则功能活动才能正常发挥。又如，就人体生命活动的基本物质气和血而言，气属阳，血属阴，二者互根互用、互相资生，若其中一方虚弱日久，也会引起另一方的生成不足，最后导致气血两虚。阳根于阴，阴根于阳，无阳则阴无以生，无阴则阳无以化。

阴阳彼此相须，缺一不可。如果阴阳双方失去了互为存在的条件，有阴无阳称为"孤阴"，有阳无阴称为"独阳"，就会出现孤阴不生、独阳不长，事物也就不能存在了。如果人体正常的阴阳互根关系遭到破坏，就会导致疾病的发生，甚至危及生命，所谓"阴阳离决，精气乃绝"。

(三)阴阳消长

"消"，指减少；"长"，指增多。阴阳消长，是指阴阳双方并不是静止不变的，而是在此消彼长的运动变化中保持着相对的平衡。阴阳消长是由阴阳的对立制约所引起，一方的增长会引起另一方的消减，或一方的消减会导致另一方的增长。其消长规律为阳消阴长和阴消阳长。

自然界四季的阴阳消长，呈现出周期性的变化节律。天地阴阳二气以冬至、夏至两个节气为转折点，呈现出增长、减少的规律。从冬至到春夏，气候从寒冷逐渐变暖乃至炎热，是"阴消阳长"的过程；从夏至到秋冬，气候从炎热变凉逐渐寒冷，是"阳消阴长"的过程。人体阴阳消长节律与自然界四季、昼夜阴阳消长的节律相一致。例如白天阳盛，人体的生理功能以兴奋为主；夜晚阴盛，人体的生理功能以抑制为主。从子夜到正午，机体的生理功能逐渐由抑制转为兴奋，为"阴消阳长"；从正午到子夜，机体的生理功能逐渐由兴奋转为抑制，为"阳消阴长"。

阴阳的消长变化在一定的范围内，才能保持事物正常的和谐平衡状态。如果这种消长关系超过了一定限度，则平衡被打破，在自然界会引起灾害，在人体则引起疾病。人体阴阳某一方面的偏盛或偏衰，使人体生理动态平衡失调，就会导致疾病的发生。阴阳偏盛偏衰就是对阴阳异常消长病变规律的高度概括。

（四）阴阳转化

转化指转换、变化。阴阳转化是指阴阳对立的双方，在一定条件下向相反方面转化，即阴可以转化为阳、阳可以转化为阴。如果说阴阳消长是一个量变的过程，那么阴阳转化则是在量变基础上的质变过程。

阴阳转化的条件，表现在事物变化的极盛阶段，所谓"物极必反，否极泰来"。也就是说，当一方量的积累达到质变程度时，达到"极"或是"重"的程度，阴阳消长失去平衡，则转化为另一方。如没有达到这一条件，就不能发生阴阳转化。

从四季交替来看，一年四季，冬去春来，夏往秋至。春夏属阳，秋冬属阴，冬至之日阴气盛到极点，阳气开始滋生，是气候转暖的起点，当寒冷的冬季结束而进入温暖的春季，就是阴转化为阳；夏至之日阳气升发到极点，阴气开始滋生，就是向寒凉转化的起点，当炎热的夏季结束转而进入凉爽的秋季，则是由阳转化为阴。

对人体而言，在疾病的发展过程中，阴阳转化常常表现为在一定条件下，寒证与热证、表证与里证、阴证与阳证、虚证与实证的互相转化等。如某些急性温热病，由于热毒盛极，大量耗伤元气，持续高热的情况下可突然出现体温下降、四肢厥冷、面色苍白、脉微欲绝等阳气暴脱的阴寒危象，这种变化属于热盛至极，病证性质由阳证转化为阴证。明确阴阳转化，对于认识病证演变规律、确定相应的治疗和护理原则，有着重要的指导意义。

知识拓展

太极图与阴阳

太极图图案呈圆形，由一条黑鱼和一条白鱼组成，故又称为"阴阳鱼"（图1-1）。太极图是古人对阴阳学说的最佳表达，是对自然界一切事物发生、发展变化规律的高度概括。由于阴阳学说是中医学重要的哲学基础，因此"太极图"就成为中医行业的标志。

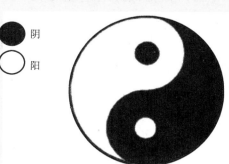

阴

阳

图1-1 太极图

太极图呈圆形，象征事物的永恒、循环式的运动状态。圆周内分左右两部分：左侧为白鱼，头向上属阳；右侧为黑鱼，头向下属阴。古人认为左侧为东方，是阳气升起之路，右侧为西方，是阳气下降之路；同时在上的阳需下降，在下的阴需上升，阴升阳降，运动不息。白鱼与黑鱼之间由一条反"S"形曲线分开，说明阴阳双方并不是简单的截然分开，而是彼此依赖、相互为用，同时也寓意事物任何一方均不能脱离另一方而单独存在，事物的阴阳双方既对立又统一，彼此协调和谐而又相互制约，共同维持阴阳双方的动态平衡。

此外，太极图也表示事物是处于不停运动状态的，其运动方式是阴消阳长、阳消阴长。反"S"线是阴阳量变到质变的分界线。当事物的阳发展太过，超过了"S"线，就转化为阴；同样，阴超过了反"S"线，则转化为阳。阴阳鱼的鱼眼又是一个小太极图，说明阳中有阴、阴中有阳，阴阳之中可再分阴阳，即事物的发展是无限的，事物划分阴阳也是无限的。

三、阴阳学说在中医护理学中的应用

阴阳学说作为中医理论体系的重要组成部分，在中医护理学的各个方面均有应用，一直有效地指导着中医护理学的临床实践。

（一）说明人体的组织结构

人体是一个极为复杂的阴阳对立的有机整体，人体内部就是无数的阴阳对立统一的关系。人体的一切组织器官，既是有机联系的，又可以划分为相互对立的阴阳两部分。故《素问·宝命全形论》有云："人生有形，不离阴阳。"

就人体部位来分，人体的上部属阳，下部属阴；体表属阳，体内属阴；躯干部背部属阳，腹部属阴；四肢部外侧属阳，内侧属阴。

按脏腑功能特点来分，五脏藏精气而不泻属阴，六腑传化物而不藏属阳。五脏之中，心肺居上为阳，肝脾肾居下为阴。心肺之中，心属阳，肺属阴；肝脾肾之中，肝属阳，脾肾属阴。脏腑中每一脏腑自身又有阴阳之分，如肾有肾阴、肾阳，胃有胃阴、胃阳等。

总之，人体上下、内外、表里、前后各部分之间及每一脏腑之间，处处存在着阴阳的对立统一。

（二）概括人体的生理功能

中医学用阴阳学说来概括说明人体的生理功能，只有阴阳双方保持对立统一、相对平衡的状态，才能保证人体正常的生命活动。如人体生理功能属阳，物质属阴，人体的生理活动必须以物质为基础，没有物质保证就产生不了生理功能，而生理功能又在不停地促进物质代谢，人体生理功能与物质、阴与阳之间相互依存、相互消长，维持着物质与功能、阴与阳相对的动态平衡，维持着正常的生命活动。如果人体阴阳不能相互为用而阴阳离决，人的生命活动也会停止。

（三）阐释人体的病理变化

一切疾病的发生、发展取决于正气与邪气的力量对比。正气指人体对疾病的抵抗能力，邪气则泛指各种致病因素。正气和邪气都能用阴阳来区分属性，正气可分为阴液和阳气，邪气可分为阴邪和阳邪。邪气作用于人体，正气奋起抗邪，正邪斗争的结果导致人体阴阳平衡被破坏，便会产生疾病。阴阳失调是疾病发生的基础，其表现形式为阴阳的偏盛、偏衰、互损和转化。

1. 阴阳偏盛 包括阴偏盛和阳偏盛，简称阴胜和阳胜，是体内阴阳任何一方高于正常水平的病变。

阳胜，是指病理变化中阳邪亢盛而表现出来的热的病变。阳邪致病，如暑热之邪侵入人体，使机体功能亢进而出现高热、汗出、口渴、面赤、脉数等症状，其性质属热，所以说："阳胜则热。"病程日久，邪热耗伤阴液而出现口渴，故曰："阳胜则阴病。"阴胜，是指病理变化中阴邪亢盛所表现出来的寒的病变。阴邪致病，如纳凉饮冷不节，可造成机体阴气偏盛，出现腹痛、泄泻、肢冷、舌淡苔白、脉沉等表现，其性质属寒，所以说："阴胜则寒。"阴胜往往可损伤人体阳气，如在腹痛、泄泻、舌淡苔白、脉沉的同时，出现形寒肢冷的现象，故曰："阴胜则阳病。"

如果用阴阳消长的理论来分析，"阳胜则热"为阴消阳长，"阴胜则寒"为阴长阳消，以长为主，消居其次。

2. 阴阳偏衰 即阴偏衰、阳偏衰，亦即阴虚、阳虚，是体内阴阳任何一方低于正常水平的病变。

阳虚是指人体的阳气虚损。根据阴阳消长平衡的理论，阴或阳任何一方的相对不足，必然会导致另一方相对偏盛。阳虚不能制约阴，则阴相对偏盛，故出现寒象，如面色苍白、畏寒、神疲倦怠、自汗、脉微等表现，其性质亦属寒，故称"阳虚则寒"。阴虚是指人体的阴液不足。阴虚不能制约于阳，则阳相对偏亢，故出现热象，如潮热、盗汗、五心烦热、口干舌燥、脉细数等表现，其性质亦属热，故称"阴虚则热"。

如果用阴阳消长理论来分析，"阳虚则寒"属于阳消而阴长，"阴虚则热"属于阴消而阳长，以消为主，因消而长，长居其次。

3. 阴阳互损　包括阳损及阴、阴损及阳。根据阴阳互根的原理，机体的阴阳任何一方虚损到一定程度，必然导致另一方的不足。"阳损及阴"，指阳虚至一定程度时，因阳虚不能化生阴液而同时出现阴虚的现象。"阴损及阳"，指阴虚至一定程度时，因阴虚不能化生阳气而同时出现阳虚的现象。阳损及阴或阴损及阳最终导致"阴阳两虚"。阴阳两虚是阴阳的对立处在低于正常水平的平衡状态，是病理状态而不是生理状态。

4. 阴阳转化　在疾病发展过程中，阴阳偏盛偏衰的病理变化在一定条件下可以各自向相反的方向转化。如阳证可以转化为阴证，阴证可以转化为阳证。例如，外感风寒患者开始畏寒肢冷，而后出现高热、面红、咳黄痰、脉洪数等症状，这就是由寒变热、由阴转阳的过程。

（四）指导疾病的诊断

疾病发生、发展的内在原因在于阴阳失调，疾病的临床表现可能会千变万化，错综复杂，但都可以用阴阳来概括。"善诊者，察色按脉，先别阴阳"（《素问·阴阳应象大论》）。因此，在使用望、闻、问、切四诊收集疾病资料时，要先用阴阳学说判断其阴阳属性。如色泽鲜明者属于阳，晦暗者属于阴；语声高亢洪亮者属于阳，低微无力者属于阴；呼吸有力者属于阳，呼吸微弱者属于阴；口渴喜冷饮者属于阳，口渴喜热饮者属于阴；脉象浮、数、洪、滑等属于阳，脉象沉、迟、细、涩等属于阴。阴阳是八纲辨证的总纲，表证、实证、热证属于阳证；里证、虚证、寒证属于阴证。

（五）确立护治原则

调整阴阳，补其不足，泻其有余，恢复阴阳之间的相对平衡，是疾病护治的基本原则。对于阴阳偏盛之人，损其有余，实则泻之；阴阳偏衰之人，补其不足，虚则补之。对于阴阳偏衰的治疗，医家张仲景根据阴阳互根理论，提出了阴中求阳和阳中求阴的治疗方法。如治疗阳虚证，在补阳的同时兼补阴，能更好地发挥补阳的作用；治疗阴虚证，补阴的同时兼补阳，以更好地发挥补阴的作用。

（六）指导疾病的护理

中医护理遵循"法于阴阳"的基本原则，将阴阳学说广泛应用于疾病护理的各个方面。例如，中医学认为，人体的阴阳变化与自然界四时阴阳变化协调一致，就可以祛病延年，因此，依据自然界阴阳变化的规律来调养人体的阴阳，使人体阴阳与四时阴阳的变化相适应，可保持人与自然界的协调统一。故有"春夏养阳，秋冬养阴"的养生原则，即春夏季节要保养阳气、秋冬季节应固护阴精，并采取相应的护理措施，以达到养生防病的目的。顺应四时，调节阴阳，不仅可使人体健康，并可增强预防疾病的能力。相反，如不能顺应自然，则可能导致疾病的发生或者使原有病情加重。

阴阳学说还被用来概括食物、药物的性能，临床可根据疾病性质来确定饮食护理和用药护理的原则。一般来说，寒性和凉性的食物、药物属阴，阳盛阴虚体质可用之；热性和温性的食物、药物属阳，阴盛阳虚体质可用之。

第二节　五　行

五行学说亦属中国古代哲学范畴。五行学说认为，宇宙间的一切事物，都由木、火、土、金、水5种基本物质所构成，自然界各种事物和现象的发展变化，都是这5种物质不断运动和相互作用的结果。五行学说以木、火、土、金、水5种物质的特性和五行之间的相生相克规律来认识世界、解释世界。

五行学说应用于中医学领域，主要阐述人体脏腑生理、病理功能及脏腑之间的相互关系，揭示机体内部与外界环境的动态平衡，从而指导临床疾病的诊断和护治。

一、五行的基本概念

"五"，是指构成客观世界的木、火、土、金、水5种基本物质；"行"，含行动、运动之意，也就是运动变化、运行不息的意思。五行，即木、火、土、金、水5种物质的运动变化。

古人在长期的生活和生产实践中，认识到木、火、土、金、水是不可缺少的最基本物质。后来古人用五行来概括并归纳自然界的事物与现象，总结五行的特点与属性，从基本物质上升到抽象的哲学概念。古代医家将这种哲学概念引入中医学，使之成为中医基础理论的一部分。

二、五行学说的基本内容

（一）五行的各自特性

五行的特性是指木、火、土、金、水5种物质所具有的特有属性的统称，是古人在对这5种物质的朴素认识基础之上进行抽象而逐渐形成的理性认识。因此，五行的特性虽然来自木、火、土、金、水5种基本物质，但实际上已经超越了其本身，而具有抽象的特征和更广泛的含义，并成为分析各种事物的五行属性、研究各种事物之间相互关系的基本法则。

五行，不是指木、火、土、金、水这5个具体物质本身，而是5种物质不同属性的抽象概括。《尚书·洪范》将五行的特性概括为"水曰润下，火曰炎上，木曰曲直，金曰从革，土爰稼穑"。

1. 木的特性：木曰曲直　曲，屈也；直，伸也。曲直，是指树木枝干曲直，向上向外舒展生长的形态。木代表生发力量的特性，标示世间万物生生不息。因而引申为凡具有生长、生发、条达舒畅等作用或性质的事物，均可归属于"木"。

2. 火的特性：火曰炎上　炎，热也；上，向上。炎上，是指火的温暖、发热、上升、光明的特性。因而引申为凡具有温热、升腾、光明等作用或性质的事物，均归属于"火"。

3. 土的特性：土爱稼穑　春种曰稼，秋收曰穑。稼穑，是指土有播种和收获农作物的作用。土具有载物、生化的特性，故土载四行，为万物之母。万物土中生，万物土中灭，土是世界万物和人类生存之本，五行以土为贵。故引申为凡具有生化、承载、受纳等作用或性质的事物，均归属于"土"。

4. 金的特性：金曰从革　从，服从、顺从；革，变革、改革、革除。从革，是指金具有可柔可刚、肃杀、变革的特性。因而引申为凡具有肃杀、潜能、收敛、清洁等作用或性质的事物，均归属于"金"。

5. 水的特性：水曰润下　润，滋润；下，向下。润下，是指水具有滋润和向下的特性。因而引申为凡具有寒凉、滋润、下行、闭藏等作用或性质的事物，均归属于"水"。

知识拓展

怎样理解"金曰从革"

"五行"一词，最早出现在《尚书》（我国汉族第一部古典散文集和最早的历史文献，成书于战国时代）。《尚书》对其他四行的概括都比较直观而容易理解，唯独"金曰从革"的含义令人费解。现代医家对此进行了相关研究，目前主要有以下两种解释：

1. "从"的含义是"一个人跟随另一个人"，引申为"聚集""汇聚""聚合"之意；"革"，原意为"皮革"。"金曰从革"，即从土中聚集金属炼成器具，再用器具将皮革割裂制成鞘。金破革为肃杀，金入鞘为收敛、清洁。

2. "从"，仍解释为"聚集""汇聚"。"革"则另有两种含义：一为"戈"（原意为古代的一种兵器），一为"改革"。"从革"之义就是众人聚集，手持兵器，推翻旧的社会秩序，建立新的社会秩序，故引申为肃杀、清洁之意。

（二）对事物属性的五行分类

五行学说对自然界和人体的五行归类的方法主要有归类法和推演法。归类法，即从事物的外在表象中找出本质属性，与木、火、土、金、水五行比较，以确定其属性。例如，方位的五行属性归类：日出东方，与木的生发属性相类，故东方属木；南方炎热，与火的炎上特性相类，故南方属火；北方寒冷，与水的特性相类，故北方属水；西方日落，与金的属性相类，故西方属金。

推演法，即根据已知的某些事物的属性，推断与其相关的其他事物的属性。例如，肝属木，而肝合胆、主筋、开窍于目，故胆、筋、目皆归属于木；心属火，而心主脉、开窍于舌，故脉和舌皆归属于火。因此，医学上所沿用的五行，实际是5种不同特性及它们之间关系的抽象概括（表1-2）。

表1-2 五行属性归类简表

自然界							五行	人体				
五音	五味	五色	五化	五气	五方	五季		五脏	六腑	五官	形体	情志
角	酸	青	生	风	东	春	木	肝	胆	目	筋	怒
徵	苦	赤	长	暑	南	夏	火	心	小肠	舌	脉	喜
宫	甘	黄	化	湿	中	长夏	土	脾	胃	口	肉	思
商	辛	白	收	燥	西	秋	金	肺	大肠	鼻	皮	悲
羽	咸	黑	藏	寒	北	冬	水	肾	膀胱	耳	骨	恐

通过事物和现象的五行分类，能将各种事物和自然现象进行广泛的联系，体现了世界的统一、人体的统一、人与自然的统一，这对认识世界、了解自然界的相关规律及人与自然的关系有重大意义。虽然因为当时科技和文明的限制，五行学说有其局限的一面，但瑕不掩瑜。

（三）五行的生克乘侮

五行学说并不是将事物静止地、孤立地归属于五行，而是以五行之间相生、相克的关系来探索和阐释事物之间的相互联系与相互协调，以五行之间的相乘、相侮关系来探索事物之间的协调平衡被破坏后的相互影响。

1. 五行生克 五行的生克是五行系统在正常情况下的自动调节机制，用于阐述自然界的正常现象与人体正常生理活动（图1-2）。

相生，指一事物对另一事物具有促进、助长、资生的作用。五行相生的次序：木生火，火生土，土生金，金生水，水生木。相生关系中，任何一行都有"生我"和"我生"两方面的关系，《难经》中将此关系比喻为"母"和"子"的关系，"生我"者为"母"，"我生"者为"子"，故五行中的相生关系又被称为"母子关系"。以水为例，由于金生水，故"生我"者为金；而水生木，故"我生"者为木。这样金为水之"母"，木为水之"子"，余者以此类推。

相克，指一事物对另一事物的生长和功能具有抑制、制约的作用。五行相克的次序：木克土，土克水，水克火，火克金，金克木。在相克的关系中，任何一行都有"克我"和"我克"两方面的关系。《内经》将这种关系称之为"所不胜"与"所胜"的关系。"克我"者即为"所不胜"，"我克"者即为"所胜"。还以水为例：由于土克水，故"克我"者为土，则土为水之"所不胜"；而水克火，故"我克"者为火，则火为水之"所胜"。余者以此类推。

"生我"和"我生"虽然是五行中的相生，但是生中有克。如水的"生我"为金，水的"我生"为木，但金克木，此谓生中有克。"克我"和"我克"虽然是五行中的相克，但是克中有生。如水的"克我"为土，水的"我克"为火，但火生土。五行学说就是用五行间这种错综复杂的关系来说明事物不是孤立的，而是要受到整体的制约，防止其有余或不足，维持着相对的平衡。其用于解释自然界，则能说明四季变化和生态平衡，用于解释人体，则说明人体的生理平衡。

五行的相生与相克是不可分割的两个方面。没有相生，就没有事物的发生和发展；没有相克，就不能维持事物正常的变化与平衡。只有生中有克，克中有生，相反相成，才能维持和促进事物的相对平衡协调和发展变化。

2. 五行乘侮　五行乘侮，是指五行之间的生克平衡遭到破坏后出现的不正常相克现象，即五行系统在异常情况下的自动调节机制（图1-3）。

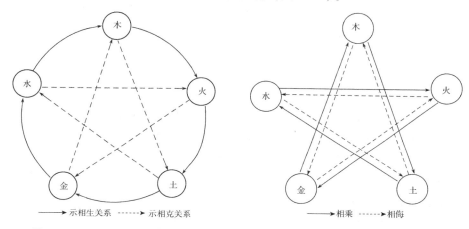

图1-2　五行生克规律示意图　　　　图1-3　五行乘侮规律示意图

相乘，乘是倚强凌弱的意思，即相克太过，超过正常制约的程度，使事物之间失去了正常的协调关系。相乘的次序与相克的次序相同。相乘的原因有以下两点：一是"克我"者太强，"我"不胜其克，如土太过强盛，造成水的相对不足，则"土乘水"；再者是"我"太弱，造成"克我"的一行相对强盛，如水太过虚弱，形成土相对强盛的局面，称为"水虚土乘"。

相侮，即反克。侮，有欺侮的意思，指五行中的某一行本身太过强盛，造成原来克它的一行，不仅不能去制约、抑制它，反而被它所克制。相侮的次序与相克的次序相反。相侮的原因也有两个方面：一是"我"太强，"克我"者相对虚弱，则"我"反克之，如水克火，火过于强，则"火侮水"；另一方面是"克我"者太弱，造成"我"相对强盛，则"我"反克之，如水克火，水本身太过虚弱，被火反克，称为"水虚火侮"。

相乘和相侮都是不正常的相克现象，两者之间有区别也有联系。两者之间的区别：相乘是按照五行相克顺序发生的过于强盛的克，而相侮是相反于五行相克顺序发生的反向克制。两者之间的联系：相乘发生时可以同时发生相侮，相侮发生时也可以同时出现相乘。如水过于强盛时，可以乘火，也可以侮土；水过于虚弱时，可以发生"水虚土乘"，也可以发生"水虚火侮"。

三、五行学说在中医护理学中的应用

(一) 说明组织结构

五行学说主要通过天人相应的整体观念和以五脏为中心的医学系统观念等方面说明人体的组织结构。其将自然界的现象与人体的脏腑、功能分别归属于五行，利用五行的特性将人体与自然联系起来，形成了天人合一的整体观念。又以五行的属性划分五脏的属性，以五脏对应腑、形、窍等人体组织器官，构成了以五脏为中心的医学系统，借用五行学说来解释人体的组织功能、生理病理情况。例如，心属火，根据五行学说，心之联系的脉、舌、小肠等均属火，与自然界的夏季、南方、赤色等属火的事物一一联系，用以说明人体自身组织器官的内在联系和与自然界的外在联系。

(二) 概括生理功能

五行学说将人体的五脏分别归属于五行，并用其特性来说明五脏的部分生理功能。如木的属性是生长、舒展，肝喜条达舒畅而恶抑郁，有疏泄的功能，故肝属"木"；火性温热，其性炎上，心阳有温煦的作用，故心属"火"；土可生化万物，脾为气血生化之源，故脾属"土"；金的特性为清肃、收敛，肺有肃降之功，故肺属"金"；水有滋润、闭藏的特性，肾阴可滋润全身脏腑，且藏有肾精，故肾属"水"。

五行学说不仅将五脏分属五行，而且还运用五行生克制化的理论来说明脏腑之间的相互关系。五行学说用五行相生理论来阐明脏腑之间相互资生的关系：如木生火，即肝木济心火，肝藏血功能正常有助于心主血脉功能的正常发挥；火生土，即心火温脾土，心主血脉功能正常，血能营脾，脾才能发挥主运化等功能；土生金，即脾土助肺金，脾能益气，化生气血，转输精微以充肺，促进肺主气的功能；金生水，即肺金养肾水，肺主清肃，肾主藏精，肺气肃降有助于肾藏精、纳气、主水之功能。同时，五行学说用五行相克理论来解释脏腑之间的制约关系：如土克水，脾之运化，可制止肾水泛滥；水克火，肾水之滋润，可防止心火之亢烈；火克金，心火的阳热，可制约肺金清肃太过。

(三) 阐述病理变化

五行学说根据五行生克乘侮的关系来阐述人体的病理变化。人体是一个有机整体，脏腑之间是相互资生、相互制约的，因此，一脏有变必累及他脏。本脏之病可传至他脏，他脏之病也可传至本脏，五脏在病理上的相互影响称之为传变。如肾属水，肝属木，肺属金，水为木之母，肾脏有病，可以传肝，称为"母病及子"；水为金之子，肾病传肺，则称为"子病及母"。肝属木，肺属金，脾属土，木为金之所克，肝病传肺，则为"木侮金"；脾为肝之所克，肝病而传脾，则为"木乘土"。临床"木乘土"较为常见，先有肝的病变，后有脾胃的病变。肝气横逆，出现眩晕头痛、烦躁易怒、胸闷胁痛等症；肝病及脾，则表现为脘腹胀痛、食欲不振、大便溏泄等症。

（四）指导疾病诊断

五行学说指导疾病诊断主要用于确定病位与判断病情的预后。五脏与五色、五味、五音及相关脉象的变化，在五行的分类上有着一定的联系。因此，在临床诊断疾病时，可以综合望、闻、问、切四诊所获得的资料，根据五行所属及其生克乘侮的变化规律来推断病情。如面色青、喜食酸、脉象弦，可诊断为肝病；面色赤、口味苦、脉象洪大，可诊断为心火亢盛。诊断为脾虚的患者，面见青色，为木乘土，应虑肝之所扰；心病患者，面见黑色，为水来克火，应考虑肾之缘由。

（五）确立护治原则

根据五行相生规律传变疾病的护治原则为虚则补其母、实则泻其子。子脏虚弱或母子两脏皆虚时，应补母脏来治疗；母脏盛实或母子两脏皆盛时，须泻子脏来治疗。

根据五行相克规律传变疾病的护治原则是抑强扶弱。抑强，侧重于消除强盛一方的脏器，使虚弱的脏器得以恢复；扶弱，扶助虚弱一方的脏器，使其免受乘侮。例如，《难经》中提到的"见肝之病，则知肝当传之于脾，故先实其脾气"，就是运用五行相乘关系指导护治的具体体现。

（六）指导护理实践

五行学说构建了人体与自然的相互联系，对临床护理及养生保健有着重要的指导意义。在人患有疾病时，可在饮食、生活起居、情志调理方面根据五行生克乘侮的关系来进行调节，配合药物发挥更好的治疗效果或促进身体的康健。例如，五行学说把不同颜色的食物归属于五脏：红色入心，青色入肝，黄色入脾，白色入肺，黑色入肾。如黑米、黑豆、黑芝麻等黑色食物入肾，具有补肾的功效。根据颜色选择适当的饮食，是五行学说在饮食护理中的一种应用。

阴阳五行学说作为重要的哲学基础，促进了中医学理论体系的形成和发展，是中医理论体系密不可分的重要组成部分。但是，由于人体的生命活动、人与自然的关系非常复杂，时至今日，仍有许多问题没有被发现和认识，加上阴阳五行学说受历史、科技等因素影响，还不能完全解释人体的生理活动，所以在护理实践中，不可生搬硬套，也不能仅停留于阴阳、五行的抽象概念，而应从临床实际出发，灵活应用，并不断吸收新的知识和观念，才能更好地继承和发展中医药学。

案例分析

根据判定事物和现象阴阳属性的标准，患者甲喜静、怕冷，属于阴证；患者乙喜动、怕热，属于阳证。两患者虽患有同样疾病，但因证候不同，所以治疗和护理也截然不同，患者甲宜温补阳气，患者乙宜清热补阴。

复习与实践

1. 简述划分事物或现象阴阳属性的标准。

2. 论述阴阳学说的基本内容，并举例说明阴阳学说的临床应用。

3. 简述五行的基本属性。

4. 简述五行相生、相克、相乘、相侮的含义和次序，并举例说明五行学说的临床应用。

第二章　藏　象

学习目标

1. 能简述脏腑的分类，五脏、六腑的共同生理特点。
2. 能阐述五脏各自的生理功能，简述六腑各自的生理功能。
3. 能简述气、血、津液的生理功能及形成，能简述津液的代谢过程。

案例导读

张某，女，18 岁，高三学生，神志失常 1 个月。其平时聪明好学，最大的愿望就是考上名牌大学，于是高中期间特别勤奋读书，持续的精神高度紧张使她逐渐出现了心烦、失眠等不适。近 1 个月来，开始出现幻觉，认为有人在监视和企图谋杀她，惶惶不可终日，噩梦连连，急躁易怒。西医推断为精神分裂症。故今来求治于中医。

任务 1：试分析该患者的病位主要在哪一脏腑？

任务 2：简要分析其病理变化。

"藏象"一词，最早见于《素问·六节藏象论》。"藏"，是指藏于人体内的脏腑；"象"，即征象，是指显现于外的生理功能和病理现象。张景岳《类经》曰："象，形象也。藏居于内，形见于外，故曰藏象。"藏象学说，是通过对人体外部生理和病理现象的观察来探求人体内部脏腑的生理功能、病理变化及其相互关系的学说。脏腑，是内脏的总称，可分为五脏、六腑和奇恒之腑。五脏，即肝、心、脾、肺、肾，功能为化生和贮藏精气，具有"藏而不泻""满而不能实"的特点；六腑，即胆、小肠、胃、大肠、膀胱、三焦，功能为受盛和传化水谷，具有"泻而不藏""实而不能满"的特点；奇恒之腑，即脑、髓、骨、脉、胆和女子胞，在形态上似腑，在功能上又似脏，具有贮藏精气的作用，因其似脏似腑，又非脏非腑，故称为"奇恒之腑"。

藏象学说的特点，主要包括以下两方面：一是以五脏为中心的整体观，人体以五脏为中心，在内通过经络系统，联系六腑及形体官窍，在外与自然界相通应，从而维持人体内外环境之间的相对协调平衡；二是以"象"来考证"脏"的功能活动，藏象学说依据"有诸内者，必行诸外"的原理，运用"司外揣内"法，通过表象来考察体内脏腑的变化。如面色红润、神志清晰、思维敏捷、舌红润灵活、脉和缓有力，反映心之气血充盈；如面色无华、心悸气短、失眠多梦、舌淡、脉细弱，则反映心之气血亏虚。

第一节 脏 腑

一、五脏

五脏的共同生理特点是化生和贮藏精气，五脏的功能虽各有所司，但在生理状态下彼此协调，共同完成生命活动。

（一）心

心位于胸腔之内，膈膜之上，两肺之间，脊柱之前，略偏于左，外应虚里，形如倒垂未开之莲蕊，中有孔窍，外有心包护卫。心为神之居、血之主、脉之宗，在五行中属火，阴阳属性为"阳中之阳"，起着主宰人体生命活动的作用。心的主要生理功能包括主血脉和主神志两个方面。心开窍于舌，在体合脉，其华在面，在志为喜，在液为汗。心与六腑之中的小肠相表里。

1. 心的主要生理功能

（1）**主血脉** 包括主血和主脉两个方面。全身的血都在脉中运行，依赖于心气的推动而输送到全身，发挥其濡养作用。脉，即血脉，是气血运行的通道，故称脉为"血之府"。脉道的通利与否，直接影响血液的正常运行。心、脉、血液三者共同构成一个相对独立的系统。在这个系统中，心起主导作用，心的功能正常则搏动正常，脉象和缓有力、节律均匀，面色红润有光泽。若心功能异常，则会通过心脏搏动、脉搏、面色等方面反映出来。如心气不足，血液亏虚，脉道不利，则血流不畅；血脉空虚，则见面色、舌色淡白无华，脉细无力；心脉瘀阻者，可见心悸，心前区憋闷和刺痛，面色、口唇青紫，脉结代等。

（2）**主神志** 即"心主神明""心藏神"，是指心具有统帅全身五脏六腑、经络、形体、官窍的生理活动和主司人的精神、意识、思维等心理活动的功能。心藏神功能正常，则见精神振奋、神志清晰、思维敏捷、反应灵敏，脏腑组织功能协调；反之，心藏神功能异常，则见失眠、多梦、健忘、精神不振或谵语、昏迷等表现，严重者还可影响其他脏腑组织的功能活动，甚至危及生命。

2. 心与体、窍、志、液的关系

（1）**在体合脉，其华在面，开窍于舌** 在体合脉是指全身的血脉都归属于心。华，指荣华、光彩，其华在面指心的功能正常与否可由面部色泽显现出来。心血充盈，则见面色红润光泽；心血瘀阻，则见面色青紫晦暗；心血亏虚，则见面色淡白无华。心开窍于舌，又称"舌为心之苗"，是指舌为心之外候，通过对舌的观察，可以了解心主血脉和主神志的功能状态。心功能正常，则舌体柔软灵活、语言清晰、味觉灵敏；心血不足，则舌质淡白；心血瘀阻，则舌质紫暗或见瘀斑；心神失常，则见舌强、语謇或失语等。

（2）**在志为喜，在液为汗** 喜为心之志，心的生理功能与精神情志的"喜"有密切关系。一般来说，喜有益于心的生理功能，但若喜乐过度，可使心神涣散，注意力不集中，严重者可见精神错乱，甚或心气暴脱而亡。汗为津液所化生，血与津液同出一源，因此有"血汗同源"之说，而血又为心所主，故有"汗为心之液"之说。心功能正常，则汗液正常排泄。心病则汗出异常，如心气虚则自汗、心阴虚则盗汗、心阳暴脱则绝汗。

知识链接

心包络

心包络，又称"心包""膻中"，是包在心脏外的一层包膜，具有保护心脏、"代心行令"的作用。古代医家认为，心为人身之君主，邪不得犯。外邪侵袭于心，包络受病，故心包有"代心受邪"之功用。如《灵枢·邪客》曰："心者，五脏六腑之大主也……故诸邪之在于心者，皆在于心之包络。"后世医家受"心不受邪"思想之影响，将热邪内陷，出现神昏谵语等症，称为"热入心包"；将痰浊蒙闭，出现神志模糊、精神呆滞等心神混乱的病症，称为"痰浊蒙闭心包"。故心与心包络在辨证论治上差别不大。

（二）肝

肝位于横膈之下，右胁之内。肝在五行属木，阴阳属性为"阴中之阳"，与六腑中的胆相表里。其主要生理功能是主疏泄和主藏血。肝开窍于目，主筋，其华在爪，在志为怒，在液为泪。

1. 肝的生理功能 包括主疏泄和主藏血两个方面。

（1）肝主疏泄 疏，即疏通、疏导。泄，即发泄、宣泄。肝主疏泄是指肝具有主升、主动的生理特性，有保持全身气机疏通畅达，使其通而不滞、散而不郁的作用。肝主疏泄功能主要表现在 3 个方面：

①调畅气机：肝主升、主动，这一特点对于气机的疏通、畅达、升发是一个重要的因素。肝的疏泄功能正常，则气血调和，经络通利，脏腑器官功能活动正常协调。反之，肝的疏泄功能异常，主要表现在以下两个方面：一是疏泄不及，导致肝郁气滞，可见闷闷不乐、胸胁乳房或少腹胀痛不适等；二是升发太过，肝气上逆，可见头目胀痛、面红目赤、急躁易怒，甚则突然昏倒、不省人事等。

②调畅情志：肝的疏泄功能正常，气机调畅，气血和调，则心平气和，心情舒畅。若肝疏泄不及，则见沉闷不乐、多愁善感等症；肝疏泄太过，则见烦躁易怒、失眠多梦等症。

③促进消化：肝的疏泄功能正常，是保持脾胃升降协调的重要条件。肝失疏泄不仅影响脾的升清功能，还可影响胃的降浊功能。如肝气犯胃，可见呕呃嗳逆、脘腹胀痛等症；肝气犯脾，可见眩晕、纳呆、泄泻等症。同时，肝的疏泄还可调节胆汁的分泌与排泄，有助于脾胃的运化。如肝气郁结，致胆汁失于排泄，可见胁下胀满、疼痛、口苦，

甚则出现黄疸等症。

（2）肝主藏血　是指肝具有贮藏血液、调节血量的功能。正常情况下，人体各部位的血量是相对恒定的，但常随机体活动量的增减、情绪的变化及外界气候的变化而发生变化。当活动剧烈或情绪激动时，肝把贮藏的血液向外输布，运于全身；而安静休息及情绪稳定时，外周血液的需用量相对减少，部分血液便归藏于肝。

由于肝脏对血液有贮藏和调节作用，所以人体各部分的生理功能皆与肝关系密切。若肝功能异常，则藏血功能失常，常表现在"肝血不足"和"肝不藏血"两个方面。肝血可濡养筋目。若肝血不足，不能濡养于目，则见两目干涩昏花，或为夜盲；不能濡养于筋脉，则见筋脉拘急、肢体麻木、屈伸不利等症状。此外，肝为经血之源。若肝血不足，则妇女可见月经量少，甚则经闭；肝不藏血，则见各种出血，如月经过多、崩漏等。

2. 肝与体、窍、志、液的关系

（1）在体合筋，其华在爪，开窍于目　筋为联络肢体关节、主司运动的组织，筋司运动的功能有赖肝血的滋养。肝血充盈，筋得所养，则关节运动灵活有力；若肝血不足，筋失所养，轻则关节屈伸不利，重则四肢麻木、筋脉拘急，甚至手足抽搐震颤、角弓反张。爪指爪甲，包括指甲和趾甲。爪甲与筋相同，皆赖于肝血的濡养，故称"爪为筋之余"。肝血充盛，则爪甲坚韧明亮、红润光泽；若肝血不足，则爪甲软薄、枯而色夭，甚则变形或脆裂。肝开窍于目，是指肝的经脉上连目系，目的视物功能有赖于肝的疏泄和肝血的濡养。肝的功能正常与否，常常在目上反映出来。如肝火上炎则目赤肿痛、肝风内动可见两目斜视等。《素问·五脏生成》曰："肝受血而能视。"

（2）在志为怒，在液为泪　"怒"是人们在情绪激动时的一种情志变化，对机体的生理活动来说，一般属于不良刺激，对人体的主要影响是"怒则气上""怒则气逆，甚则呕血"。可见，怒对人体的影响主要是"气上逆"，这势必会导致肝阳上亢，甚则肝风内动，故又说"怒伤肝"。泪从目生，濡润、保护眼睛，故"泪为肝之液"。肝阴不足，则会出现泪液减少、两目干涩。

（三）脾

脾位于中焦，膈膜之下，与胃以膜相连。脾在五行属土，阴阳属性为"阴中之至阴"，与六腑中的胃相表里。其主要生理功能是主运化、升清和主统血。脾为气血生化之源，人体脏腑百骸皆赖脾以濡养，故有"后天之本"之称。脾开窍于口，其华在唇，主肌肉、四肢，在志为思，在液为涎。

1. 脾的生理功能

（1）主运化　是指脾具有把水谷（饮食物）化为精微，并将其精微物质转输至全身的生理功能，主要包括运化水谷和运化水液两个方面。①运化水谷：是指对饮食物的消化和吸收，并转输其精微物质的作用。饮食物受纳入胃，经胃的腐熟和小肠的泌别清浊后，必须依赖于脾的转输和散精功能，才能将水谷转化为精微物质，转输到心肺，布散于全身，从而使各脏腑、组织、器官得到营养，维持正常的生理功能。②运化水液：

是指脾对水液的吸收、转输和布散作用。脾将饮食物中的水液，清者上归于肺，通过肺而布散全身，同时，将多余的水液通过肺的通调和肾的气化作用排出体外。

（2）主升清　升，指上升、输布和升举；清，指水谷精微等营养物质。脾主升清，指脾将水谷精微上输心、肺及头目，并通过心肺的作用化生气血，以营养全身。另外，脾气的运化特点以上升为主，故称"脾气主升""脾以升为健"。脾主升清还体现于能够维持内脏位置的相对稳定。若脾不升清，则见神疲乏力、晕眩、腹胀、便溏等症；脾气下陷，出现久泻脱肛、内脏下垂等。

（3）主统血　是指脾能统摄、控制血液，使之正常地循行于脉内而不溢于脉外。脾统血的作用是通过气摄血的作用实现的。脾为气血生化之源，气为血帅，血随气行。脾的运化功能健旺，则气血充盈，气能摄血；气旺则固摄作用亦强，血液也不会溢出脉外而发生出血现象。反之，脾的运化功能减退，化源不足，则气血虚亏，气虚则血失统摄而离脉道，从而导致出血，称为"脾不统血"。

2. 脾与体、窍、志、液的关系

（1）在体合肉，主四肢，开窍于口，其华在唇　脾主运化，为气血生化之源，全身的肌肉及四肢均赖其营养，所以说脾主肌肉、四肢。食欲、口味与脾的运化功能有关。脾气健运，则食欲旺盛、口味正常；脾失健运，则食欲减退、口淡乏味；湿邪困脾，则口腻、口甜。口唇的色泽能反映脾主运化的功能和化生气血的状况。脾气健运，气血充盈，则口唇红润光泽；若脾失健运，气血虚少，则口唇色白，或萎而不泽。

（2）在志为思，在液为涎　思，即思考、思虑，是人体精神意识思维活动的一种状态。思考问题，对机体的生理活动并无不良影响，但思虑过度、所思不遂则伤脾，故"脾在志为思"。涎为口津，唾液中较清稀的称涎，具有保护口腔黏膜、润泽口腔的作用，在进食时分泌较多，有助于食物的吞咽和消化。若脾失健运，则口淡无味、口甜、口腻，甚或影响食欲。在正常情况下，涎液上行于口，但不溢于口外。若脾胃不和，则往往导致涎液分泌急剧增加，发生口涎自出等现象，故说"脾在液为涎"。

（四）肺

肺位于胸腔，左右各一，在膈膜之上，上连气道，喉为其门户，在五脏六腑中位置最高，故称"华盖"。《灵枢·九针论》曰："肺者，五脏六腑之盖也。"肺在五行属金，阴阳属性为"阳中之阴"，与六腑中的大肠相表里。其主要生理功能是主气、司呼吸，主宣发、肃降，主通调水道，朝百脉，主治节。肺在体合皮，其华在毛，开窍于鼻，在液为涕，在志为悲（忧）。

1. 肺的生理功能

（1）主气、司呼吸　肺主气包括主一身之气和呼吸之气两个方面。肺主一身之气，是指肺有主持、调节全身各脏腑之气的作用，即肺通过呼吸而参与气的生成和调节气机的作用。肺主呼吸之气，是指肺通过呼吸，吸入自然界的清气，呼出体内的浊气，实现体内外气体交换的功能，以保证人体新陈代谢的正常进行。

（2）主宣发、肃降　所谓"宣发"，即宣通和布散之意，也就是说，肺气有向上升宣、向外布散的作用。所谓"肃降"，即清肃和下降，也就是说，肺气有向下的通降和使呼吸道保持洁净的作用。

肺主宣发的生理作用主要体现于3个方面：一是经肺的呼吸，排出体内的浊气。二是肺将脾所转输的津液和水谷精微布散到全身，外达于皮毛，以温润、濡养五脏六腑、四肢百骸、肌腠皮毛。三是宣发卫气，调节腠理之开阖，并将代谢后的津液化为汗液，由汗孔排出体外。因此，肺气失于宣发，可见呼吸不利、胸闷咳嗽，以及鼻塞、打喷嚏和无汗等症状。

肺主肃降的生理作用主要体现于3个方面：一是吸入自然界清气。二是将吸入的清气和由脾转输于肺的津液和水谷精微向下布散于全身，以供脏腑组织生理功能之需要。三是肃清肺和呼吸道内的异物，以保持呼吸道的洁净。因此，肺气失于肃降，则可现呼吸气短、喘促、咳痰等肺气上逆之候。

（3）主通调水道　通，即疏通；调，即调节。肺主通调水道，是指肺通过宣发肃降对体内津液的输布、运行和排泄起着疏通和调节作用，以维持体内水液代谢平衡的功能。通过肺的宣发，将脏腑代谢后的水液向上、向外输布，布散至全身，外达皮毛，代谢后以汗液的形式由汗孔排泄；通过肺的肃降，可将脏腑代谢后的水液向下、向内输送，经肾和膀胱的蒸腾气化作用，将代谢后的水液化为尿液贮存于膀胱，排出体外。由此可见，肺气的宣发和肃降，不但能使水液运行的道路通畅，而且在维持机体水液代谢平衡中发挥着重要的调节作用，故有"肺为水之上源"和"肺主行水"之说。

（4）朝百脉，主治节　肺朝百脉，是指全身的血液经百脉汇聚于肺，经肺的呼浊吸清，将含有清气的血液通过百脉输布至全身。治节，即治理调节。肺主治节，是指肺可治理调节全身之气、血、津液的代谢。肺主治节的生理功能实际上是对肺主要生理功能的概括。肺是通过治理调节气、血、津液而起到治理调节全身的作用，其中治理调节气机为其关键。因为肺主气、司呼吸，不但与气的生成有关，而且随着肺气的宣降和呼吸运动，治理和调节全身的气机，即调节气的升降出入运动。肺朝百脉，全身的血液不断汇聚于肺，然后又输送于全身，从而辅助心推动和调节血液的运行。肺的调节作用其实是通过对气机的调节来实现的。所以说，肺主治节是肺主气的结果。

2. 肺与体、窍、志、液的关系

（1）在体合皮，其华在毛，开窍于鼻　皮毛，包括皮肤、汗腺、毫毛等组织，为一身之表，是抵御外邪侵袭的屏障。肺在体合皮，其华在毛，是指肺具有宣发卫气、输精于皮毛的作用。肺气宣发的功能正常，皮毛得养，则见皮肤致密、毫毛柔润光滑、抗邪力强、触觉灵敏。若肺气虚，宣发无力，卫表不固，则见畏寒、多汗或自汗易感外邪、皮毛憔悴枯槁、触觉迟钝；肺阴虚弱，皮毛失养，则见皮毛干燥、憔悴枯槁、瘙痒等。鼻与喉相通而连于肺，外邪袭肺，多从鼻喉而入，所以说，"肺开窍于鼻"，"喉为肺之门户"。鼻的通气和嗅觉功能，都与肺气的功能密切相关。肺气调和，呼吸平稳，则见鼻窍通畅、呼吸通利、嗅觉灵敏、声音清晰。若外邪袭肺，肺气失宣，可见鼻塞、流涕、打喷嚏、喉痒、失音等。

（2）在志为悲（忧），在液为涕　悲，即悲伤；忧，即忧愁。悲和忧两者均属非良性的情感活动，均可影响肺中精气和肺的宣发肃降运动，进而导致肺气耗伤。肺气调和，则遇事悲忧适度。若肺气不足，则易致情绪悲伤；过度悲伤，耗伤肺气，可见少气懒言、呼吸气短等症状。涕为鼻黏膜的分泌液，有润泽鼻窍的功能，为肺津所化，由肺气宣散于鼻窍，故"在液为涕"。肺气充沛，肺津充足，则见鼻涕润泽鼻窍而不外流。若肺气虚，则见鼻涕自出；热邪袭肺，则见鼻塞、流黄浊涕等。

（五）肾

肾位于腰部，脊柱两旁，左右各一。故《素问·脉要精微论》说："腰者，肾之府。"肾藏有先天之精，为脏腑阴阳之本、生命之源，故称肾为"先天之本"。肾在五行属水，阴阳属性为"阴中之阴"，与六腑中的膀胱相表里。肾是人体重要的脏器之一，其主要生理功能是藏精、主生长发育和生殖、主水和主纳气。肾主骨生髓，其华在发，开窍于耳和二阴，在志为恐，在液为唾。

1. 肾的生理功能

（1）肾藏精，主生长发育和生殖　"藏"，即闭藏。肾藏精，也就是说，肾的主要生理功能是把肾中的先天之精和后天之精都储藏起来，相互结合而成肾中精气，是人体生长、发育、生殖的本源。《素问·上古天真论》说："肾者主水，受五脏六腑之精而藏之。"

肾中精气的盛衰，决定着人体的生长发育和生殖能力。如《素问·上古天真论》曰："女子七岁，肾气盛，齿更发长；二七而天癸至，任脉通，太冲脉盛，月事以时下，故有子……七七，任脉虚，太冲脉衰少，天癸竭，地道不通，故形坏而无子也。丈夫八岁，肾气实，发长齿更；二八，肾气盛，天癸至，精气溢泻，阴阳和，故能有子……七八，肝气衰，筋不能动，天癸竭，精少，肾脏衰，形体皆极；八八，则齿发去……男不过尽八八，女不过尽七七，而天地之精气皆竭矣。"可见，人的生长发育和衰老过程，就是肾中精气盛衰的反映，且肾中精气对生殖能力有重要的调节作用，为生殖繁衍的根本。

肾阴和肾阳，是从阴阳属性来划分的。肾中精气中对脏腑组织器官起滋养、濡润作用的部分，称为"肾阴"，或"元阴""真阴"；肾中精气中对脏腑组织器官起温煦、推动作用的部分，称为"肾阳"，或"元阳""真阳"。肾阴和肾阳之间既相互对立、制约，又相互依存、互用，共同维持着肾脏本身及各脏阴阳之间的相对平衡。若肾阴不足，虚火内生，可见五心烦热、潮热盗汗、男子遗精、女子梦交等；肾阳不足，温煦、推动作用不足，可见精神疲惫、形寒肢冷、小便不利、男子阳痿早泄、女子宫寒不孕等。

（2）主水　是指肾具有主持和调节人体津液代谢的作用，故肾又有"水脏"之称。正如《素问·逆调论》所说："肾者水脏，主津液。"肾主水的功能主要是靠肾中精气对水液的蒸腾气化作用来完成的。

人体的津液代谢是一个十分复杂的过程，肾对津液代谢的主持和调节作用体现在两个方面：一是脾的运化、肺的宣降、三焦的通调水道、小肠的分清泌浊、膀胱的蒸腾气化、皮肤的代谢等，均是在肾阴和肾阳的调节作用下完成的。二是肾脏本身就是津液输布和排泄所必须经过的一个重要环节。尿液的生成与排泄，直接与肾的气化作用密切相关。"肾阳为开""肾阴为阖"，若肾的气化功能正常，开阖有度，则尿液产生和排泄正常；若肾的气化失常，开阖失调，将导致人体尿液失常，甚者出现水液代谢障碍。如关门不利，则尿少、水肿；关门失约，则尿频、尿多。

（3）主纳气　纳，有受纳和摄纳之意。肾主纳气，是指肾具有摄纳肺吸入的自然界清气，保持吸气的深度，防止呼吸表浅的作用。人的呼吸运动虽为肺所主，但吸入之气须下归于肾，由肾气为之摄纳，呼吸才能通畅、均匀。正如清代林珮琴在《类证治裁》中所说："肺为气之主，肾为气之根。肺主出气，肾主纳气。阴阳相交，呼吸乃和。若出纳升降失常，斯喘作矣。"若肾中精气不足，摄纳无力，不能帮助肺维持呼吸的深度，则出现呼吸表浅，或呼多吸少、动则气喘等病理表现，称为"肾不纳气"。

2. 肾与体、窍、志、液的关系

（1）主骨生髓，其华在发　肾藏精，精生髓，髓居于骨腔中者称之为骨髓，骨的生长发育有赖骨髓的营养。如《素问·痿论》说："肾主身之骨髓。"《素问·解精微论》曰："髓者，骨之充也。"肾精充足，则骨髓生化有源，骨骼得骨髓之滋养而坚韧有力。若肾精不足，则骨髓空虚，骨软无力。髓除骨髓外，还有脊髓、脑髓，均由肾中精气所化生。齿为骨之余，由肾中精气所充养。牙齿的生长与脱落，与肾中精气的盛衰密切相关。肾中精气充足，则牙齿坚固有力；肾中精气不足，则牙齿松动易落。发的生长依赖于精血的滋养。肾藏精，精能化血，精血充足，发长而润泽，故说肾"其华在发"。由于发有赖于血的滋养，故又称"发为血之余"。肾精不足，发失所养，则须发早白、枯槁易脱。

（2）开窍于耳和二阴　耳是听觉器官，听觉灵敏与否与肾中精气的盛衰有密切关系。肾中精气充盈，髓海得养，则听觉灵敏；肾中精气虚衰，髓海失养，则听力减退、耳鸣耳聋。故说"肾开窍于耳"。二阴，包括前阴和后阴。前阴包括尿道和外生殖器，有排尿和生殖功能。尿液的排泄虽由膀胱所主，但仍靠肾的气化功能才能维持正常。后阴，即肛门，是排泄粪便的通道。粪便的排泄虽属大肠的传导功能，但亦与肾的气化、温煦、封藏作用有关。若肾阴虚，可见大便秘结；肾阳虚，则见大便溏泻；肾气不固，封藏失职，可见久泄滑脱。

（3）在志为恐，在液为唾　恐是一种恐惧、害怕的情志活动，与肾脏密切相关。恐则气下，肾气不固，可见二便失禁、滑胎等症状。唾为口津，生于舌下，能润泽口腔，并与食物搅拌，有利于食物的下咽。《素问·宣明五气》曰："肾为唾。"唾为肾液，故肾的病理变化，常导致唾的分泌异常。如肾虚、肾寒常见多唾，肾阴亏虚常见唾液分泌不足而口舌干燥。

右肾命门说

　　命门一词，首见于《内经》，系指目（睛明穴）而言。如《灵枢·根结》曰："太阳根于至阴，结于命门。命门者，目也。"但这一说法，没能得到历代医家的重视。将命门作为内脏提出，首见于《难经》。《难经·三十六难》中指出："肾两者，非皆肾也。其左为肾，右者为命门。命门者，诸神精之所舍，元气之所系也。男子以藏精，女子以系胞。故知肾有一也。"强调命门的功能有三：一是机体生命的原动力之所在，故称其为"神精之所舍"，强调了命门在维持生命活动中的重要性。二是命门和人体的生殖功能密切相关，故称之为"男子以藏精，女子以系胞"，强调了命门是人体生殖能力的根本。三是肾与命门在生理功能上紧密联系，不可分割，强调其气与肾通。

　　右肾命门说这一理论至今仍指导着寸口诊脉的部位划分，在中医诊寸口脉时，仍以左尺脉候肾、右尺脉候命门。

二、六腑

　　六腑，是胆、胃、小肠、大肠、膀胱、三焦的总称。六腑多为中空的脏器，它们的共同生理功能是"传化物"，其生理特点是"泻而不藏""实而不能满"。《素问·五脏别论》曰："六腑者，传化物而不藏，故实而不能满也。"

（一）胆

　　胆居六腑之首，但其内贮藏精汁，故又隶属于"奇恒之腑"。其形呈囊状，与肝相连而附于肝之短叶间。肝与胆相表里，肝为脏属阴木，胆为腑属阳木。其主要生理功能是贮藏和排泄胆汁、主决断。

　　1. 贮藏、排泄胆汁　胆汁，又称"精汁""清汁"，味苦，色黄绿，由肝之余气所化生，汇聚于胆中，泄入小肠，参与饮食物的消化，是脾胃运化功能得以正常进行的重要条件。储藏于胆腑的胆汁，依赖肝的疏泄，注入肠中，以助消化。若肝疏泄失职，则胆汁疏泄不利，影响脾胃运化功能，可见胁下胀满疼痛、食欲减退、厌油腻、腹胀、腹泻等症状；若胆汁上逆、外溢，则见口苦、呕吐黄绿苦水、目睛发黄等症状。

　　2. 主决断　胆主决断是指胆在精神意识思维活动过程中，具有判断事物、作出决定的作用。胆与肝相表里，胆气亦喜升发条达。胆主决断影响精神情志。若胆气豪壮，则善于应变、判断准确、当机立断；胆气虚弱，则善恐易惊、胆怯怕事、谋虑不决。

（二）胃

　　胃，又称"胃脘"，位于中焦，上口贲门接食管，下口幽门通小肠，分上、中、下三部。胃的上部称为上脘，包括贲门；胃的下部称为下脘，包括幽门；胃的上下脘之间名为中脘。胃是机体饮食物进行消化、吸收的重要脏器，脾与胃相表里。其主要生理功能是主受纳、腐熟水谷，胃主通降，以降为和。

1. **主受纳、腐熟水谷** 受纳，即接受、容纳；腐熟，指饮食物经过胃的初步消化，形成食糜的过程。饮食入口，经过食道，容纳并暂存于胃，这一过程称之为受纳，故称胃为"太仓""水谷之海"。《灵枢·玉版》曰："人之所受气者，谷也。谷之所注者，胃也。胃者，水谷气血之海也。"容纳于胃的水谷，经过胃的腐熟后，下传于小肠，其精微物质经脾之运化而营养全身。所以，胃虽有受纳和腐熟水谷的功能，但必须和脾的运化功能相配合，才能使水谷化为精微，以化生气血津液，供养全身。若胃之受纳与腐熟功能失常，则见纳呆、厌食、胃脘胀痛、嗳腐吞酸等症。

2. **主通降，以降为和** 胃主通降，是指胃具有使食糜向下输送至小肠、大肠，并促进大肠排泄等生理功能。其特征体现在以下4个方面：①饮食物入胃，胃受纳而不拒之。②经胃气的腐熟作用而形成的食糜，下传小肠进一步消化。③协助小肠将食物残渣下输大肠，燥化后形成糟粕。④粪便有节制地排出体外。所以说："胃主通降，以降为和。"

脾升胃降，彼此协调，共同完成饮食物的消化吸收。胃之通降，相对于脾的升清而言，则是降浊，是继续受纳的前提条件。若胃失通降，则见脘腹胀闷疼痛、大便秘结等；若胃气上逆，则见口臭、恶心、呕吐、呃逆、嗳气等。

知识链接

胃气的含义

胃的受纳、腐熟和脾的运化功能合称为"胃气"。中医学认为，"人以胃气为本，有胃气则生，无胃气则死"。

所谓胃气，其含义有三：其一，指胃的生理功能和生理特性。胃为水谷之海，有受纳、腐熟水谷的功能，又有以降为顺、以通为用的特性。由于胃气影响整个消化系统的功能，直接关系到整个机体的营养来源。胃气的盛衰有无，在人体生命活动中具有十分重要的意义。所以，在临床治病时，要时刻注意保护胃气。其二，指脾胃功能在脉象上的反映。因脾胃有消化饮食、摄取水谷精微以营养全身的重要作用，而水谷精微又是通过经脉输送的，故胃气的盛衰有无可以从脉象表现出来。有胃气之脉有"和缓有力，不快不慢"之特点。其三，泛指人体的精气。"胃气者，谷气也，荣气也，运气也，生气也，清气也，卫气也，阳气也"（《脾胃论·脾胃虚则九窍不通论》）。

（三）小肠

小肠为六腑之一，是一个相当长的迂曲回环迭积的管状器官，位于腹中，上口于幽门与胃相通，下口于阑门与大肠相接。小肠是机体对饮食物进行消化、吸收，并输布其精微、下传其糟粕的重要脏器。心与小肠相表里。其主要生理功能是受盛化物和泌别清浊。

1. 受盛化物　受盛，接受，以器盛物之意。化物，有变化、消化、化生之意。小肠的受盛化物功能主要表现在两个方面：一是指小肠承受了由胃腑下移而来的初步消化的食物，起到容器的作用，即"受盛"作用。二是指经胃初步消化的食物，在小肠内必须停留一定的时间，由小肠对其进一步消化和吸收，将水谷化为可以被机体利用的营养物质，精微由此而出，糟粕由此下输于大肠，即"化物"作用。若小肠化物失常，可导致消化、吸收障碍，出现腹胀、腹泻、便溏等症状；若小肠受盛失职，可导致传化停止，出现腹痛。

2. 泌别清浊（分清别浊）　泌，即分泌。别，即分别。清，即各种精微物质。浊，即食物经过消化后剩余的残渣部分。分清，就是将饮食物中的精华部分，包括饮食物中的精华进行吸收，再通过脾之升清散精作用，上输心肺，输布全身，供给营养。别浊，体现为两个方面：其一，是将饮食物的残渣糟粕，通过阑门传送到大肠，形成粪便，经肛门排出体外。其二，是将剩余的水分经肾的气化作用渗入膀胱，形成尿液，经尿道排出体外，故有"小肠主液"之说。小肠的泌别清浊功能正常，则二便正常；若其功能异常，则清浊不分，水谷混杂而下，可见便溏泄泻、小便短少。

（四）大肠

大肠为六腑之一，是一个管道器官，位于腹中，其上口在阑门处与小肠相接，下端紧接肛门。大肠与肺相表里。其主要生理功能是传化糟粕。

大肠接受小肠下输的食物残渣，吸收其中剩余的水液，使之变化为成形的粪便，最后经肛门排出体外。大肠是传化糟粕的通道，又有吸收水液使糟粕变化成形的作用。大肠吸收水分，参与调节体内水液代谢的功能，称之为"大肠主津"。如果大肠传化糟粕功能失常，不能吸收水液，则会出现大便溏泻、肠鸣等症；大肠津亏，可见大便秘结。

（五）膀胱

膀胱，又称"净腑""水腑""脬""尿胞"，为六腑之一，位于下腹部。膀胱与肾相表里。其主要生理功能是贮存和排泄尿液。

1. 贮存尿液　代谢后的水液经肾的气化作用，升清降浊，清者回流体内，浊者下输于膀胱，变成尿液，由膀胱加以贮存。《诸病源候论·膀胱病候》中说，"津液之余者，入胞脬则为小便"，"小便者，水液之余也"。

2. 排泄尿液　尿液在膀胱内潴留至一定程度时，经肾的气化作用，使膀胱开阖适度，则尿液可及时自主地排出体外。若膀胱贮尿和排尿功能失调，可见尿频、尿急、尿道涩痛，或尿少、尿闭，或尿失禁、遗尿等症。《素问·灵兰秘典论》曰："膀胱者，州都之官，津液藏焉，气化则能出矣。"

（六）三焦

三焦概念有二：其一为六腑之一，属脏腑中最大的腑，无与匹配，故有"孤腑"

之称。其主要生理功能是通行元气、运行水液。元气，是人体最根本的气，根源于肾，通过三焦而布散于五脏六腑，充沛于全身，激发、推动各个脏腑组织的功能活动，因此，三焦是元气运行的通道。饮食水谷，特别是水液的运行吸收、输布和排泄，都是通过三焦来完成的。《素问·灵兰秘典论》曰："三焦者，决渎之官，水道出焉。"因此，三焦是气和水液升降出入的通道，又是气化活动的场所。

三焦概念其二者为单纯的部位概念，包括上焦、中焦、下焦。其划分与各自的功能特点如下：①上焦如雾。膈以上为上焦，包括心、肺和头面部。上焦接受来自中焦脾胃的水谷精微，通过心肺的宣发敷布，布散于全身，发挥其营养滋润作用，若雾露之溉，故称"上焦如雾"。②中焦如沤。膈下脐上为中焦，主要包括脾胃。胃受纳腐熟水谷，由脾之运化而形成水谷精微，以此化生气血，并通过脾的升清转输作用，将水谷精微上输于心肺以濡养周身。因为脾胃有腐熟水谷、运化精微的生理功能，故称"中焦如沤"。③下焦如渎。脐以下为下焦，包括肝、肾、小肠、大肠、膀胱、女子胞和阴部。下焦将饮食物的残渣糟粕传送到大肠，变成粪便，从肛门排出体外，并将体内剩余的水液，通过肾和膀胱的气化作用变成尿液，从尿道排出体外。这种生理过程具有向下疏通、向外排泄之势，故称"下焦如渎"。

三、奇恒之腑

奇恒之腑，包括脑、髓、骨、脉、胆、女子胞。除胆之外，均没有表里配合，也没有五行配属。髓、脉、骨、胆功用前已论及。

（一）脑

脑位于颅内，由髓汇集而成，故称脑为"髓海"。《素问·脉要精微论》曰："诸髓者，皆属于脑。"

脑的主要生理功能是主精神、意识、思维和感觉。但以五脏为中心的藏象学说，将脑的功能分属五脏而统归于心。因此，对于精神、意识、思维、情志方面的病证，常以心为主，按五脏功能来辨证论治。

（二）女子胞

女子胞，又称胞宫、子宫，位于小腹，下口连接阴道，是女子发生月经和孕育胎儿的器官。其主要生理功能是主月经和孕育胎儿。

1. 主月经　月经，又称月信、月事、月水。女子到 14 岁左右，肾中精气旺盛，天癸至，任脉通，太冲脉盛，女子胞发育成熟，月经来潮。49 岁以后，肾中精气渐衰，天癸渐绝，任、冲二脉的气血也逐渐衰少，而致绝经。可见，月经的产生是脏腑气血作用于胞宫的结果，因此，其主月经的作用与肾、天癸、任脉、冲脉等关系密切。

2. 孕育胎儿　胞宫是女性孕产的器官。女子在发育成熟后，月经应时来潮，女子胞就具备了生殖和养育胎儿的能力，受孕之后，女子胞就成为保护胎元、孕育胎儿的主要器官。《中西汇通医经精义·下卷》曰："女子之胞，一名子宫，乃孕子之处。"

"子宫"与"精室"

女子之胞名曰"子宫",具有主持月经、孕育胎儿的功能,是女性生殖器官之一;而男子之胞名为"精室",具有贮藏精液、生育繁衍的功能。精室是男性生殖器官,亦属肾所主,与冲任相关。故曰:"女子之胞,男子为精室,乃血气交会,化精成胎之所,最为紧要。"(《中西汇通医经精义·下卷》)精室包括解剖学所说的睾丸、附睾、精囊腺和前列腺等,具有化生和贮藏精子等功能,主司生育繁衍。精室的功能与肾之精气盛衰密切相关。睾丸,又称外肾,"睾丸者,肾之外候"(《类证治裁·卷之首》)。

四、脏腑之间的关系

人体是一个有机整体,各脏腑的功能活动不是孤立的,而是整体活动的一个组成部分。它们在生理上存在相互制约、相互依存和相互为用的关系,在病理上常常通过一定的途径或规律相互影响、相互传变。

(一)脏与脏之间的关系

脏与脏之间的关系,即五脏之间的关系。《侣山堂类辨》曰:"五脏之气,皆相贯通。"脏与脏之间的关系不单单表现在形态结构方面,更重要的是,它们在生理功能和病理变化上有内在的联系,因而形成了脏与脏之间相互资生、相互制约的关系。

1. 心与肺 心与肺之间的关系,主要体现在气血相互为用方面。心主血脉,上朝于肺;肺主宗气,贯通心脉。血的运行虽为心所主,但必须依赖肺气的推动;宗气要贯通心脉,也必须得到血的运载,才能敷布全身。肺朝百脉,助心行血,是血液正常运行的必要条件;而只有正常的血液循行,才能维持肺主气、司呼吸功能的正常进行。因此,心与肺在病理上的相互影响,主要表现为气和血的运行功能失常。若心气不足、心阳不振、心脉瘀阻,皆可影响肺的宣发和肃降,从而出现胸闷、咳嗽、气促等肺气不宣的症状;若肺气不足,可影响心的行血功能,从而出现胸闷、心悸、口唇青紫、舌紫暗、脉涩等心血瘀阻之症状。

2. 心与脾 心主血而行血,脾生血又统血,所以心与脾之间的关系主要体现在血液的生成和运行方面。心主血脉,脾主运化。心血赖脾气转输的水谷精微得以化生,而脾的运化功能又有赖于心血的不断滋养和心阳的推动,并在心神的统率下维持其正常的生理活动。血液在脉内循行,既赖心气的推动,又靠脾气的统摄,方能循经运行而不溢于脉外,所以有"诸血皆运于脾"之说。因此,心与脾在病理上的相互影响,主要表现为血液的生成和运行功能失调,以及运化无权和心神不安等,最终可形成心脾两虚之候。

3. 心与肝 心与肝之间的关系,主要体现在血液的运行与精神情志的调节两个方面。心行血，肝藏血。心的行血功能正常，则肝有所藏，才能发挥其贮藏血液和调节血量的作用；而肝的疏泄功能正常，又有助于心主血脉的功能正常进行，使血行不致瘀滞。若肝不藏血，心无所主，必然导致血液运行失常，常见心悸、失眠、多梦、面色不华，或头晕、目涩、视物昏花、爪甲不荣等心肝血虚之候。

心主神志，肝主疏泄。人的精神、意识和思维活动，虽为心所主，但与肝的疏泄功能密切相关。心血充足，肝血亦旺，肝得阴血濡养，疏泄才能正常，从而维持正常的精神情志活动。

4. 心与肾　心与肾之间的关系，主要体现在心肾阴阳平衡、水火既济方面。心在五行属火，位居于上属阳；肾在五行属水，位居于下属阴。下者以上升为顺，上者以下降为和。心火必须下降于肾，与肾阳共同温煦肾阴，使肾水不寒；而肾水则必须上济于心，与心阴共同涵养心阳，使心火不亢。心肾阴阳升降的动态平衡，维持着心肾功能的协调，称为"心肾相交"或"水火既济"。反之，若心火不能下降于肾而上亢，肾水不能上济于心而下泄，则心肾之间的生理功能就会失去协调，出现一系列的病理变化，临床上称之为"心肾不交"或"水火不济"，其主要表现有失眠、心悸、心烦、怔忡、头晕耳鸣、腰膝酸软等。

5. 肺与脾　肺与脾之间的关系，主要体现在气的生成和津液的输布代谢两个方面。肺吸入自然界的清气和脾运化的水谷精气，是宗气生成的物质基础。肺气有赖于脾运化的水谷精气的不断充养，脾化生的水谷精气有赖于肺的宣发肃降，才能输布全身。若肺气久虚，可致脾气受损；而脾气虚弱，亦可导致肺气不足。在津液的输布代谢过程中，肺的宣发肃降和通调水道的作用，有助于脾运化水液的功能，防止水湿潴留；脾转输水液于肺，有助于肺通调水道功能的发挥。若脾虚不运，水湿不化，湿聚成痰，痰饮上犯于肺，则见久咳不愈或咳喘痰多等症状。所以有"脾为生痰之源，肺为贮痰之器"之说。

6. 肺与肝　肺与肝之间的关系，主要表现在气的升降协调方面。肺居上焦，其气肃降；肝居下焦，其气升发。肝升肺降，相互协调，共同维持人体气机的升降运动。若肝升太过，或肺降不及，则出现胸胁胀满疼痛、咳嗽气喘，甚则咯血等肝火犯肺的症状；若燥热伤肺，肺失肃降，亦可影响及肝，导致肝失条达，疏泄不及，而出现咳嗽、气喘、胸胁胀痛、头晕目眩、面红目赤等症状。

7. 肺与肾　肺与肾之间的关系，主要体现在水液代谢和呼吸运动两方面。肺的宣降和通调水道，有赖于肾的蒸腾气化；肾主水的功能，有赖于肺的宣降和通调水道。若肺失宣降，通调失职，损及肾脏，则出现水肿、尿少等症；若肾阳虚衰，气化失常，水液泛溢，则全身水肿，影响及肺又可见喘促、咳逆不能平卧等寒水射肺之症。肺司呼吸，肾主纳气，肺的呼吸功能，尤其是呼吸的深度，需要肾的纳气功能来实现。肾气充盛，吸入之气才能下纳于肾，故有"肺为气之主，肾为气之根"之说。若肾的精气不足，摄纳无权，或肺气亏虚，或久病及肾，均可导致肾不纳气，而出现呼吸表浅、气喘、胸闷等症状。

8. 肝与脾　肝与脾之间的关系，主要体现在饮食物的消化吸收和血液运行两个方面。肝主疏泄，可协调脾胃的升降，促进胆汁的分泌和排泄，有助于脾胃对饮食物的消化吸收；而脾胃升降有度，对肝疏泄功能的发挥亦有协同作用。脾生血统血，肝藏血，肝血有赖于脾气的化生。脾气健运，生血有源，统血有力，则肝藏血充足，才能充分发挥肝贮存和调节血流量的作用。若脾失健运，生血不足，或脾不统血，失血过多，均可致肝血不足。同时，肝藏血，脾统血，共同发挥防止出血作用。若肝脾受损，统藏失司，可导致出血证。

9. 肝与肾　肝与肾之间的关系，主要体现在精血互化、阴阳协调、藏泄相济三方面。肝肾同居下焦，肝藏血，肾藏精，精能生血，血能化精，故有"精血同源""肝肾同源"之说。肾精亏损，可导致肝血不足；肝血不足，亦可导致肾精亏损。肝属木，肾属水，肾阴可以滋养肝阴，制约肝阳，使肝阳不亢，从而维持肝肾之间的阴阳协调平衡，即"水能涵木"。若肾阴不足，引起肝阴亏虚，阴不制阳，而致肝阳上亢，即"水不涵木"。若肝火偏亢，劫伤肾阴，导致肝肾阴亏，肝阳上亢之证。肝主疏泄，肾主封藏，二者之间既相互制约，又相互协同，共同维持女子月经的来潮和男子正常排精。

10. 脾与肾　脾与肾之间的关系，主要体现在先后天相互资助和水液代谢两个方面。"脾为后天之本"，主运化，脾之运化借助于肾阳的温煦，故有"脾阳根于肾阳"之说。"肾为先天之本"，主藏精，肾中精气赖脾运化的水谷精微的充养才能充盛。因此，脾和肾存在着先天温养后天、后天补养先天及相互资助、相互促进的关系。若肾阳不足，导致脾阳亏虚，或脾阳久虚，进而损及肾阳，均可导致脾肾阳虚之候。脾主运化水湿，须有肾阳的温煦蒸腾气化，肾主水，又赖于脾气的制约作用，脾肾功能相互协调，才能共同完成水液的代谢。脾虚不运或肾虚不化，均可导致水肿、尿少等症的出现。

（二）腑与腑之间的关系

六腑共同的生理特点是"传化物"，六腑之间的相互关系主要体现在饮食物的受纳、消化、吸收与排泄等方面。

饮食入胃，经胃的腐熟和初步消化，成为食糜，下降于小肠，小肠受盛由胃下降的食糜，再进一步消化，并泌别清浊。清者为水谷精微和津液，经脾的运化和转输，以营养全身；浊者为剩余的水液和食物残渣。水液经肾的气化，一部分渗入膀胱，形成尿液，再经肾和膀胱的气化，排出体外；食物残渣则下传于大肠，经大肠吸收水液和向下传导，形成粪便，并由肛门排出体外。在饮食物的受纳、消化与排泄过程中，还有赖于胆汁的排泄以助消化及三焦的气化以推动津液的正常运行。六腑传化水谷，需要不断地受纳、消化、传导和排泄，虚实更替，通而不滞，所以说"六腑以通为用"。

（三）脏与腑之间的关系

脏与腑之间的关系，是脏腑阴阳表里的关系。脏属阴而腑属阳，阴主里而阳主表，故脏为里而腑为表。一脏一腑，一阴一阳，一表一里，相互配合，并有经脉相互络属，从而形成了脏腑之间的密切联系。其形成依据有三：①经脉络属。②生理功能配合。③

病理相关。

1. 心与小肠 手少阴经属心络小肠，手太阳经属小肠络心，心与小肠通过经脉的相互络属构成了表里相合关系。

心阳之温煦，心血之濡养，有助于小肠的受盛化物功能；小肠主化物，泌别清浊，吸收水谷精微，则可以化血以养心。病理方面，若心有实火，可移热于小肠，引起尿少、尿频、尿痛等症状；反之，若小肠有实热，亦可循经上炎于心，可见心烦、口舌生疮等症状。

2. 肺与大肠 手太阴经属肺络大肠，手阳明经属大肠络肺，肺与大肠通过经脉的相互络属构成了表里相合关系。

肺气清肃下降，布散津液，能促进大肠的传导和糟粕的排出；而大肠传导功能正常，也有利于肺气的肃降。二者协调配合，从而使肺与大肠气机调畅，功能正常。病理方面，若肺气失于肃降，则津液不能下达大肠，大肠传导失常，可见大便干燥秘结或咳逆气喘等症状；若肺气虚弱，则气虚推动无力，可见大便难涩而不行，称之为"气虚便秘"；若大肠实热，腑气不通，传导不畅，还可影响肺的肃降，而出现胸满、咳喘等症状。

3. 脾与胃 足太阴经属脾络胃，足阳明经属胃络脾，脾与胃二者以膜相连，构成了表里相合关系。

脾主运化，胃主受纳；脾主升清，胃主降浊；脾喜燥恶湿，胃喜润恶燥。二者运纳协调，升降相因，燥湿相济，共同完成食物的消化吸收及水谷精微的输布，以滋养全身，化生气血、津液，故又称"脾胃为后天之本"。脾胃之升降不仅是水谷精微输布和食物残渣下行的动力，而且是人体气机升降的枢纽。若脾为湿困，运化失职，清气不升，影响胃的受纳和降，可出现食少、恶心、呕吐、脘腹胀满等症状；反之，若饮食失节，食滞胃脘，胃失和降，亦可影响脾的升清与运化，而出现腹胀、泄泻等症状。正如《素问·阴阳应象大论》所说："清气在下，则生飧泄；浊气在上，则生䐜胀。"

4. 肝与胆 足厥阴经属肝络胆，足少阳经属胆络肝，肝与胆通过经脉的相互络属构成了表里相合关系。

胆附于肝，胆汁来源于肝之余气所化，胆汁的贮藏和排泄有赖于肝的疏泄；而胆汁排泄畅通，又有利于肝主疏泄功能的发挥。因此，肝与胆在生理和病理上密切相关。肝病常影响及胆，胆病也常波及于肝，终致肝胆同病，如肝胆火旺、肝胆湿热证等。此外，肝主谋虑，胆主决断，从情志意识过程来看，谋虑后必当决断，而决断又来自谋虑，肝胆相济，勇敢乃成。

5. 肾与膀胱 足少阴经属肾络膀胱，足太阳经属膀胱络肾，肾与膀胱通过经脉的相互络属构成了表里相合关系。

肾为水脏，膀胱为水腑。肾主水，水液经肾的气化作用，浊者化为尿液，由膀胱贮存和排泄；而膀胱的贮尿和排尿功能，又依赖于肾的固摄与气化作用，使其开阖有度。肾气充足，蒸腾气化及固摄功能正常发挥，则尿液生成、排泄正常；若肾气不固，气化失常，固摄无权，则膀胱开阖失度，出现小便不利或失禁，或遗尿、尿频等症状。例如老年人出现小便失禁、多尿等症状，多因肾气虚衰所致。

第二节　气血精津液神

气、血、精、津液是人体脏腑、经络、形体、官窍进行生理活动的物质基础，是构成人体和维持人体生命活动的基本物质。气、血、精、津液的生成、输布及其在体内的代谢，又有赖于脏腑、经络、形体、官窍的正常生理活动才得以进行；而脏腑、经络等组织器官的生理活动又需要气的温煦、推动及精、血、津液的营养。因此，无论在生理功能上还是病理状况下，气、血、精、津液与脏腑、经络、形体、官窍之间，始终存在着相互依赖、相互影响的密切关系。可见气、血、精、津液既是脏腑、经络等组织器官生理活动的产物，又是其活动的物质基础。

神是人体生命活动的主宰及其外在总体表现的统称。气、血、精、津液是神产生的物质基础，是脏腑精气运动变化和相互作用的结果。神不仅是脏腑生理功能的综合反映，而且对脏腑精气及其生理活动有着主宰和调节作用。

一、气

气是人体内活力很强、运行不息的精微物质，是构成人体和维持人体生命活动的最基本物质。人体的血、津液、精都是由气所化生。气运行不息，推动和调控着人体内的新陈代谢，维系着人体的生命进程。一旦气的运动停止，则意味着生命的终止。

（一）气的概念

气是古代人们对于自然现象的一种朴素认识。古代哲学家认为，气是一切无形的、活力很强的、不断运动着的物质，是构成世界万物的本原；宇宙间的一切事物，都是由气的运动变化而产生的。

中医学认为，气的概念可概括为两个方面：一是气是构成人体的最基本物质。《素问·宝命全形论》曰："人以天地之气生，四时之法成。"又说："天地合气，命之曰人。"强调人是"天地之气"的产物。气是构成世界的基本物质，所以，人的形体结构也是以气为物质基础的。二是气是维持人体生命活动的最基本物质。《素问·六节藏象论》曰："天食人以五气，地食人以五味。五气入鼻，藏于心肺，上使五色修明，音声能彰；五味入口，藏于肠胃，味有所藏，以养五气，气和而生，津液相成，神乃自生。"所以说，气是维持人体生命活动的最基本物质。

（二）气的生成

人体之气，来源于禀受父母的先天之精所化生的"先天之气"（即元气）、饮食物所化生的水谷之精气及存在于自然界的清气，后两者又合称为"后天之气"（即宗气），三者结合而成人一身之气，《内经》称之为"人气"。

气的生成是由先天精气、水谷精气和自然界清气三者结合而成，有赖于全身各脏腑、经络、组织等协调作用的结果。其中与肾、脾胃、肺的生理功能密切相关。肾、脾胃、肺等脏腑生理功能正常协调，人体之气则充沛；反之，任何环节发生异常或失去协调平衡，均影响气的生成，从而造成气虚等病理变化。

（三）气的分类

气充沛于全身而无处不到。依据其生成来源、分布部位及功能特点可分为元气、宗气、营气、卫气等。

1. 元气　元气，又称"原气""真气"，是人体生命活动的原动力。与其他气相比，元气是人体最基本、最重要的气。

（1）生成　从父母禀受的先天之精气，经肾的化生作用和水谷精微的滋养作用而成，所以元气来源于先天、滋养于后天。

（2）分布　元气根于肾，以三焦为通道，循行于全身，内至脏腑，外达肌肤腠理，作用于机体的各个部分，成为人体最根本、最重要的气。《难经·六十六难》说："三焦者，原气之别使也，主通行三气，经历于五脏六腑。"

（3）生理功能　元气是人体生命活动的原动力，具有推动人体的生长发育，激发和调节脏腑、经络等组织器官生理功能的作用。元气愈充沛，脏腑就愈强盛，身体就愈健康。反之，若元气不足，就会成为发生疾病的内在条件。

2. 宗气　宗气，即聚于胸中之气。宗气在胸中积聚之处，称为"气海"，又名"膻中"。

（1）生成　宗气是由脾胃运化的水谷之精所化生的水谷之气和肺从自然界中吸入的清气相结合而生成的。

（2）分布　宗气聚于胸中，贯注心肺。其向上出肺，循喉咙而走息道（呼吸道），推动呼吸；贯注心脉，在脉中推动气血的运行；向下注入脐下丹田（下气海），由气海向下注入气街（相当于腹股沟部位），再下行于足。正如《灵枢·邪客》所说："宗气积于胸中，出于喉咙，以贯心脉，而行呼吸。"

（3）生理功能　一是走息道、行呼吸。宗气上出于肺，循喉咙而走息道，推动肺的呼吸，故呼吸的徐缓、语声的强弱、语言的清晰与否，都与宗气的盛衰有关。二是贯心脉、行气血。宗气贯入心脉之中，以助心脏推动血液运行，故气血的运行、肢体寒温、言语声音及脉搏强弱节律等，皆与宗气的盛衰有关。《读医随笔·气血精神论》说："宗气者，动气也。凡呼吸、语言、声音，以及肢体运动、筋力强弱者，宗气之功用也。"

3. 营气　营气，又名"荣气"，是指行于脉中而具有营养作用的气。营气在脉中营运不休，是血液的重要组成部分，与血可分不可离，故常以"营血"并称。营气与卫气从性质、功能和分布上进行比较，卫属阳而营属阴，故又称营气为"营阴"、卫气为"卫阳"。

（1）生成　营气是由脾胃运化的水谷精气中的精华部分所化生。营气与血同行于脉中，故常"营血"并称。

（2）分布　营气分布于血脉之中，通过十二经脉和任督二脉循行于全身，内贯五脏六腑，外达四肢百骸，终而复始，营周不休。

（3）生理功能　包括化生血液和营养全身两个方面。营气注于脉中，成为血液的主要组成成分。《灵枢·邪客》说："营气者，泌其津液，注之于脉，化以为血。"营气与津液调和，共注脉中，化成血液，保持血量的恒定。营气循经脉流注于全身，为全身脏腑、组织提供了生理活动的物质基础。

4. 卫气　卫气，是指运行于脉外而具有护卫机体作用的气。卫气与营气相对而言，属阳，故又称为"卫阳"。

（1）生成　卫气主要由脾胃运化的水谷精气中慓疾滑利的部分所化生。《素问·痹论》说："卫者，水谷之悍气也。"

（2）分布　卫气"慓疾滑利"，活动力强，流动速度快，故不受脉管的约束，运行于脉外，循于皮肤之中、分肉之间，熏于肓膜，散于胸腹，内至胸腹脏腑，外至皮肤肌腠，布散全身。

（3）生理功能　防御、调节、温养作用。一是护卫肌表、防御外邪入侵。《医旨绪余·宗气营气卫气》说："卫气者，为言护卫周身……不使外邪侵犯也。"二是温养脏腑、肌肉和皮毛等。《读医随笔·气血精神论》说："卫气者，热气也。凡肌肉之所以能温，水谷之所以能化者，卫气之功用也。虚则病寒，实则病热。"三是调控腠理开阖、汗液的排泄，维持体温的相对恒定。

营气与卫气都来源于水谷之精微，均由脾胃所化生。虽然来源相同，但营气性质精纯、富有营养，卫气性质慓疾滑利、易于流行。营卫二气之间可以相互化生，相互资助。营气行于脉中，若游出脉外则转为卫气；卫气行于脉外，若进入脉中则转为营气。营卫之间必须协调，才能维持其正常的体温和汗液分泌，人体才能有旺盛的抗邪能力和脏腑的正常生理活动。若营卫二者失和，则可能出现恶寒发热、无汗或汗多，"昼不精夜不瞑"，以及抗病能力低下而易于感冒等。

（四）气的运动

气的运动，称为"气机"。气的运动形式多样，一般归纳为 4 种基本运动形式，即升、降、出、入。升，是指气自下而上运行；降，是指气自上而下运行；出，是指气由内向外运行；入，是指气由外向内运行。例如呼吸之气，呼出浊气是出，吸入清气是入。而呼气是由肺向上经喉、鼻而排出体外，既是出，又是升；吸气是气流向下经鼻、喉而内入肺脏，既是入，也是降。气的升降出入运动，对于人体的生命活动至关重要，是生命的根本。生命不息，气的运动不止。一旦气的升降出入运动停止，则人的生命活动也就终止。

气的升与降、出与入是对立统一的矛盾运动，广泛存在于机体内部。气机升降出入的协调平衡，称为"气机调畅"，是保证机体生命活动正常进行的一个重要环节。若其平衡失调，则见"气机失调"的病理状态。如气的运行不畅，称为"气机不畅"；气的上升太过或下降不及，称为"气逆"；气的上升不及或下降太过，称为"气陷"；气的外出太过而不能内守，称为"气脱"；气不能外达而郁结闭塞于内，称为"气闭"。

（五）气的生理功能

1. 推动作用 是指气能激发和促进人体的生长发育及脏腑经络生理活动的功能。气是活力很强的精微物质，气的推动作用是人体生命活动的基本保证，主要表现在以下两个方面：一是气能推动和激发人体所有脏腑经络进行正常的生理活动；二是气以自身的运动来推动血和精、津液等有形物质的代谢。当气的推动作用减弱时，可影响人体的生长发育，或出现早衰，亦可使脏腑、经络等组织器官的生理活动减退，出现血和津液的生成不足，运化迟缓，输布、排泄障碍等病理变化。

2. 温煦作用 是指气对机体具有温煦、熏蒸的作用。人体的体温靠气的温煦作用来维持恒定；脏腑、经络等组织器官在气的温煦作用下进行正常的生理活动；血和津液等液态物质靠气的温煦作用，才能维持其正常循环运行，即所谓"血得温而行，得寒而凝"。若气不足，产热过少，则出现畏寒喜暖、四肢不温、脏腑生理活动减弱、精血津液代谢减弱等虚寒性病理变化。

3. 防御作用 防御作用，是指气有卫护肌肤、抗御邪气的作用，主要体现在护卫全身肌表、防御外邪入侵，祛邪外出。《素问·刺法论》曰："正气存内，邪不可干。"可见，气的防御功能正常，则邪气不易入侵；若气的防御功能减弱，则易受邪而患病。

4. 固摄作用 是指气对体内液态物质进行固护、统摄和控制的作用，从而防止其无故丢失，确保它们在体内发挥正常的生理功能。具体表现在：统摄血液，使其在脉中正常运行，防止其溢出脉外；固摄汗液、尿液、唾液、胃液、肠液，控制其分泌量、排泄量和有规律地排泄，防止其排出过多或无故流失；固摄精液，防止其妄加排泄。若气的固摄作用减弱，则有可能导致体内液态物质的大量丢失。如气不摄血，可出现尿血、便血等出血证；气不摄津，可出现自汗、小便失禁等症；气不固精，可出现遗精、滑精、早泄等症。

5. 气化作用 是指通过气的运动而产生的各种变化。具体地说，是指体内气、血、精、津液各自的新陈代谢及其相互转化。如饮食物经消化和吸收后，转化成水谷之精气，再化生成气、血、津液等，以及津液经过代谢，转化成尿液和汗液，都是气化作用的具体表现。

二、血

（一）血的基本概念

血是运行于脉中而循环流注全身的、富有营养和滋润作用的红色液态物质，是构成人体和维持人体生命活动的基本物质之一。《素问·调经论》强调说："人之所有者，血与气耳。"血与气相对而言，属性为阴，故有"阴血"之称。血液必须循行于脉内，才能发挥它营养滋润全身的生理效应。

脉是血液循行的管道，能阻遏血液溢出脉外，血液只有循脉运行才能周流全身，内至脏腑，外达肢节，周而复始，故脉有"血府"之称。在某种因素作用下，血液不能在脉中循行而溢出脉外，成为"出血"，即"离经之血"。离经之血积聚于体内，久不消散，则成为"瘀血"。瘀血不仅失去了血液的正常生理功能，而且成为病理产物性病因。

（二）血液的生成

血，主要由营气和津液所组成，其生成途径有二。

1. 水谷精微化血　饮食物经胃的腐熟和脾的运化，转化为水谷精微。水谷精微经脾的升清作用上输于肺，与肺吸入的清气相结合，贯注心脉，在心气的气化作用下注入于脉，化赤为血。《灵枢·决气》指出："中焦受气取汁，变化而赤，是谓血。"

2. 肾精化血　肾精化生血液主要是通过骨髓和肝的作用来实现的。肾主骨，肾精化为髓，髓充于骨，可化为血。肾精输于肝，在肝的作用下可化为血。精藏于肾，血藏于肝。肾中精气充盈，则肝有所养，血有所充；肝藏血量充足，则肾有所藏，精有所资，故有"精血同源"之说。

（三）血的生理功能

血具有濡养和滋润全身的作用。血在脉中循行，内至五脏六腑，外达皮肉筋骨，不断地对全身各脏腑组织器官起着濡养和滋润作用，以维持各脏腑组织器官发挥其正常的生理功能，保证了人体生命活动的正常进行。《难经·二十二难》曰："血主濡之。"《素问·五脏生成》说："肝受血而能视，足受血而能步，掌受血而能握，指受血而能摄。"

血是神志活动的物质基础。气血充盛，血脉调和，才能精力充沛、神志清晰、感觉灵敏、思维敏捷；反之，无论何种原因形成的血虚或运行失常，均可出现精神衰退、失眠、多梦、烦躁，甚至神志恍惚、惊悸、昏迷等神志失常的表现。

（四）血的运行

血液的正常运行，依赖于气的推动力和固摄力，并与心、肺、肝、脾四脏功能密切相关。一方面，气的推动作用是血液循环的动力，具体体现为心主血脉、肺朝百脉、肝主疏泄等生理功能的正常发挥。其中，心气是推动血行的根本动力，而肺气宣发、朝汇百脉及肝气疏泄、调畅气机等生理作用，则是推动血液运行的重要因素。另一方面，气的固摄作用是保障血液在脉内循行的重要因素，如脾统血和肝藏血等生理功能的正常发挥。若气的推动力不足，则血液运行变缓，出现血行滞涩、血瘀等病理改变；若气的固摄力不足，则可致血溢脉外而出血。此外，脉管是否完好和通畅及血液的寒热变化等，也可影响血液正常运行。

三、精

（一）精的基本概念

"精"，是禀受于父母的生命物质（先天之精）与后天水谷精微（后天之精）相融合而形成的一种精华物质，是人体生命的本原，是构成人体和维持人体生命活动的最基本物质。《素问·金匮真言论》说："夫精者，身之本也。"

（二）精的分类

精有狭义和广义之分。狭义之精，是指具有繁衍后代作用的生殖之精，即肾中所藏之肾精；广义之精，是指人体之内的血、津液、髓及水谷精微等一切精微物质。一般所说的精多指先天之精、水谷之精、生殖之精及脏腑之精，并不包含血、津液及髓。

（三）精的生成

从精的来源而言，精有先天之精和后天之精之分。先天之精，秉承于父母，与生俱来，是构成胚胎发育的物质基础。《灵枢·本神》说："生之来，谓之精。"后天之精，来源于水谷，又称"水谷之精"，是人出生后赖以维持生命活动的精微物质，通过脾胃而化生。《素问·厥论》曰："脾主为胃行其津液者也。"先天之精和后天之精相互依存，先天之精靠后天之精的不断培育和充养，才能日益充盛，充分发挥其生理效应；后天之精又赖先天之精的活力资助，方能不断地摄入和化生，所以有"先天生后天，后天养先天"之说。

（四）精的生理功能

精的主要生理功能是繁衍生殖、促进生长发育、濡养脏腑、生髓化血。

四、津液

（一）津液的概念

津液，是机体一切正常水液的总称，包括各脏腑组织的内在体液及其正常的分泌物，如胃液、肠液、涕、泪等。津液和气血一样，也是构成人体和维持人体生命活动的基本物质之一。

津和液同属机体正常的水液，同为脾胃运化的水谷精微所化生，但在性状、功能及其分布部位等方面又有一定区别。一般来说，质地较清稀，流动性较大，主要分布于体表皮肤、肌肉和孔窍等部位，并能渗入血脉，起滋润作用者，称为"津"；质地较稠厚，流动性较小，主要灌注于骨节、脏腑、脑、髓等组织，起濡养作用者，称为"液"。津和液同属一类物质，代谢过程中可以相互转化、相互补充，故常以"津液"并称。在病变过程中，津和液又可相互影响，伤津则耗液，脱液也可伤津。

（二）津液的代谢

体内津液的代谢是一个复杂的过程，涉及脾、肺、肾等多个脏腑的一系列生理活动。《素问·经脉别论》曰："饮入于胃，游溢精气，上输于脾，脾气散精，上归于肺，通调水道，下输膀胱，水精四布，五经并行。"这是对津液的生成、输布和排泄的高度概括。

1. 津液的生成　津液来源于饮食水谷。其生成是通过胃对饮食物的"游溢精气"和小肠的"分清别浊","上输于脾"而生成。

2. 津液的输布与排泄　津液生成之后,依靠脾的转输、肺的宣降、肾的蒸腾气化和升清降浊的作用,借助三焦为通道而输布于全身。经人体利用后,化为汗液从皮毛排泄,或化为尿液经膀胱而排出体外。

津液的生成、输布和排泄是依赖于多脏腑组织器官的共同参与和相互配合来完成的,其中以肺、脾、肾三脏尤为重要。津液的生成,主要依赖于脾胃对饮食物的运化功能;津液的输布,主要依赖于脾的"散精"和肺的"通调水道"功能;津液的排泄,主要依靠汗液、尿液和随着呼吸排出的水分;而津液在体内的升降出入,则是在肾的气化作用下,以三焦为通道,随着气的升降出入,布散于全身而环流不息。此外,大小肠的吸收水液作用、肝的疏泄作用、心的推动作用,都参与了津液的代谢过程。

(三)津液的生理功能

津液具有滋润和濡养作用,二者之间相辅相成,难以分割。一般来说,津的质地较清稀,其滋润作用较明显;而液的质地较浓稠,其濡养作用较明显。如津液布散于体表,则滋润肌肤毛发;渗入血脉,则充养血液;灌注于脏腑,则滋养内脏;渗入骨、脑,则充养骨髓、脊髓、脑髓;流注于关节,则润滑关节等。

津液经孙络渗入血脉之中,具有滋养和滑利血脉的作用,而且津液又是组成血液的基本物质。《灵枢·痈疽》曰:"中焦出气如露,上注溪谷,而渗孙洛,津液和调,变化为赤是谓血。"

五、神

(一)神的概念

神有广义和狭义之分。广义之神,是人体生命活动的主宰及其外在总体表现的统称。狭义之神是指精神、思维、意识等精神活动。

(二)神的生成

气、血、精、津液是产生神的物质基础,神是不能脱离这些精微物质而存在的。《素问·八正神明论》说:"血气者,人之神。"《素问·六节藏象论》又说:"气和而生,津液相成,神乃自生。"这些都说明了精、气、血、津液不仅是构成人体的基本物质,还是神赖以产生的基本物质。

(三)神的作用

脏腑精气产生神,神通过对脏腑精气的主宰来调节其生理功能。《素问·移精变气论》说:"得神者昌,失神者亡。"神的盛衰可反映人体的生理活动和病理变化。人体精气充足，血脉充盈，脏腑功能协调，神气表现旺盛，则见精力充沛、神采奕奕、面色红润光泽、两目有神；反之，精气不足，血脉空虚，神气衰败，则见精神萎靡、面无光泽、目无神采。

六、气、血、津液、精、神之间的关系

（一）气与血的关系

气主动，主温煦，属阳；血主静，主濡养，属阴。气和血之间的关系可概括为"气为血之帅""血为气之母"。

1. 气为血之帅 包括气能生血、气能行血、气能摄血 3 个方面。

（1）气能生血 是指气的运动变化是血液生成的动力。从饮食物的摄入到转化为水谷精气，再从水谷精气转化为营气和津液，最后营气和津液转化为赤色的血，均离不开气的运动变化，而气的运动变化又通过脏腑的功能活动具体表现出来。气旺，则化生血液的功能强；气虚，则化生血液的功能弱，甚者可致血虚。

临床上治疗血虚的病变，常常以补气药配合补血药，能取得较好疗效，即是源于气能生血的理论。

（2）气能行血 是指血液的运行离不开气的推动作用。血液的运行有赖于心气、肺气的推动及肝气的疏泄调畅，《血证论·阴阳水火气血论》说："运血者，即是气。"因此，气若充盛，气机调畅，气行则血行，血液的正常运行得以保证。反之，气亏少则无力推动血行，或气机郁滞不通而不能推动血行，都会产生血瘀的病变。因此，临床治疗血行失常的病证时，常配以行气、补气、降气等药物。

（3）气能摄血 是指气能固摄血液循行于脉内，使其不溢出脉外。气能摄血主要体现在脾气统血的生理功能中。脾气充足，发挥统摄作用使血行脉中而不致溢出脉外，从而保证了血液的正常运行及其濡养功能的发挥。若脾气虚，固摄无力，则血不循常道而溢于脉外，可导致各种出血证，称为"气不摄血"或"脾不统血"。临床中发生大出血的危重证候时，用大剂补气药物以摄血，也是这一理论的应用。

2. 血为气之母 主要体现在以下两个方面：一是血能养气，是指气的充盛及其功能的发挥离不开血液的濡养。血富于营养，通过濡养机体脏腑经络组织，不断地为气的化生及其功能活动提供物质基础。血盛则气旺，血衰则气少。临床上血虚患者伴有气虚现象，即在于此。二是血能载气。由于气的活动力强，易于逸脱，须依附于血而存在于体内。若血不载气，则气无所依附而出现气脱。

（二）气与津液的关系

气属阳，津液属阴。津液的代谢，全赖于气的运动变化，而气在体内的存在，也有赖于津液的承载。两者在生理、病理上都存在着密切关系。

1. 气对津液的作用 主要体现在气能生津、气能行津、气能摄津 3 个方面。

（1）气能生津 是指气的运动变化是津液生成的动力。由于津液来源于脾胃所化

生的水谷精微，而脾胃的功能活动有赖于气的激发和推动。

（2）气能行津　是指气的运动变化是津液输布、排泄的动力。津液的输布和排泄，有赖于气的推动和激发，通过肺、脾、肾及三焦等脏腑的气化功能，促使津液输布于全身而环周不休，并使汗、尿等津液的代谢产物排出体外，以维持代谢平衡。

（3）气能摄津　是指气对津液有固摄而防止其无故流失的作用。气的固摄作用主要体现在肺、肾之气对汗、尿液的调控，使体内津液维持相对的协调平衡。

2. 津液对气的作用　主要体现在津能载气，即津液对气具有运载作用。如多汗、多尿和吐泻等致津液大量流失时，机体可出现"气随津脱"之证，正所谓"吐下之余，定无完气"（《金匮要略心典》）。故临床上常以益气固脱法治疗津液丢失过多证。

（三）血与津液的关系

血与津液都来源于水谷精气，二者可相互渗透、相互转化。津液渗注于脉中，即成为血液的组成部分；血的一部分渗入脉中，又化为津液，故有"津血同源"之说。若失血过多，脉外的津液大量渗于脉内，以补充脉内血容量之不足，但同时又造成津液不足，出现口渴、尿少、皮肤干燥等病理现象，称为"耗血伤津"；反之，津液大量耗损，不仅渗入脉内的津液不足，甚至脉内血液的一部分亦可渗出脉外，形成血脉空虚，称为"津枯血燥"。因此，对于失血证，不宜采用发汗方法来治疗。

（四）精与气、血、津液的关系

精可化气，气能生精，精气之间相互资生、相互依存。人体之精在气的推动激发作用下可化生为气，而气的运行不息不仅能促进精的化生，还可固精使精聚而充盈，不无故外泄耗损。精足则气旺，气足则精充。

精和血都由水谷精微化生和充养，且精血之间可相互资生、相互转化，即精能生血、血能化精，故称"精血同源"。

津液和血液同源于水谷精微，都有滋润、濡养作用。肾藏精，肝藏血，精能生血，血可化精，精血之间相互资生、相互转化的关系既可称为"精血同源"，也可称为"肝肾同源"。

精包括水谷之精，与津液均来源于水谷，由脾胃所化生，因此可称其为同生同化。

（五）神与气、血、精、津液的关系

气、血、精、津液是神产生的物质基础，是脏腑精气运动变化和相互作用的结果。神不仅是脏腑生理功能的综合反映，是气血精津液生理活动、病理变化的外在表现，而且对脏腑精气及其生理活动有着主宰和调节作用。神的活动正常，则精神内守，神气旺盛，气、血、精、津液才能正常化生和转化；反之，气、血、精、津液化生不足或转化失常，亦可致神的活动紊乱。

案例分析

　　该患者病位主要在"心"。患者为一名18岁的高三学生，由于高考压力大，处于持续焦虑紧张状态，导致心火内炽。因心主神志，心神被扰，则心烦、失眠，甚则噩梦连连，急躁易怒，严重者心无所归，神无所依，虑无所定，出现幻觉，惶惶不可终日。

复习与实践

　　1. 试述五脏各自的主要生理功能。

　　2. 简述六腑各自的生理功能。

　　3. 何谓气？试述气的生成与生理功能。

　　4. 简述气与血的关系。

　　5. 案例分析：李某，女，45岁，为乳腺癌术后患者。患者于3个月前体检时发现"乳腺癌"，经手术治疗后，开始进行化疗。在第2次化疗之后，出现了面色苍白、倦怠乏力、失眠、多梦等表现，同时经西医检查血常规，发现全血细胞数量明显降低。

　　任务：运用气血津液理论分析该患者的病理变化。

第三章　经络腧穴

学习目标

1. 能简述经络系统的主要组成、十二经脉的循行规律、腧穴的分类与作用、常用腧穴的定位方法、常用十四经穴的定位及主治。

2. 能叙述经络的生理功能和临床应用。

3. 能运用腧穴定位方法在人体上进行常用腧穴定位；能运用经络腧穴的基本理论，通过中医护理技术，解决临床常见护理问题。

案例导读

李某，男，56岁。主诉：左手小指及中指湿疹频发3年。3年前因情志因素而出现左手小指及中指湿疹，其间反复发作，伴左侧腋下汗斑瘙痒难忍，失眠多梦。护理检查：舌尖红苔黄，脉数。

任务1：请为该患者进行经络辨证。

任务2：请为该患者选择合适的穴位进行护理。

经络与腧穴是中医理论体系的重要组成部分，是针灸疗法的基础。经络是经脉和络脉的总称，是人体气血运行的通路；腧穴是经络循行通路上气血输注的部位，也是针灸刺激的部位。腧穴通过经络与脏腑密切联系，脏腑的生理功能和病理变化可以通过经络反映到腧穴；对腧穴的刺激也可以通过经络传递到脏腑，以此来治疗脏腑疾病。

第一节　经　　络

经络是人体组织结构的重要组成部分。经络学说是研究人体经络系统的生理功能、病理变化及其与脏腑相互关系的学说。对指导中医临床各科尤其是针灸临床实践具有十分重要的指导作用，所以《灵枢·经脉》说："经脉者，所以决死生，处百病，调虚实，不可不通。"

一、经络的概念、组成及生理功能

（一）经络的概念

经络是经脉和络脉的总称，是人体运行气血、联络脏腑、沟通内外、贯穿上下的通路。"经"，有路径之意，经脉是经络系统的主干，多纵向分布；"络"，有网络之意，络脉是经脉的分支，纵横交错网络全身。《灵枢·脉度》说："经脉为里，支而横者为络，络之别者为孙。"

经络内属于脏腑，外络于肢节，将人体五脏六腑、四肢百骸、五官九窍、皮肉筋脉等组织器官联系成一个有机的整体，使人体各部的功能活动保持相对协调和平衡。

（二）经络的组成

经络系统由经脉、络脉及其连属部分组成（图 3 - 1）。经脉包括十二经脉、奇经八脉及附属于十二经脉的十二经别、十二经筋和十二皮部。十二经脉包括手三阴经（手太阴肺经、手厥阴心包经、手少阴心经）、手三阳经（手阳明大肠经、手少阳三焦经、手太阳小肠经）、足三阳经（足阳明胃经、足少阳胆经、足太阳膀胱经）和足三阴经（足太阴脾经、足厥阴肝经、足少阴肾经），是经络系统的主体，故又称为"十二正经"。

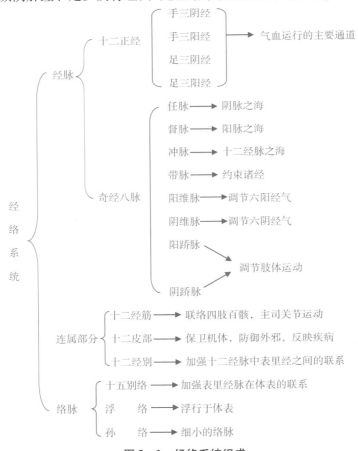

图 3 - 1　经络系统组成

奇经八脉包括督脉、任脉、冲脉、带脉、阴跷脉、阳跷脉、阴维脉、阳维脉，起统率、联络和调节十二经脉的作用。

十二经别是从十二经脉别出，深入体腔的重要分支，主要分布于胸腹部和头部，能沟通表里两经，加强经脉与脏腑的联系。

十二经筋是十二经脉及相关络脉中气血渗灌濡养的筋肉组织，全身筋肉按部位分为手足三阴三阳，即十二经筋。其具有约束骨骼、滑利关节、维持人体正常运动功能的作用。

十二皮部是十二经脉在体表皮肤的分区部位，也是十二经脉之气的散布所在。即《素问·皮部论》所谓"皮有分部"及"欲知皮部以经脉为纪者，诸经皆然"。《素问·皮部论》说："邪客于皮则腠理开，开则邪入客于络脉，络脉满则注于经脉，经脉满则入舍于脏腑也。"这样，皮－络－经－脏腑，即成为疾病的传变层次，外邪入侵，多从皮部开始，由表及里，由轻到重。

络脉包括十五络脉和浮络、孙络等。十二经脉与任脉、督脉各有一支别络，加上脾之大络，总称为"十五别络"，是络脉中的主要部分。孙络是最细小的络脉，即《灵枢·脉度》所谓的"络之别者为孙"。孙络遍布周身，难以计数。浮络是分布在皮肤表面、浮而易见的络脉，即《灵枢·经脉》所谓的"诸脉之浮而常见者"。络脉纵横交错于表里两经之间，加强了表里两经的联系。

（三）经络的生理功能

1. 联络脏腑，沟通内外 人体的五脏六腑、四肢百骸、五官九窍等组织器官之所以能保持协调与统一，是依靠经络系统的联络沟通作用来实现的。《灵枢·海论》曰："夫十二经脉者，内属于脏腑，外络于肢节。"由于经脉与络脉的纵横交错，通上达下，入里出表，相互络属脏腑，使人体形成了一个上下内外协调统一的有机整体。

2. 运行气血，濡养周身 气血是人体生命活动的物质基础，全身各组织器官只有得到气血的濡养才能维持正常的生理功能。经络是运行气血的通路，能将营养物质输布周身，从而完成濡养脏腑组织器官、协调阴阳之功能。《灵枢·本脏》曰："经脉者，所以行血气而营阴阳，濡筋骨，利关节者也。"

3. 抗御外邪，保卫机体 经络行气血而营阴阳，营气行于脉中，卫气行于脉外，使营卫之气密布周身。外邪侵犯人体由表及里，先从皮毛开始。若卫气固密，则能发挥抗御外邪、保卫机体的作用。

二、经络的循行及分布规律

（一）十二经脉

1. 十二经脉的命名和分布规律 十二经脉左右对称地分布于头面、躯干和四肢，纵贯全身。其命名主要依据循行部位及脏腑间的络属关系而确定。一般来说，主要循行路线位于上肢的称手经，主要循行路线位于下肢的称足经；隶属于脏的阴经主要循行于四侧内侧，隶属于腑的阳经主要循行于四肢外侧；阴经在四肢的分布规律是太阴在前、厥阴在中、少阴在后，阳经在四肢的分布规律是阳明在前、少阳在中、太阳在后。

2. 十二经脉循行走向与交接规律（图3－2） 十二经脉的循行走向：手三阴经从胸走手，手三阳经从手走头，足三阳经从头走足，足三阴经从足走腹（胸）。十二经脉的交接规律：阴经与阳经（表里经）在手足交接；阳经与阳经（同名经）在头面部交接；阴经与阴经（手足三阴经）在胸部交接。

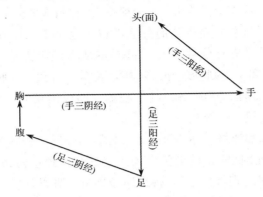

图3-2　十二经脉循行走向规律

3. **十二经脉的表里络属关系**　十二经脉内属脏腑，阴经属脏主里，阳经属腑主表，脏与腑表里阴阳相合。手太阴肺经与手阳明大肠经相表里，手厥阴心包经与手少阳三焦经相表里，手少阴心经与手太阳小肠经相表里，足阳明胃经与足太阴脾经相表里，足少阳胆经与足厥阴肝经相表里，足太阳膀胱经与足少阴肾经相表里。互为表里的经脉，在生理上相互联系，病理上相互影响，治疗时相互为用。

4. **十二经脉气血流注次序**　十二经脉的气血从手太阴肺经开始，至足厥阴肝经，再传回手太阴肺经。这样逐经相传，阴阳相贯，构成了周而复始，如环无端的流注系统（图3-3）。

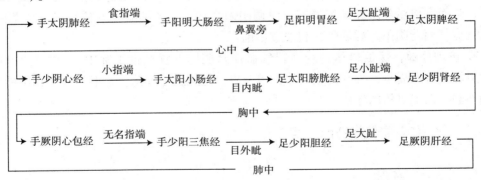

图3-3　十二经脉气血流注次序

（二）奇经八脉

奇经八脉，是督脉、任脉、冲脉、带脉、阴维脉、阳维脉、阴跷脉、阳跷脉的总称。奇经八脉与十二正经不同，不直接隶属脏腑，也无表里配属关系，除督、任二脉外，其他六脉均无本经所属的腧穴。奇经八脉能够沟通十二经脉之间的联系，并对十二经脉的气血有蓄积和渗灌的作用。

督脉行于腰背正中，总督一身之阳，称为"阳脉之海"。任脉行于胸腹正中，总任一身之阴，称为"阴脉之海"。任、督二脉各有所属腧穴，故与十二经脉合称为"十四经脉"。冲脉与足少阴肾经并行，调节十二经气血，称为"十二经脉之海"，又称为"血海"。任、督、冲三脉皆起于胞中，同出于会阴，然后分别循行，故有"一源三歧"之称。带脉环腰一周，约束纵行诸脉。

三、经络学说在临床中的应用

经络学说是针灸、推拿、导引、刮痧等中医护理方法的理论基础，它在阐释病理及指导疾病的诊断、治疗和护理中具有重要意义。

1. 阐释病理变化　经络在生理上具有沟通内外、运行气血、感应传导的功能，在病理上则成为传递病邪和反映病候的途径。其一，外邪经腠理内传脏腑，如外感风邪入侵体表，循经内传于肺；其二，病邪在脏腑之间相互传变，如心经与小肠经相互络属而互为表里，则心火循经下移小肠；其三，内脏病变反映于体表，表现在特定部位或与之相应的孔窍，如肝火上炎见目赤肿痛、胃火犯上见牙龈肿痛等，都是经络传导的反映。

2. 指导疾病诊断　经络有一定的循行路线和脏腑络属，它可以反映所属脏腑的病证，因此，可根据病理变化出现的部位，诊断出病在何经、何脏腑。如胁肋部疼痛，多为肝胆病；又如头痛，前额痛多与阳明经有关，侧头痛多与少阳经有关，后头痛多与太阳经有关，颠顶痛多与厥阴经有关。

知识链接

腧穴的起源与发展

腧穴是我国古代劳动人民在长期与疾病斗争中发现的，人们认识腧穴分为3个阶段。最初人体发生疾病时，常于一定部位出现肿、痛、酸麻、瘀血、跳动及感觉障碍等，利用砭刺、按摩、叩击、烧灼等手段给予适当刺激，病痛就会减轻或消除。久之，人们逐渐意识到人体的某些部位具有治疗疾病的作用，这就是腧穴发现的最初过程。那时既无固定的部位，又无特定的名称，人们只把它称为"砭灸处"。

之后，人们对施术部位及治疗作用逐步深入了解，发现有些特定部位有确定的位置和主治病证，于是给予位置描述和命名，即腧穴的定位、定名阶段。

随着对经络及腧穴主治作用认识的不断深化，古代医家对腧穴的主治作用进行了总结归纳，并与经络相联系，逐步将腧穴归经，即定位、定名、归经阶段。早在《黄帝内经》中就有腧穴归经的记载，并论及穴名160个。《针灸逢源》记载了361个穴位，一直沿用至今。

3. 指导临床治疗与护理　经络学说广泛应用于临床各科，尤其应用于针灸、推拿和药物治疗。针灸选穴，一般是在明确辨证的基础上，进行局部选穴和根据经脉循行选取腧穴，即某一经络或脏腑有病，便选用该经或该脏腑的所属经络或相应经脉的远部腧穴来治疗。如《四总穴歌》中的"肚腹三里留，腰背委中求，头项寻列缺，面口合谷收"，就是循经取穴的很好例证。药物都有一定归经，根据归经选用相应的药物，从而使药到病所，发挥其治疗作用。如阳明经头痛用白芷、少阳经头痛用柴胡、太阳经头痛用羌活、厥阴经头痛用藁本等。

<h1 style="text-align:center">第二节　腧　穴</h1>

一、腧穴概述

腧穴是脏腑经络之气输注于体表的特殊部位，是疾病的反应点，又是针灸施术的部位。"腧"通"输"，有转输、输注之意；"穴"有孔隙的意思，即经气所居之处。在古代文献中有"砭灸处""节""会""气穴""孔穴""穴道""骨空"等不同名称，后世通称为"穴位"。

（一）腧穴的分类

人体的腧穴有很多，大体可分为十四经穴、经外奇穴、阿是穴三类。

1. 十四经穴　指归属于十二经脉和任、督二脉的腧穴，简称"经穴"，现有 361 个。其特点是有固定的名称、位置和归经，均可主治本经病证。十二经脉的腧穴为左右对称分布的双穴，任督二脉的腧穴为分布在人体前后正中线的单穴。

2. 经外奇穴　指有具体的穴名和固定的位置，但尚未列入十四经穴系统的腧穴，简称"奇穴"。其多是经验效穴，对某些病证具有独特疗效。如四缝穴治疗小儿疳积、定喘穴治疗哮喘、腰痛点治疗急性腰扭伤等。

3. 阿是穴　指既无固定位置，又无具体名称，以病痛局部或与病痛有关的压痛点、敏感点作为针灸施术部位的一类腧穴，又称"压痛点""天应穴"或"不定穴"，即《灵枢·经筋》所谓"以痛为输"，多用于治疗局部病痛。

（二）腧穴的作用

腧穴是气血输注的部位，也是邪气所客之处，又是针灸防治疾病的刺激点。其防治疾病的关键，是其接受针灸等刺激，以畅气血、调阴阳、和脏腑，从而达到扶正祛邪的目的。腧穴因其所处的部位、归经及自身特点的不同，其主治病证也不尽相同，但经过历代医家在临床应用中总结归纳发现，腧穴的主治作用存在着一定的规律，即近治作用、远治作用和特殊作用三类。

1. 近治作用　指腧穴能治疗其所在部位及邻近组织、器官、经络、脏腑的病证，所谓"腧穴所在，主治所及"，是所有腧穴共有的主治作用。如头部的百会、太阳等穴能治疗头部病证，膝部的足三里、阳陵泉等穴能治疗膝关节疼痛等。

2. 远治作用　指十四经穴，尤其是位于十二经脉肘、膝关节以下的腧穴，不仅能治疗局部病证，还能治疗本经循行所及的远隔部位组织、器官、脏腑的病证，所谓"经脉所过，主治所及"，有的甚至具有影响全身的作用。如合谷穴，不仅能治疗上肢病证，还能治疗经脉所过之处的头面部病证及外感所致的发热病证等。

3. 特殊作用　指某些腧穴具有双向良性调整作用和相对的特异治疗作用。临床实践证明，针刺某些腧穴，对机体的不同状态起到相反而又有效的作用。如针刺天枢，既能止泻又能通便；内关可治心动过速，也可治心动过缓。腧穴的特异治疗作用尤其体现在特定穴中，如大椎退热、至阴矫正胎位等，都是腧穴特殊作用的体现。

（三）腧穴的定位方法

在临床上，腧穴定位准确与否直接影响着治疗效果，因此，必须重视和掌握正确的定位方法。常用的方法有 4 种：体表解剖标志定位法、骨度分寸定位法、指寸定位法和简便取穴法。

1. 体表解剖标志定位法　即根据人体解剖学的各种体表标志来定穴的方法，分为固定标志和活动标志两种。

（1）固定标志　指不受人体活动影响而固定不移的标志。如五官、发际、爪甲、乳头、肚脐、骨节的突起和凹陷等。如两眉中间取印堂、两乳头中间取膻中、肚脐处取神阙、眉头凹陷处取攒竹等。

（2）活动标志　指各部的关节、肌肉、肌腱、皮肤随着活动而出现的空隙、凹陷、皱纹等，需采取相应的动作姿势才出现的标志。如张口在耳屏前凹陷处取听宫、在咀嚼肌隆起处取颊车等。

2. 骨度分寸定位法　即以体表骨节为主要标志，将两骨节之间的长度折量为一定的分寸用于腧穴定位的方法。此法是腧穴定位法中较为准确的一种，不论男女、老少、高矮、胖瘦，均可按此法应用。常用的骨度分寸见表 3-1、图 3-4。

表 3-1　常用骨度分寸表

部位	起止点	折量寸	度量法	说明
头面部	前发际正中→后发际正中	12	直寸	用于确定头部腧穴的纵向距离
	眉间（印堂）→前发际正中	3	直寸	用于确定前或后发际及其头部腧穴的纵向距离
	两额角发际（头维）之间	9	横寸	用于确定头前部腧穴的横向距离
	耳后两乳突（完骨）之间	9	横寸	用于确定头后部腧穴的横向距离
胸腹胁部	胸骨上窝（天突）→剑胸结合中点（歧骨）	9	直寸	用于确定胸部任脉穴的纵向距离
	剑胸结合中点（歧骨）→脐中	8	直寸	用于确定上腹部腧穴的纵向距离
	脐中→耻骨联合上缘（曲骨）	5	直寸	用于确定下腹部腧穴的纵向距离
	两肩胛骨喙突内侧缘之间	12	横寸	用于确定胸部腧穴的横向距离
	两乳头之间	8	横寸	用于确定胸腹部腧穴的横向距离
背腰部	肩胛骨内侧缘→后正中线	3	横寸	用于确定背腰部腧穴的横向距离

续表

部位	起止点	折量寸	度量法	说明
上肢部	腋前、后纹头→肘横纹（平尺骨鹰嘴）	9	直寸	用于确定上臂部腧穴的纵向距离
	肘横纹（平尺骨鹰嘴）→腕掌（背）侧远端横纹	12	直寸	用于确定前臂腧穴的纵向距离
下肢部	耻骨联合上缘→髌底	18	直寸	用于确定大腿部腧穴的纵向距离
	髌底→髌尖	2	直寸	
	髌尖（膝中）→内踝尖15寸（胫骨内侧髁下方阴陵泉→内踝尖13寸）	15	直寸	用于确定小腿内侧部腧穴的纵向距离
	股骨大转子→腘横纹（平髌尖）	19	直寸	用于确定大腿部前外侧部腧穴的纵向距离
	臀沟→腘横纹	14	直寸	用于确定大腿后部腧穴的纵向距离
	腘横纹（平髌尖）→外踝尖	16	直寸	用于确定小腿外侧部腧穴的纵向距离
	内踝尖→足底	3	直寸	用于确定足内侧部腧穴的纵向距离

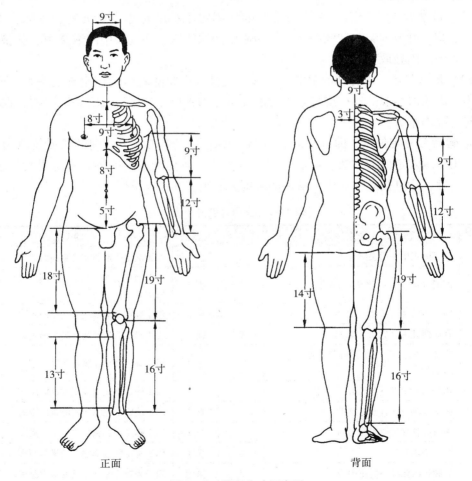

正面　　　　　　背面

图3-4　骨度分寸示意图

3. **指寸定位法** 指以患者本人的手指折量分寸来取穴的方法，又称"指量法""手指同身寸取穴法"。常用的有以下 3 种（图 3-5）。

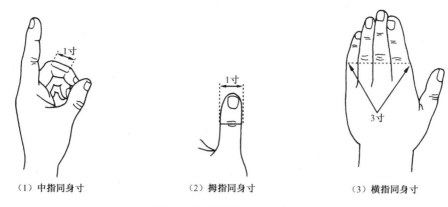

（1）中指同身寸   （2）拇指同身寸   （3）横指同身寸

图 3-5 手指同身寸示意图

（1）中指同身寸 以患者中指中节桡侧两端纹头之间的距离作为 1 寸。

（2）拇指同身寸 以患者拇指指间关节的横纹宽度作为 1 寸。

（3）横指同身寸 又名"一夫法"，是令患者将食指、中指、无名指和小指并拢，以中指中节横纹为标准，4 指的宽度为 3 寸。

4. **简便取穴法** 是一种临床上常用的简便易行的取穴方法。如直立垂手，中指尖处取风市；两耳尖连线中点取百会；两虎口自然平直交叉，一食指按在另一手桡骨茎突上，指尖下取列缺等。

上述 4 种定位方法，从定位的准确度来说，以体表解剖标志（主要指固定标志）和骨度分寸法首选；指寸法和简便取穴法虽然方便快捷，但误差也较大。临床定穴必须以前法为主要依据，适当参合后法，灵活运用，以求取穴准确。

二、常用腧穴

（一）十四经穴

1. **手太阴肺经** 本经从胸走手，起于中府，止于少商，左右各 11 穴。主要分布在胸部外侧、上肢掌面桡侧及手掌和拇指桡侧。主治咽喉、胸肺及经脉循行部位的其他病证。常用腧穴的定位、主治和操作方法见图 3-6、表 3-2。

表 3-2 手太阴肺经常用腧穴

穴位	定位	主治	操作
尺泽	在肘横纹中，肱二头肌腱桡侧凹陷处	咳嗽，咳血，咽喉肿痛，急性吐泻，中暑，肘臂痛	直刺 0.5～1 寸；或点刺出血；可灸
列缺	在前臂桡侧缘，桡骨茎突上方，腕横纹上 1.5 寸	咳嗽，气喘，咽喉肿痛，头痛，项强，上肢不遂	向肘部斜刺 0.3～0.8 寸；可灸

续表

穴位	定位	主治	操作
鱼际	第1掌骨中点桡侧赤白肉际处	外感热病，咳嗽，咳血，咽喉肿痛，失音，小儿疳积	直刺0.5~0.8寸；可灸
少商	在拇指桡侧，指甲角旁约0.1寸	热病，昏迷，小儿惊风，中暑，鼻衄，咳嗽，咽喉肿痛，失音，指端麻木，癫狂	浅刺0.1寸，或用三棱针点刺放血；可灸

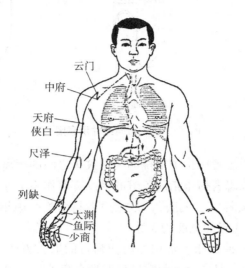

图3-6　手太阴肺经腧穴

　　2. 手阳明大肠经　本经从手走头，起于商阳，止于迎香，左右各20穴。主要分布在上肢背面桡侧、肩颈及面部。主治头面五官疾病、胃肠病、热病及经脉循行部位的其他病证。常用腧穴的定位、主治和操作方法见图3-7、表3-3。

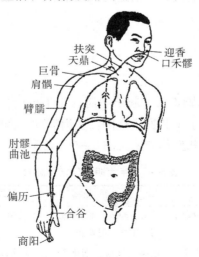

图3-7　手阳明大肠经腧穴

表 3 – 3　手阳明大肠经常用腧穴

穴位	定位	主治	操作
合谷	在手背第 1、2 掌骨之间，第 2 掌骨桡侧的中点处	头痛，目痛，齿痛，咽喉肿痛，鼻衄，口眼歪斜，痄腮，口噤，热病，无汗或多汗，小儿惊风，痛经，经闭，滞产，胃痛，腹痛，便秘，泄泻，痢疾，上肢不遂，手臂肿痛	直刺 0.5 ~ 1 寸；孕妇禁针；可灸
曲池	屈肘，在肘横纹外侧端与肱骨外上髁连线的中点	心痛、心悸、胸闷，胃痛，呕吐，呃逆，眩晕，失眠，癫狂，肘臂痛	直刺 1 ~ 1.5 寸；可灸
肩髃	肩峰端下缘，三角肌上部中央。肩平举时，肩部出现两个凹陷，前方的凹陷中	上肢不遂，肩臂疼痛，隐疹	直刺或向下斜刺 0.8 ~ 1.5 寸；可灸
迎香	在面部，鼻翼外缘中点旁，鼻唇沟中	鼻塞，鼻衄，鼻渊，面痛，胆道蛔虫症	直刺或向上斜刺 0.2 ~ 0.5 寸；禁灸

3. 足阳明胃经　本经从头走足，起于承泣，止于厉兑，左右各 45 穴。主要分布在头面部、侧颈部、胸腹部、下肢前外侧及足背部。主治头面五官疾病、胃肠病、热病、神志病及经脉循行部位的其他病证。常用腧穴的定位、主治和操作方法见图 3 – 8、表 3 – 4。

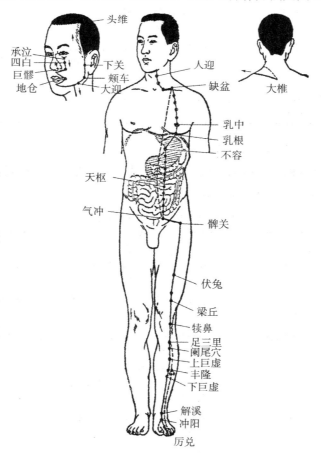

图 3 – 8　足阳明胃经腧穴

表 3-4 足阳明胃经常用腧穴

穴位	定位	主治	操作
四白	在面部瞳孔直下,当框下孔凹陷处	目赤肿痛,近视,眼睑下垂,面痛,三叉神经痛,头痛	直刺 0.3~0.5 寸;禁灸
地仓	面部口角外侧,上直对瞳孔	口喎,齿痛,面痛,流涎,唇缓不收	向颊车方向斜刺 0.5~1 寸;可灸
颊车	下颌角前上方约一横指,咀嚼时咬肌隆起处	口喎,齿痛,牙关不利,颊肿,面肌抽搐,痄腮	直刺 0.3~0.5 寸;或向地仓斜刺 0.5~1 寸;可灸
下关	在面部,颧弓下缘凹陷处,下颌骨髁状突前方。闭口有孔,张口即闭	耳鸣耳聋,齿痛,面痛,下颌关节痛,口眼歪斜	直刺 0.5~1 寸;可灸
头维	在头侧部,当额角发际上 0.5 寸	头痛,面痛,目眩,迎风流泪,视物不明,面瘫	向下平刺 0.5~1 寸;不宜灸
天枢	脐旁 2 寸	腹痛,腹胀,便秘,泄泻,痢疾,月经不调,痛经	直刺 1~1.5 寸;可灸
犊鼻	屈膝,髌骨下缘,髌韧带外侧凹陷中	膝痛,关节屈伸不利,下肢痿痹,脚气	斜刺 0.5~1 寸;可灸
足三里	在小腿外侧,犊鼻下 3 寸,胫骨前缘外 1 横指处(中指)	胃痛,呕吐,噎膈,腹胀,泄泻,痢疾,便秘,心悸,气短,下肢痿痹,水肿,癫狂,虚劳羸瘦	直刺 1~2 寸;可灸
丰隆	在小腿外侧,外踝高点上 8 寸,胫骨前缘外 2 横指处(中指)	痰多,咳嗽,哮喘,头痛,眩晕,腹胀,下肢痿痹,癫狂痫,呕吐,便秘	直刺 1~1.5 寸;可灸
解溪	足背,踝关节横纹的中央,姆长伸肌腱与趾长伸肌腱之间	脚背肿痛,下肢痿痹,腹胀,便秘,头痛,目赤,谵语,癫狂	直刺 0.5~1 寸;可灸

4. 足太阴脾经 本经从足走胸,起于隐白,止于大包,左右各 21 穴。主要分布在足大趾内侧、下肢内侧及胸腹部内侧。主治脾胃病、前阴病、妇科病及经脉循行部位的其他病证。常用腧穴的定位、主治和操作方法见图 3-9、表 3-5。

表 3-5 足太阴脾经常用腧穴

穴位	定位	主治	操作
隐白	足大趾内侧,趾甲角旁约 0.1 寸	崩漏,月经过多,便血,尿血,腹胀,癫狂,多梦,惊风	浅刺 0.1 寸,或点刺放血;可灸
公孙	在足内侧缘,当第 1 跖骨基底部前下方赤白肉际处	胃痛,呕吐,反胃,失眠,泄泻,痢疾	直刺 0.5~1 寸;可灸
三阴交	在小腿内侧,当内踝高点上 3 寸,胫骨内侧缘后方	下肢痿痹,脚气,月经不调,痛经,崩漏,带下,经闭,难产,产后血晕,不孕,遗精,阳痿,早泄,小便不利,遗尿,腹胀,肠鸣泄泻,失眠,荨麻疹	直刺 1~1.5 寸,孕妇禁针;可灸
阴陵泉	在小腿内侧,胫骨内侧髁后下方凹陷处	腹胀,泄泻,水肿,小便不利或失禁,遗精,阴痛,带下,膝痛,黄疸	直刺 1~2 寸;可灸

穴位	定位	主治	操作
血海	屈膝，在大腿内侧，髌底内侧端上2寸，股四头肌内侧头隆起处。	月经不调，崩漏，痛经，经闭，皮肤瘙痒，隐疹，湿疹，丹毒，股内侧痛	直刺1~1.2寸；可灸

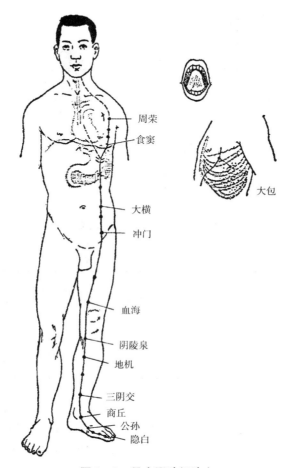

图3-9　足太阴脾经腧穴

知识链接

艾灸三阴交穴对产后宫缩患者疼痛的影响

　　临床报道，产后抗炎、促宫缩治疗方法：艾灸三阴交穴对减轻产后宫缩疼痛疗效确切，能提高产妇舒适度，缓解焦虑恐惧的情绪，促进产后康复，并有温经强体的保健功效。作为一种短时间单一镇痛方法，操作简便易行，价格低廉，产妇容易接受，适宜临床推广应用。

　　5. 手少阴心经　本经从胸走手，起于极泉，止于少冲。左右各9穴，主要分布在腋窝、上肢掌侧面的尺侧及小指桡侧。主治心、胸、神志病及经脉循行部位的其他病证。常用腧穴的定位、主治和操作方法见图3-10、表3-6。

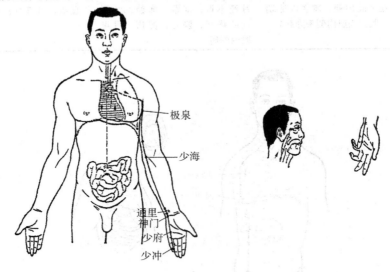

图3-10 手少阴心经腧穴

表3-6 手少阴心经常用腧穴

穴位	定位	主治	操作
通里	在前臂掌侧,腕掌侧远端横纹上1寸,尺侧腕屈肌腱的桡侧缘	心悸怔忡,失眠健忘,暴喑,舌强不语,腕臂痛	直刺0.3~0.5寸;可灸
神门	在腕部,腕掌横纹尺侧端,尺侧腕屈肌腱的桡侧凹陷处	心痛,心烦,心悸,怔忡,胸闷,呃逆,眩晕,失眠,癫狂,痴呆,肘臂痛	直刺0.3~0.5寸;可灸

6. 手太阳小肠经 本经从手走头,起于少泽,止于听宫,左右各19穴。主要分布在小指、手掌及上肢背面的尺侧,肩胛、颈部及面部。主治头面五官疾病、胸胁病、热病及经脉循行部位的其他病证。常用腧穴的定位、主治和操作方法见图3-11、表3-7。

表3-7 手太阳小肠经常用腧穴

穴位	定位	主治	操作
少泽	在小指尺侧,指甲角旁0.1寸	乳痈,乳汁少,咽喉肿痛,热病,昏迷,小指麻木,耳鸣,耳聋	浅刺0.1寸或点刺放血;可灸
后溪	微握拳,在手掌尺侧,第5掌指关节后的远侧掌横纹头赤白肉际处	头项强痛,急性腰扭伤,目赤,耳聋,咽喉肿痛,热病,疟疾,癫狂痫	直刺0.5~0.8寸;可灸
颧髎	在面部,目外眦直下,颧骨下缘凹陷处	面痛,口㖞,齿痛	直刺0.3~0.5寸或斜刺0.5~1寸;可灸
听宫	在面部,耳屏前,下颌骨髁状突的后方,张口时呈凹陷处	耳鸣、耳聋,聤耳,齿痛,癫狂痫,下颌关节肿痛	张口直刺0.5~1寸;可灸

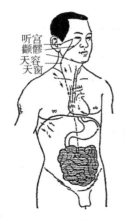
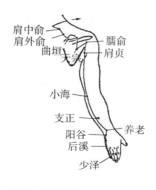

图 3 - 11　手太阳小肠经腧穴

　　7. 足太阳膀胱经　本经从头走足，起于睛明，止于至阴，左右各 67 穴。主要分布在头面部、项部、背腰部、下肢外侧部及小趾外侧端。主治头项背腰部疾病、下肢疾病、神志病、脏腑病及经脉循行部位的其他病证。常用腧穴的定位、主治和操作方法见图 3 - 12、表 3 - 8。

表 3 - 8　足太阳膀胱经常用腧穴

穴位	定位	主治	操作
睛明	在面部，目内眦旁 0.1 寸	目赤肿痛，迎风流泪，近视，夜盲，色盲，目翳	患者闭目，医者一手轻推眼球向外侧固定，另一手紧靠眶缘缓慢直刺 0.5 寸，不宜大幅度提插捻转；禁灸
攒竹	眉毛内侧端，眶上切迹处	头痛，目眩，眉棱骨痛，视物不明，目赤肿痛，近视，口眼歪斜，眼睑跳动	平刺 0.5 ~ 0.8 寸；禁灸
风门	背部，第 2 胸椎棘突下，旁开 1.5 寸	咳嗽，哮喘，发热，头痛，项强，胸背痛，鼻塞多涕	斜刺 0.5 ~ 0.8 寸；可灸
肺俞	背部，第 3 胸椎棘突下，旁开 1.5 寸	肩背痛，咳嗽，哮喘，潮热，盗汗	斜刺 0.5 ~ 0.8 寸；可灸
心俞	背部，第 5 胸椎棘突下，旁开 1.5 寸	心痛，心烦，咳嗽，吐血，健忘，失眠，癫痫，梦遗，盗汗	斜刺 0.5 ~ 0.8 寸；可灸
膈俞	背部，第 7 胸椎棘突下，旁开 1.5 寸	胃脘痛，呃逆，呕吐，潮热，盗汗，咳嗽，吐血，风疹	斜刺 0.5 ~ 0.8 寸；可灸
肝俞	背部，第 9 胸椎棘突下，旁开 1.5 寸	胁痛，黄疸，目赤，目眩，夜盲，鼻衄，吐血，癫狂痫，背痛	斜刺 0.5 ~ 0.8；可灸
脾俞	背部，第 11 胸椎棘突下，旁开 1.5 寸	腹胀，呕吐，泄泻，痢疾，水肿，便血	斜刺 0.5 ~ 0.8 寸；可灸
肾俞	腰部，第 2 腰椎棘突下，旁开 1.5 寸	遗精，阳痿，早泄，带下，月经不调，腰痛，头晕，耳鸣耳聋，水肿，小便不利，遗尿	直刺 0.5 ~ 1 寸；可灸

续表

穴位	定位	主治	操作
承扶	大腿后面,臀横纹中央	腰、骶、臀、股部疼痛,痔疾	直刺 1~2 寸;可灸
委中	腘横纹中点,当股二头肌腱与半腱肌肌腱中间	腰痛,下肢痿痹,半身不遂,小便不利,遗尿,腹痛,吐泻,丹毒	直刺 1~1.5 寸,或用三棱针点刺放血;可灸
承山	在小腿后面正中,腓肠肌两肌腹之间凹陷的顶端	痔疾,便秘,腰腿痛,下肢不遂,疝气	直刺 1~2 寸;可灸
昆仑	外踝高点与跟腱之间的凹陷中	头痛,项强,鼻衄,目眩,腰骶痛,脚跟痛,小儿惊风,癫痫,难产	直刺 0.5~0.8 寸,孕妇禁针;可灸
至阴	足小趾末节外侧,趾甲角旁约 0.1 寸	头痛,目痛,鼻塞,鼻渊,胎位不正,难产	浅刺 0.1 寸;可灸,胎位不正多用灸法

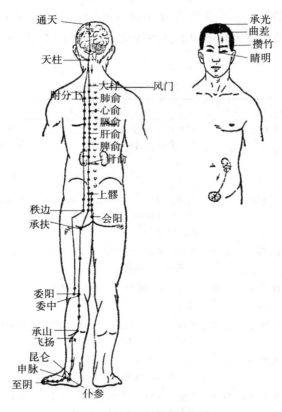

图 3-12　足太阳膀胱经腧穴

8. 足少阴肾经　本经从足走胸,起于涌泉,止于俞府,左右各 27 穴。主要分布在足心、下肢内侧后缘及腹胸部。主治泌尿生殖疾患,肾、肺、咽喉疾病及经脉循行部位的其他病证。常用腧穴的定位、主治和操作方法见图 3-13、表 3-9。

表3-9 足少阴肾经常用腧穴

穴位	定位	主治	操作
涌泉	足底部前1/3处，卷足时呈凹陷中	头痛，眩晕，失眠，癫狂，昏厥，小儿惊风，小便不利，便秘，咽肿失音，足心热	直刺0.5~1寸；可灸
太溪	内踝高点与跟腱之间的中点	遗精，阳痿，早泄，月经不调，小便不利，腰痛，头痛，眩晕，失眠，健忘，耳鸣耳聋，咽喉肿痛，齿痛，咳嗽，咳血，咳喘，踝关节痛	直刺0.5~1寸；可灸
照海	在足内侧，内踝下缘凹陷中	月经不调，痛经，带下，阴痒，小便不利，癃闭，便秘，咽喉干痛，失眠	直刺0.5~0.8寸；可灸

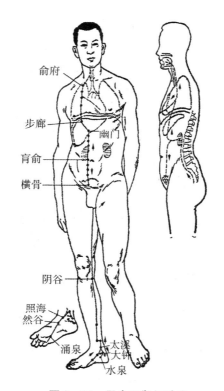

图3-13 足少阴肾经腧穴

9. 手厥阴心包经 本经从胸走手，起于天池，止于中冲，左右各9穴。主要分布在胸、胁及上肢内侧中间。主治心、胸、胃、神志病及经脉循行部位的其他病证。常用腧穴的定位、主治和操作方法见图3-14、表3-4。

表 3-10　手厥阴心包经常用腧穴

穴位	定位	主治	操作
曲泽	在肘横纹中，肱二头肌腱尺侧缘凹陷中	心痛，心悸，胃痛，呕吐，泄泻，烦躁，热病，肘臂痛	直刺 1~1.5 寸；或点刺出血；可灸
内关	在前臂掌侧，腕掌侧远端横纹上 2 寸，掌长肌腱与桡侧腕屈肌腱之间	心痛，心悸，胸闷，胃痛，呕吐，呃逆，眩晕，失眠，癫狂，肘臂痛	直刺 0.5~1 寸；可灸
劳宫	在掌心，第 2、3 掌骨之间，偏于第 3 掌骨，握拳屈指时中指尖处	心痛，中暑，中风昏迷，癫狂痫，口臭，口疮	直刺 0.3~0.5 寸；可灸

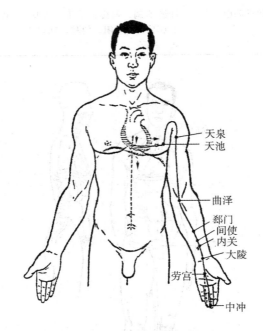

图 3-14　手厥阴心包经腧穴

10. 手少阳三焦经　本经从手走头，起于关冲，止于丝竹空，左右各 23 穴。主要分布在上肢外侧中间、侧颈部、耳旁及侧头部。主治头面五官疾病、胸胁病、热病及经脉循行部位的其他病证。常用腧穴的定位、主治和操作方法见图 3-15、表 3-11。

表 3-11　手少阳三焦经常用腧穴

穴位	定位	主治	操作
外关	在前臂背侧，腕背横纹上 2 寸，桡骨与尺骨之间	头痛，目赤，耳鸣耳聋，胸胁痛，上肢痿痹	直刺 0.5~1 寸；可灸
支沟	在前臂背侧，腕背横纹上 3 寸，桡骨与尺骨之间	便秘，胁肋痛，耳鸣耳聋，热病	直刺 0.5~1 寸；可灸
肩髎	在肩部，肩峰后下方，上臂外展时，肩髃后约 1 寸处凹陷中	上肢不遂，肩臂痛	直刺 1 寸左右；可灸

续表

穴位	定位	主治	操作
翳风	在耳垂后方，乳突与下颌角之间的凹陷处	耳鸣耳聋，面瘫，齿痛，瘰疬	直刺 0.5~1 寸；可灸
丝竹空	在面部，眉梢凹陷处	头痛，目眩，面瘫，目赤肿痛	平刺 0.5~1 寸；禁灸

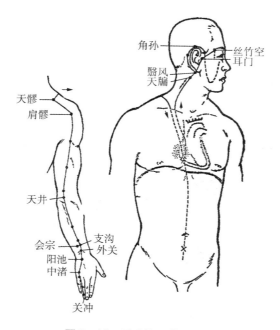

图 3-15　手少阳三焦经腧穴

11. 足少阳胆经　本经从头走足，起于瞳子髎，止于足窍阴，左右各 44 穴。主要分布在头面部、项部、肩部、胸腹侧面、下肢外侧及足背外侧。主治头面五官疾病、肝胆病、热病、神志病及经脉循行部位的其他病证。常用腧穴的定位、主治和操作方法见图 3-16、表 3-12。

表 3-12　足少阳胆经常用腧穴

穴位	定位	主治	操作
瞳子髎	目外眦旁 0.5 寸，眶骨外缘凹陷中	头痛，目赤肿痛，迎风流泪，青盲	平刺 0.3~0.5 寸
听会	耳屏切迹前，下颌骨髁状突后缘，张口凹陷处	耳鸣，耳聋，耳痛，齿痛，口喎，下颌脱臼，面痛	张口直刺 0.5~1 寸；可灸
阳白	目正视，瞳孔直上，眉上 1 寸	头痛，面瘫，面痛，眼睑下垂，视物模糊	平刺 0.5~0.8 寸；可灸
风池	在项部，枕骨之下，胸锁乳突肌与斜方肌上端之间的凹陷处	头痛，目赤肿痛，口喎，颈项强痛，耳鸣耳聋，鼻衄，鼻渊，中风，眩晕，失眠，健忘，热病，感冒	向鼻尖方向斜刺 0.8~1.2 寸；可灸

穴位	定位	主治	操作
肩井	大椎穴与肩峰连线的中点	项强，肩背疼痛，上肢不遂，乳痛，乳少，难产，瘰疬	直刺 0.5～0.8 寸，忌深刺，孕妇禁针；可灸
环跳	侧卧屈股，当股骨大转子高点与骶管裂孔连线的外 1/3 与内 2/3 交界处	腰腿痛，下肢痿痹，半身不遂	直刺 2～3 寸；可灸
风市	大腿外侧正中，腘横纹上 7 寸。简便取穴法：患者以手贴于大腿外，中指尖处	半身不遂，下肢痿痹，皮肤瘙痒，脚气	直刺 1～2 寸；可灸
阳陵泉	在小腿外侧，腓骨头前下方凹陷中	胁痛，口苦，黄疸，呕吐，下肢痿痹，膝痛，小儿惊风	直刺 1～1.5 寸；可灸
悬钟	在小腿外侧，外踝高点上 3 寸，腓骨前缘	胁痛，项强，下肢痿痹，半身不遂	直刺 0.8～1 寸；可灸

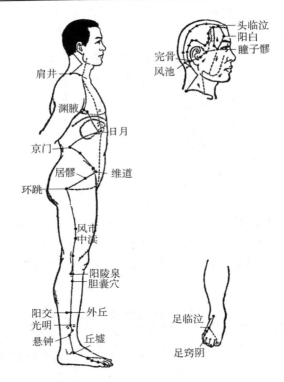

图 3-16 足少阳胆经腧穴

12. 足厥阴肝经 本经从足走胸，起于大敦，止于期门，左右各 14 穴。主要分布在足背、下肢内侧、侧腹部及胸部。主治肝胆病、前阴病、妇科病及经脉循行部位的其他病证。常用腧穴的定位、主治和操作方法见图 3-17、表 3-13。

表 3-13 足厥阴肝经常用腧穴

穴位	定位	主治	操作
行间	在足背,第1、2趾间缝纹端的赤白肉际处	头痛,眩晕,目赤肿痛,口㖞,月经不调,痛经,带下,小便不利,遗尿,疝气,胁痛,足背痛,癫痫	直刺或斜刺 0.5~0.8 寸;可灸
太冲	在足背,第1、2跖骨结合部之前的凹陷处	头痛,眩晕,目赤肿痛,口㖞,中风,癫狂痫,小儿惊风,月经不调,痛经,崩漏,遗尿,胁痛,足背痛,下肢痿痹	直刺 0.5~0.8 寸;可灸

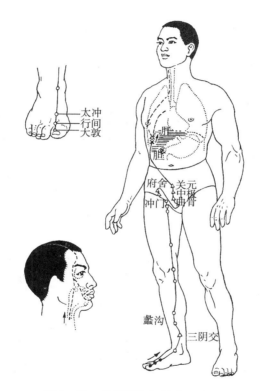

图 3-17 足厥阴肝经及常用腧穴

13. 督脉 本经起于长强,止于龈交,共 29 穴。主要分布在头面、项部及脊背腰部正中线上。主治神志病、热病、头项腰背部病证及相应的内脏疾病。常用腧穴的定位、主治和操作方法见图 3-18、表 3-14。

表 3-14 督脉常用腧穴

穴位	定位	主治	操作
腰阳关	在腰部,后正中线上,第4腰椎棘突下凹陷中	腰骶痛,下肢痿痹,月经不调,遗精,阳痿	向上斜刺 0.5~0.8 寸;可灸

续表

穴位	定位	主治	操作
命门	在腰部，后正中线上，第2腰椎棘突下凹陷中	腰痛，下肢痿痹，遗精，阳痿，早泄，月经不调，带下，遗尿，尿频	向上斜刺0.5~1寸；可灸
大椎	第7颈椎棘突下凹陷中	热病，骨蒸潮热，疟疾，感冒，咳嗽，头项强痛，小儿惊风，癫狂痫，痤疮，风疹	向上斜刺0.5~1寸；或三棱针点刺放血；可灸
哑门	在项部，后发际正中直上0.5寸，第1颈椎下	舌强不语，暴喑，头痛，项强，癫狂痫	伏案正坐，头微前倾，项肌放松，向下颌方向缓慢刺入0.5~1寸；禁灸
风府	在项部，后发际正中直上1寸，枕外隆凸直下	头痛，目痛，眩晕，颈项强痛，咽喉肿痛，失音，癫狂，中风	俯卧或伏案正坐，头微前倾，项肌放松，向下颌方向缓慢刺入0.5~1寸；禁灸
百会	在头部，前发际正中直上5寸	头痛，眩晕，中风，失眠，健忘，晕厥，脱肛，阴挺，久泻，久痢	平刺0.5~1寸；可灸
印堂	在额部，两眉头中间	眩晕，头痛，鼻衄，鼻渊，目赤肿痛，失眠，健忘	平刺0.3~0.5寸；或三棱针点刺出血；可灸
素髎	在面部，鼻尖的正中	鼻塞，鼻渊，鼻衄，昏迷，惊厥，窒息	向上斜刺0.3~0.5寸，或三棱针点刺出血；不灸
水沟	在面部，人中沟的上1/3与下2/3交点处	中风，昏迷，晕厥，癫狂痫，口喎，牙关紧闭，齿痛，唇肿，腰脊强痛	向上斜刺0.3~0.5寸；或用指甲掐按；不灸

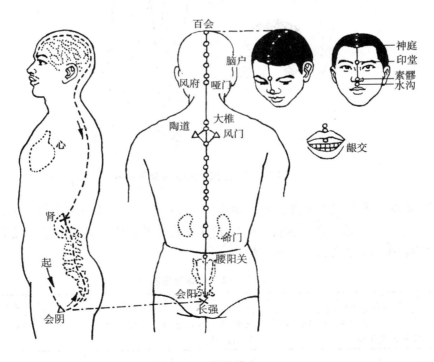

图 3 – 18　督脉腧穴

14. 任脉 本经起于会阴，止于承浆，共 24 穴。主要分布在腹、胸、颈部正中线上。主治头面、胸腹局部病证及相应的内脏疾病。常用腧穴的定位、主治和操作方法见图 3 – 19、表 3 – 15。

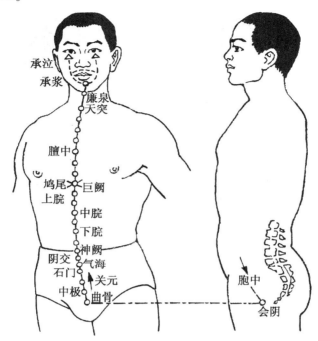

图 3 – 19 任脉腧穴

表 3 – 15 任脉常用腧穴

穴位	定位	主治	操作
中极	在下腹部，前正中线上，脐下 4 寸	小便不利，遗尿，癃闭，遗精，阳痿，月经不调，痛经，带下	直刺 0.5 ~ 1 寸，孕妇不宜针；可灸
关元	在下腹部，前正中线上，脐下 3 寸	中风脱证，虚劳羸瘦，腹痛，腹泻，脱肛，小便不利，遗尿，癃闭，遗精，阳痿，月经不调，痛经，经闭，带下，阴挺，不孕	直刺 1 ~ 1.5 寸，孕妇慎用；可灸
气海	在下腹部，前正中线上，脐下 1.5 寸	中风脱证，虚劳羸瘦，小便不利，遗尿，癃闭，腹痛，腹泻，便秘，脱肛，遗精，阳痿，月经不调，痛经，经闭，崩漏，带下，阴挺	直刺 1 ~ 1.5 寸，孕妇慎用；可灸
神阙	在腹中部，脐中央	虚脱，腹胀，腹痛，久泄，久痢，脱肛，便秘，水肿	禁针；可灸
中脘	在上腹部，前正中线上，脐上 4 寸	胃痛，呕吐，呃逆，吞酸，腹胀，泄泻，黄疸，癫狂	直刺 1 ~ 1.5 寸；可灸
膻中	在胸部，前正中线上，平第 4 肋间，两乳头连线的中点	胸闷，气喘，咳嗽，心悸，气短，呃逆，呕吐，乳少，乳痈	平刺 0.3 ~ 0.5 寸；可灸
承浆	在面部，颏唇沟的正中凹陷处	口疮，齿痛，暴喑，流涎，癫狂	斜刺 0.3 ~ 0.5 寸；可灸

（二）经外奇穴

常用腧穴见图 3-20~图 3-23，以及表 3-16。

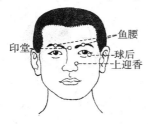

图 3-20　鱼腰

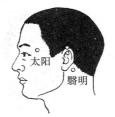

图 3-21　太阳

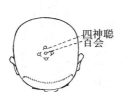

图 3-22　四神聪

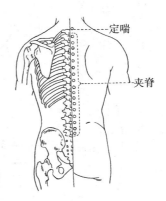

图 3-23　夹脊

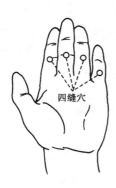

图 3-24　四缝

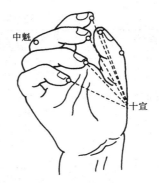

图 3-25　十宣

表 3-16　常用经外奇穴

穴位	定位	主治	操作
鱼腰	在额部，瞳孔直上，眉毛正中（图 3-20）	眼睑下垂，目赤肿痛，眉棱骨痛，口眼歪斜	平刺 0.3~0.5 寸；禁灸
太阳	在颞部，眉梢与目外眦之间，向后约 1 横指凹陷处（图 3-21）	头痛，目疾，口㖞	直刺或斜刺 0.3~0.5 寸，或三棱针点刺放血

穴位	定位	主治	操作
四神聪	在头部，百会穴前后左右各1寸处，共4个穴（图3-22）	头痛，眩晕，失眠，癫狂痫	平刺0.5~0.8寸；可灸
夹脊	在背腰部，第1胸椎~第5腰椎棘突下两侧，后正中线旁开0.5寸，一侧17穴，左右共34穴（图3-23）	胸1~5夹脊穴治疗胸、心、肺及上肢病证，胸6~12夹脊穴治疗脾胃肝胆病证，腰1~5夹脊穴治疗腰骶、小腹及下肢病证	直刺0.3~0.5寸或向内斜刺0.5~0.8寸，或皮肤针叩刺；可灸
四缝	在手指，第2~第5指掌侧，近端指关节横纹的中央，左右共8穴（图3-24）	小儿疳积，百日咳	点刺出血，或挤出少量黄白色黏液
十宣	十指尖端，距指甲角游离缘0.1寸，左右共10穴（图3-25）	中暑，昏迷，高热，小儿惊风，癫痫，手指麻木	直刺0.1寸，或用三棱针点刺放血；不灸

案例分析

手小指属心经，中指属心包经，腋窝极泉穴属心经腧穴、为心经循行所过之处。患者因情志不畅而发病，心火炽盛，故心经和心包经循行部位出现湿疹瘙痒；热扰心神则失眠多梦，舌红苔黄、脉数亦为心火之象，故经络辨证为心经热证。可取心包经腧穴中冲、心经腧穴少冲，点刺放血，以清热止痒。

知识链接

子午流注养生

中医哲学主张"天人合一"，认为人是大自然的组成部分，人的生活习惯应该符合自然规律，否则就容易过早衰老，甚至罹患重病。那么人体的活动应遵循什么法则呢？古人用子午流注理论很好地回答了这个问题。子午是指时辰，流是流动，注是灌注。子午流注理论是把每日的12个时辰对应人体的12条经脉和五脏六腑。在每日的12个时辰中，人体气血首尾相衔地循环流注，有兴有衰，环环相扣，十分有序（图3-26）。

子时（23~1点），胆经最旺。人在子时前入睡，胆才能够完成代谢。凡在子时前1~2个小时入睡者，清晨醒后头脑清晰，气色红润。子时前不入睡则气色青白，易患胆病。

丑时（1~3点），肝经最旺。丑时前如未能入睡者，血不得归于肝，就无法完成新陈代谢，则面色青灰，疲惫易怒，易生肝病。

寅时（3~5点），肺经最旺。肝在丑时把血液推陈出新之后，将新鲜血液提供给肺，肺再送往全身，所以人在清晨面色红润，精力充沛。

卯时（5~7点），大肠经最旺。此时起床利于排泄。

辰时（7~9点），胃经最旺。人在此时吃早餐最容易消化，吸收也最好。

巳时（9~11点），脾经最旺。有利于早饭的消化和吸收，化生气血。

午时（11~13点），心经最旺。此时宜保持心情舒畅，人在午时能睡片刻，可养心。

未时（13~15点），小肠经最旺。小肠经在此时对人一天的营养进行调整。

申时（15~17点），膀胱经最旺。此时适当的活动有助于体内津液循环。

酉时（17~19点），肾经最旺。有利于贮藏一日的脏腑精华。

戌时（19~21点），心包经最旺。此时一定要放松心情，散步或听音乐等活动可释放压力，以利于进入睡眠。

亥时（21~23点），三焦经最旺。三焦通百脉，人如在此时入睡，百脉可休养生息。

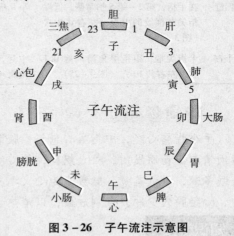

图3-26 子午流注示意图

从亥时初（21点）开始到寅时末（5点）结束，是人随地球旋转到背向太阳的一面，阴主静，是睡眠的良辰，此时休息，人体才能得到休养，保持良好的身体和精神状态。违背了这个顺序，就要生病；顺应这个顺序，则健康长寿。

复习与实践

1. 名词解释：经络、腧穴、奇经八脉、体表解剖标志定位法、骨度分寸法、指寸法、一夫法、经穴、奇穴、阿是穴。

2. 简述十二经脉的循行走向与交接规律。

3. 举例说明腧穴的主治作用。

4. 简述下列腧穴的定位：尺泽、内关、神门、合谷、曲池、外关、听宫、足三里、风池、肾俞、三阴交、太冲、太溪、关元、大椎、百会、夹脊。

第四章 病因病机

1. 能简述病因的概念及范畴。

2. 能简述并区别外感病因的性质及致病特点；能简述七情、饮食和劳逸的致病特点。

3. 能初步运用邪正盛衰、阴阳失调等理论简述疾病发生、发展和转归过程。

案例导读

刘某，男，50岁。因工作需要，自北京赴甘肃省。当时正值隆冬季节，不慎感受风寒，发热，体温 39.8℃，严重恶寒，伴周身大小关节疼痛、无汗、咳嗽，苔薄白，脉浮紧。

任务1：试分析该案例中导致患者发病的原因是什么？其致病特点有哪些？

任务2：初步运用病机学说分析该患者疾病发生、发展的机理。

中医学认为，人是一个有机的整体，人体与外界环境之间，存在着既对立又统一的关系，维持相对的动态平衡，可保持人体正常的生命活动。然而，当这种动态平衡因某种原因遭到破坏，且不能及时自行调节、修复时，人体就会发生疾病。病因病机学说，主要研究疾病的发生、发展、变化及其结局的机制，包括病因、发病和病机三部分。其中，病因学说解释了疾病"为何发生"，发病学说和病机学说则回答了疾病"怎样发生发展"这个问题。掌握中医病因病机理论，对指导临床护理和疾病的预防等都具有十分重要的意义。

第一节 病 因

病因是指破坏人体相对平衡状态而引起疾病的原因，又称为"致病因素""病邪"等。病因种类繁多，目前临床一般在宋代医家陈无择"三因学说"的基础上，将病因分为外感病因、内伤病因、病理产物病因及其他病因4类。

一、外感病因

外感病因，是指源于自然界，多从肌表、口鼻侵入人体而发病的致病因素，包括六淫、疠气等。

（一）六淫

六淫，即风、寒、暑、湿、燥、火（热）6 种外感病邪的统称。在正常情况下，风、寒、暑、湿、燥、火是自然界 6 种正常气候的变化，称为"六气"，一般不会致病。但在自然界气候异常变化，超过了人体的适应能力，或正气不足，抵抗力下降，不能适应气候变化时，人体则会发病。

1. 六淫致病的共同特点

（1）*外感性* 即其受邪多从肌肤、口鼻而入。

（2）*季节性* 即发病具有明显的季节性，如春季多风病、夏季多热病、秋季多燥病、冬季多寒病等。

（3）*地域性* 即六淫致病与地域环境密切相关，如南方多热病、西北多燥病、东北多寒病等。

（4）*相兼性* 六淫邪气既可单独伤人致病，又可两种或两种以上同时侵犯人体而为病。如风热感冒、湿热泄泻、风寒湿痹等。

（5）*转化性* 六淫致病，在一定条件下，疾病的病理性质可发生转化。如感受风寒之邪的病证可化为热证，甚或伤阴化燥等。

2. 六淫的性质和致病特点

（1）*风邪* 自然界中，凡致病具有善动不居、轻扬开泄等特性的外邪，称为风邪。风为春季的主气，但四季均可致病。

风邪的性质和致病特点：①风为阳邪，轻扬开泄，易袭阳位：风邪具有轻扬、升发、向上、向外的特性，故属阳邪。其性开泄，是指其易使腠理疏泄开张。故风邪侵袭，常伤及人体的上部（头、面）、阳经和肌表，使皮毛腠理开泄，出现头痛、汗出、恶风等症状。②风性善行而数变："善行"，指风性善动不居，故致病变部位游移不定。"数变"指风邪致病往往发病迅速、变幻无常。如风邪偏盛所致的"行痹"，可见关节游走性疼痛，痛无定处；风疹具有起病迅速，疹块发无定处，此起彼伏，时隐时现等特点。③风性主动："主动"，指风邪致病具有动摇不定的特征。常表现为眩晕、震颤、四肢抽搐，甚则颈项强直、角弓反张等症状。④风为百病之长：是指风邪是外邪致病的先导，常与其他病邪相兼而侵袭人体，如风寒、风热、风湿等证。

（2）*寒邪* 自然界中，致病具有寒冷、凝结、收引特性的外邪，称为寒邪。寒乃冬季主气，也可见于其他季节。气温骤降、涉水淋雨、汗出当风、空调过凉，亦常为感受寒邪的重要原因。

寒邪的性质和致病特点：①寒为阴邪，易伤阳气：寒为阴气偏盛的表现，故其性属阴。寒致病常呈现一派寒象。如外寒侵袭肌表，可见恶寒、无汗、鼻塞、流清涕；寒邪直中脾胃，可见脘腹冷痛。②寒性凝滞，主痛："凝滞"，即凝结、阻滞。寒袭人体，易致经络凝滞不通，不通则痛，故疼痛是寒邪致病的重要特征，且疼痛多剧烈，得温则减，遇寒增剧。③寒性收引："收引"，有收缩牵引之意。寒邪侵袭人体，可使气机收敛，腠理、经络、筋脉收缩而挛急。如寒邪袭表，毛窍腠理闭塞，卫阳被郁，不得宣泄，可见恶寒、发热、无汗等；寒客经络关节，则经脉收缩拘急，甚则挛急作痛，屈伸不利，或冷厥不仁等。

（3）暑邪　夏至之后，立秋以前，致病具有炎热、升散、兼湿特性的外邪，称为暑邪。暑邪独见于夏季。

暑邪的性质和致病特点：①暑为阳邪，其性炎热：暑为盛夏火热之气所化，故为阳邪。暑邪伤人多表现为一系列阳热症状，如高热、心烦、面赤、脉象洪大等。②暑性升散，伤津耗气：暑为阳邪，性升发，其气通于心，故易上犯头目，或内扰心神，出现心胸烦闷不宁、头昏、目眩、面赤等。"散"，指暑邪可致腠理开泄而多汗。汗出过多，随之耗气，故临床除见口渴多饮、尿赤短少等津伤之症外，往往可见气短、乏力，甚则突然昏倒、不省人事等气虚或气脱之症。③暑多夹湿：暑季气候炎热，且多雨而潮湿，故暑邪多夹湿邪为患。其临床表现除发热、烦渴等暑热症状外，常兼见身热不扬、四肢困倦、胸闷呕恶、大便溏泄不爽等湿阻症状。

（4）湿邪　自然界中，致病具有重浊、黏滞、趋下特性的外邪，称为湿邪。湿为长夏的主气，但四季均可发生。

湿邪的性质和致病特点：①湿为阴邪，易损伤阳气，阻遏气机：湿与水同类，故属阴邪。湿邪最易留滞脏腑、经络，阻遏气机，使气机升降失常，可见胸闷、脘痞、呕恶等。湿为阴邪，阴胜则阳病，易伤阳气，故常损伤脾阳，可见纳呆、腹胀、便溏、水肿等。②湿性重浊："重"，即沉重、重着，指湿邪致病，易出现以沉重感为特征的临床表现。如湿邪阻滞经络关节，则见周身困重、关节重痛等。"浊"，即秽浊、垢浊之意，指湿邪常致排泄物和分泌物秽浊不清的症状。如湿浊在上，则面垢眵多；湿浊在下，则小便浑浊、大便溏泄不爽，或下痢脓血黏液，妇女带下过多；湿邪浸淫肌肤，则见湿疹、脓水秽浊等。③湿性黏滞："黏"，即黏腻；"滞"，即停滞。湿性黏滞，一是症状的黏滞性，如各类分泌物、排泄物多黏腻浑浊、滞涩不畅；二是病程的缠绵性，一般病程较长，易反复发作，如湿疹、湿痹等疾病。④湿性趋下，易袭阴位：湿为重浊有质之邪，类水属阴，具有趋下之势。湿邪致病，多伤及人体下部，如下肢水肿、小便淋浊等。

（5）燥邪　自然界中，致病具有干燥、收敛等特性的外邪，称为燥邪。燥为秋季的主气，但不独见于秋季。

燥邪的性质和致病特点：①燥性干涩，易伤津液：燥邪为干涩之病邪，侵犯人体，最易损伤人体的津液，出现各种干燥、涩滞的症状，如口、鼻、咽干燥，皮肤干燥，甚则皲裂，毛发干枯不荣，小便短少，大便干结等。②燥易伤肺：肺为娇脏，喜清润而恶燥。肺主气司呼吸，直接与自然界大气相通；且外合皮毛，开窍于鼻，燥邪多从口鼻而入，故最易损伤肺津，影响肺之宣降，出现干咳少痰，或痰黏难咳，或痰中带血，甚则喘息胸痛等。

（6）火（热）邪　自然界中，致病具有炎热、升腾等特性的外邪，称为火热之邪。火热之气一年四季均可发生。火为热之极，两者皆为阳偏盛，致病也基本相同。

火（热）邪的性质和致病特点：①火（热）为阳邪，其性炎上：火热之性燔灼、升腾，故为阳邪。"阳胜则热"，临床多见高热、烦渴、汗出、脉洪数等症。火性趋上，故火热之邪易侵害人体上部，如目赤肿痛、咽喉肿痛、口舌生疮糜烂、牙龈肿痛、耳内肿痛或流脓等。②火（热）易扰心神：火与心相应，故火热之邪入于营血，尤易影响心神，轻者心烦、失眠，重者可见神昏、谵语等症。③火（热）易伤津耗气：火热之邪蒸腾于内，迫津外泄，消灼阴津，故除热象显著外，常伴口渴喜冷饮、小便短赤、大便秘结等津伤液耗的症状。此外，热邪迫津外泄，往往气随津脱，临床可致气虚，甚则全身津气脱失。④火（热）易生风动血："生风"，是指火热之邪侵犯人体，燔灼肝经，引起高热神昏、四肢抽搐、两目上视、角弓反张等肝风内动的证候，即所谓的"热极生风"。"动血"，指火热入于血分，灼伤脉络，迫血妄行，引起吐血、衄血、便血、皮肤发斑、妇女月经过多等各种出血证。⑤火（热）易致疮痈：火热之邪入于血分，可聚于局部，腐蚀血肉，发为以局部红肿热痛为特征的痈肿疮疡。

知识链接

内生五邪

"内生五邪"是指在疾病的发展过程中，由于精气血津液和脏腑功能失常，而产生化风、化寒、化湿、化燥、化火等病理变化。由于病起于内，又与风、寒、湿、燥、火等外邪所致病的临床征象类似，为了和外感邪气相鉴别，故称为"内风""内寒""内湿""内燥""内火"，统称为"内生五邪"。

（二）疠气

疠气，是指一类具有强烈致病性和传染性的外感病邪，又称为"疫毒""疫气""异气""戾气""毒气""乖戾之气""杂气"等。在中医文献记载中，疠气引起的疾病被称为"疫病""温病"或"瘟疫病"。

1. 疠气的致病特点

（1）发病急骤，病情危笃　疠气致病急速，来势凶猛，变化多端，病情凶险。

（2）传染性强，易于流行　疠气具有强烈的传染性，可以通过空气传播，经口鼻侵入致病，也可随饮食、蚊虫叮咬、皮肤接触等多种途径在人群中传播。疠气致病可散在发生，亦可造成大面积流行。

（3）一气一病，症状相似　疠气种类繁多，但每一种疠气发病均有各自的临床特点和传变规律，即所谓"一气一病"。

2. 影响疠气发生和流行的因素

（1）气候因素　自然界气候反常变化，如久旱、酷热、洪涝、湿雾瘴气等。

（2）环境和饮食因素　环境污染，如水源、空气、土壤污染，或饮食不洁等。

（3）预防因素　预防或隔离措施不当，往往会造成疫病的广泛流行。

（4）社会因素　若是社会动荡不安，人民生活贫困，易导致疫病的发生与流行。

二、内伤病因

内伤病因，病起于内，直接伤及脏腑气血阴阳而发病，包括七情内伤、饮食失宜、劳逸失度等，其所致疾病统称为内伤疾病。

（一）七情内伤

七情，是指喜、怒、忧、思、悲、恐、惊 7 种情志活动，是机体对外界环境刺激的不同反应，一般情况下属于正常情志活动，不会使人发病。当突然、强烈或持久的情志刺激，超过了人体生理和心理的适应调节能力，造成机体脏腑气血功能紊乱，导致疾病发生时，则成为内伤致病因素，称之为"七情内伤"。

七情致病的特点：七情致病不同于六淫、疫疠等外感致病因素，往往直接伤及脏腑，使气机逆乱，气血失调，导致多种病变的发生。

1. 直接伤及脏腑 七情过激可直接伤及相应的脏腑，产生各种病理变化。《素问·阴阳应象大论》说，"怒伤肝""喜伤心""思伤脾""忧伤肺""恐伤肾"。心主神志，为五脏六腑之大主，七情虽应于五脏，但皆发于心。故情志所伤，必然首先影响心神，然后影响到其他脏腑。

另外，心主血而藏神，肝藏血而主疏泄，脾主运化，为气血生化之源、气机升降之枢纽，故七情致病以心、肝、脾三脏为多见。如惊喜、思虑过度，均可损伤心神，表现为心悸、失眠健忘，甚则精神失常等症。久思亦可伤脾，运化失常，表现为食欲不振、脘腹痞闷、大便溏泄等，甚则出现心脾两虚之证。郁怒伤肝，肝的疏泄功能失职，表现为胸胁胀痛、急躁易怒、善太息，以及妇女月经不调、痛经、闭经；甚则暴怒伤肝，肝气上逆，血随气逆，出现吐血、晕厥等症。

2. 影响脏腑气机 七情致病主要影响脏腑气机，使气机逆乱，气血失调而发病。《素问·举痛论》说："……百病生于气也，怒则气上，喜则气缓，悲则气消，恐则气下……惊则气乱……思则气结。"

（1）怒则气上 是指暴怒而致肝气疏泄太过，气机上逆，甚则血随气升，出现头胀头痛、面红目赤、眩晕耳鸣，甚则呕血、昏厥猝倒；若兼肝气横逆，影响脾胃，可见腹胀、腹泻或呃逆、吞酸、呕吐等症。

（2）喜则气缓 包括两个方面：一是在正常情况下，喜可缓和紧张情绪，使气血调和；二是过度喜乐伤心，导致心气涣散不收，神不守舍，表现为精神不能集中，甚则神志失常、狂乱等症。

（3）悲则气消 是指过度悲忧伤肺，导致肺气耗伤，表现为意志消沉、精神萎靡、气短声低、乏力懒言等症。

（4）恐则气下 是指过度恐惧伤肾，导致肾气失固，气陷于下，表现为二便失禁、遗精滑精，甚则昏厥等症。

（5）惊则气乱 是指猝然受惊伤心，导致心无所倚，神无所归，表现为思虑不定、惊慌失措，甚则神志错乱等症。

（6）思则气结　是指过度思虑，劳神伤脾，导致气机郁滞，运化失职，表现为食少纳呆、腹胀便溏等症。同时也可损伤心神，出现心悸健忘、失眠多梦等症。

知识链接

为"情"所伤，自古女子多于男

《名医类案》为明代江瓘所编辑，收集了明以前著名医家的临床案例，是我国第一部医案专著。书中男女七情发病分别为 95 例和 101 例，女性稍多。但全书男女病例分别是 664 例与 1720 例，由此可知，因情志发病男女的相对比例分别为 5.5% 与 15.2%，即女性发病率约为男性的 3 倍，有显著性差异。

究其缘由，一是由女性的生理心理特点决定的，"女子以肝为先天"，以血为本，肝藏血，其藏血作用又取决于肝的疏泄功能，并影响精神情绪的调节。妇女有经、孕、产、乳的特殊生理过程，易伤于血，肝失血养，易致肝气上逆或郁滞。二是该书所记述案例均属封建社会时期，妇女在精神上压抑，加上家务操劳，常常情志不顺，忧怒较多，故女性情志病多于男性。

3. 影响病情　一般情况下，良性或积极乐观的情志变化，有利于病情的好转与痊愈。而恶性或悲观消沉的情志变化，可加重病情，使之迅速恶化，甚则死亡。如素有高血压病史的患者，若遇情志刺激而恼怒，可使肝阳暴张，血随气逆，发生眩晕甚至突然昏厥等变化。

（二）饮食失宜

饮食提供人体生命活动不可缺少的营养物质。但若饮食失宜，影响脾胃的运化功能，则可导致脏腑功能失调或正气损伤而发生疾病，故称"饮食内伤"。在病变过程中，还可导致食积、聚湿、化热、生痰、气血不足等病变。饮食失宜主要包括饮食不节、饮食不洁和饮食偏嗜。

1. 饮食不节　节，指节制。饮食不节，是指饮食过饥、过饱，或食无定时的状况。过饥则摄食不足，可致气血生化之源不足，正气亏虚，脏腑功能低下，继发各种病证。过饱则摄食过量，损伤脾胃的消化、吸收功能，导致饮食停滞，出现脘腹胀满、嗳腐泛酸、厌食、吐泻等症，甚则变生他疾，如消渴、肥胖、胸痹等病。

2. 饮食不洁　饮食不洁，是指进食不干净、变质腐败或有毒的食物，一可损伤脾胃，引起多种胃肠道疾病，出现腹痛、吐泻、痢疾、嗳腐吞酸等症状。二可引起寄生虫病，如蛲虫、蛔虫等，可见腹痛、嗜食异物、面黄肌瘦等症。三可引起食物中毒，多由食物腐败变质或摄食有毒食物引起，常出现脘腹疼痛、吐泻等症，重则昏迷，甚至死亡。

3. 饮食偏嗜　饮食偏嗜，是指特别偏好某种性味的食物或专食某些食物。如寒热偏嗜，过食生冷寒凉之品，可损伤脾胃阳气，导致寒湿内生，出现腹痛、泄泻等症；偏食辛温燥热之品，可使肠胃积热，损伤胃阴，发生口渴、腹满胀痛、便秘或痔疮等病症。长期过量饮酒，可聚湿、生痰、化热而致病，甚至发生癥积。偏嗜肥甘厚味，则可产生内热、脘腹胀痛，或发生疔疮、消渴、中风等病。

（三）劳逸过度

劳动与休息的合理调节，是保证人体健康的必要条件。无论过度劳累还是过度安逸，均可导致脏腑经络及精气血津液的失常而引发疾病，成为致病因素。

1. 过劳　即过度劳累。包括劳力过度、劳神过度、房劳过度。

（1）**劳力过度**　长时间从事过度的体力劳动或体育运动，劳则耗气，日久积劳成疾，出现少气懒言、体倦神疲、气喘汗出等症。

（2）**劳神过度**　长期思虑太过，耗伤心血，损伤脾气，出现心悸、健忘、失眠、多梦、纳少、腹胀、便溏等症。

（3）**房劳过度**　房事太过，或手淫恶习，或妇女早孕多孕等，肾精耗损，出现腰膝酸软、眩晕耳鸣，或遗精、滑泄、性功能减退，或月经不调、不孕不育等。

2. 过逸　即过度安逸。长期不从事体力劳动、运动或脑力活动，会使人体气血运行不畅，脾胃功能减弱，抵抗力下降，引发多种病证。

三、病理产物病因

痰饮、瘀血等，这些在疾病过程中所产生的病理产物，又可引发机体更为复杂的病理变化，成为新的致病因素，又称为"继发性病因"。

（一）痰饮

痰饮，是痰与饮的合称，是机体水液代谢障碍所形成的病理产物，其中稠浊者为痰、清稀者为饮。在许多情况下，痰与饮很难截然分开，故常"痰饮"并称。

1. 痰饮的形成　痰饮的形成，可因外感六淫、七情内伤、饮食失节、劳逸失度、瘀血、结石等原因，导致肺、脾、肾等脏腑功能失职，水液代谢障碍，水液停聚而形成。

2. 痰饮的致病特点

（1）**阻滞气机，阻碍气血运行**　痰饮的形成，既可阻滞机体的气机，又可留滞脏腑、经络，阻碍气血的运行，产生肢体麻木、屈伸不利等经络气机阻滞的病症；以及胸闷气喘、恶心呕吐等脏腑气血运行失常的病症。

（2）**影响水液代谢**　痰饮的发生是因人体水液代谢失常所致，痰饮产生之后又会加重体内水液代谢失常，临床表现为咳吐痰涎、肠鸣腹泻等症。

（3）**易蒙闭心神**　痰为浊物，随气上逆，蒙闭清窍，扰及心神，常见头晕目眩、精神不振等症，甚或与风、火等邪相合，出现谵妄神昏、癫狂痫等病证。

（4）**致病广泛，变化多端**　痰饮内停，可变生多种病证。痰饮形成之后，随气的升降出入流行全身，内而脏腑，外而肌腠，上犯清窍，下注足膝，可伤阳化寒，可郁而化火，可夹风、夹热，可化燥伤阴，故有"百病多由痰作祟""怪病多痰"之说。

（5）**病势缠绵，病程较长**　痰饮为机体水湿停聚而成，具有重浊黏滞的特性，故临床常见痰饮致病之咳喘、眩晕、胸痹、中风及癫痫等病变。一般病程较长，多具有反复发作、缠绵难愈的特点。

（6）**多见苔腻脉滑**　痰饮内停，病变的舌苔多为滑苔或腻苔，脉象多为滑脉或弦脉。注意观察患者的舌象和脉象，对痰饮的诊治和辨证施护有重要意义。

（二）瘀血

瘀血，是指体内血液停滞所形成的病理产物，包括脉管中凝聚不行之血和体内存积的离经之血。瘀血既是病理产物，又可成为继发性致病因素。

1. 瘀血的形成　瘀血的形成，概括起来主要有两方面：一是因气虚、气滞、血寒、血热等原因，导致血液运行不畅而凝滞，形成瘀血。二是因气虚失摄、外伤、血热妄行等原因，导致体内出血，不能及时消散或排出体外，形成瘀血。

2. 瘀血的致病特点　瘀血形成之后，凝滞于体内，不仅失去了正常血液所具有的濡养功能，而且可导致新的病变产生。瘀血致病的共同特点主要有以下几个方面：

（1）**疼痛**　一般表现为刺痛、拒按，痛处固定不移，夜甚昼轻。

（2）**肿块**　瘀血阻滞，积于皮下见青紫肿胀；积于体内则成癥积，按之痞硬，位置固定不移。

（3）**出血**　血色紫暗或夹有血块。

（4）**发绀**　瘀血内阻，多见口唇青紫、肌肤甲错、面色黧黑或成片瘀点、瘀斑，或腹壁青筋暴露，局部静脉曲张。

（5）**舌质**　舌质紫暗，舌面瘀斑、瘀点，舌下静脉曲张。

（6）**脉象**　多见沉涩，或沉弦，或结，或代等。

四、其他病因

除外感、内伤和病理产物等病因之外，尚有外伤、寄生虫、药邪、医过和先天因素等。这些致病因素统属其他病因。

1. 外伤　外伤是指机械暴力等外在因素所致的机体损伤，如跌打损伤、金刃刀伤、枪弹棍棒、撞击坠落、闪挫挤压、虫兽咬伤、电击伤等各类意外创伤，也包括冷冻伤和烧烫伤。外伤致病多有明确外伤史。轻者皮肤肌肉损伤，形成肿痛、出血、筋伤、骨折、脱臼；重者伤及内脏，或出血过多，导致昏迷、抽搐、虚脱、死亡等。

2. 寄生虫　人体常见的寄生虫有蛔虫、蛲虫、绦虫、钩虫、血吸虫等。体内寄生虫主要通过进食含有虫卵的饮食物、接触虫体及虫卵污染的水土等途径感染。寄生虫寄宿在人体内，不仅消耗人体内气血津液等营养物质，而且造成脏腑经络组织的损害，导致疾病的发生。

3. 药邪　药邪，是指因药物加工炮制或使用不当而导致疾病发生的一类致病因素。药物本身是用于治疗疾病的，但是如果药物加工炮制不当，或使用过量药物，或配伍禁忌而不合理使用药物，或盲目用药，均可引起疾病的发生。

4. 医过　医过，是指因医护人员的过失而导致病情加重或变生新疾的致病因素。医过的形成原因涉及面较广，如医护人员语言行为不当、处方草率马虎、诊治护理不当等，其致病可影响患者情绪、不利于治疗，甚则加重病情，变生他病。

5. 先天因素　先天因素，是指人在出生前遗传父母体质中潜伏的可以致病的因素，包括胎弱和胎毒。胎弱，指胎儿在孕育期禀受父母的精血不足或异常，致使日后胎儿发育不良、障碍或致畸，如各类遗传病、先天禀赋虚弱等。胎毒有广义、狭义之分：广义胎毒，指妊娠早期感受邪气或误用药物导致胎儿出生后逐渐发生某些疾病，如小儿出生后易患痘疹等。狭义胎毒，指某些传染病在胎儿孕育期由亲代遗传给胎儿，如梅毒、乙型肝炎病毒等。

第二节　发　病

发病，是研究人体疾病发生发展的一般规律和基本机制的理论，包括疾病的基本原理、影响发病的因素和发病类型等内容。

一、发病的基本原理

疾病的发生是一个非常复杂的病理过程，但概括起来，不外乎正气与邪气两方面的因素。正气，是指人体的功能活动和抗病、康复的能力；邪气，泛指各种致病因素。疾病的发生、发展是正邪相搏的过程，双方斗争胜负决定着是否发病。

（一）正气不足是发病的内在因素

正气具有抵御外邪入侵、驱逐体内病邪、修复病理损害的功能，对疾病的发生、发展及转归有着关键的作用。中医学十分重视正气在发病中的主导作用，认为正气旺盛，能及时抑制或消除邪气的致病力，不易得病；正气虚弱，抗病能力低下，不足以抵抗病邪，病邪容易乘虚而入，容易得病。因此，正气不足是发病的内在根据。

（二）邪气侵犯是发病的重要条件

中医学虽然强调正气在发病中的主导地位，但并不排除邪气在发病中的作用。任何疾病的发生，都是由邪气侵犯引起的，某些特殊邪气在发病中可起决定性的作用，如疠气、高温、高压电流、枪弹、虫兽咬伤等，即使正气强盛，也难免被损伤而产生病变。

邪气对机体的伤害，主要体现在三方面：一是直接造成机体形质的损害；二是干扰机体的功能活动；三是导致机体正气消耗。

（三）正邪斗争的胜负决定是否发病

疾病过程中，始终存在着正邪的斗争，邪正斗争的胜负决定疾病是否发生。

1. 正胜邪负则不发病　正气充足，抗邪有力，则邪气难以入侵，或虽有邪气侵入，亦能驱邪外出，机体未受邪气的侵害，正胜邪负则不发病。

2. 邪胜正负则发病 正气不足，抗邪无力，邪气得以入侵，损伤机体，则导致疾病的发生。

二、影响发病的因素

影响发病的因素有很多，主要包括环境、体质、精神等因素。

（一）环境因素

1. 气候因素 四时气候的异常变化，往往成为邪气滋生和传播的重要条件。不同的季节易产生不同性质的邪气，如春季多风、夏季多暑热、秋季多燥、冬季易感寒邪；疠气的发生与流行，与自然界的气候亦有密切的关系，如久旱酷暑、湿雾瘴气、应寒反热、应热反寒等气候反常之时，易导致传染病的发生和流行。

2. 地域特点 不同地域的气候特点、水土性质、饮食结构及生活习惯的不同，对于疾病的发生也有着不同的影响。如东南地区，气候温暖潮湿，病多湿热为患；北方气候寒冷，易感寒邪而多寒病。此外，有些地区因缺乏某些物质，往往会发生地方病。如地方性甲状腺肿，多见于远离海岸的地区，常见原因是缺碘。有些人异地而居，因"水土不服"而患病，或致使疾病病情加重，也与地理环境有关。

3. 生活工作环境 生活工作环境优美、清洁卫生，能直接影响人的身心健康，提高生活质量和工作效率，减少疾病的发生。不良的生活工作环境，就会成为致病或诱发因素，引起疾病的发生。如工业废气、废物、农药、粉尘和各种噪音，均可成为直接的致病因素，引起某些严重疾病，或急慢性中毒。而蚊、蝇是疾病传播的媒介，也可导致疾病的发生。

（二）体质因素

人的体质有强弱之别。体质壮实者，脏腑功能活动旺盛，精气血津液充足，正气充足，抵抗力强，不易感邪发病；体质虚弱者，脏腑功能减退，精气血津液不足，正气虚弱，抗邪能力差，容易感邪发病。同时，人的体质有阴阳的偏差，阳偏盛或阴虚体质，易感受温热之邪发病；阴偏盛或阳虚之体，易感受寒邪而发病。

（三）精神因素

人的精神状态直接受情志因素的影响。精神状态的好坏时刻影响着人体的功能活动，从而影响正气的强弱。情志舒畅，精神愉快，则气血通畅，脏腑功能协调，正气旺盛，不易发病；情志不畅，精神抑郁，则气机逆乱，气血失调，脏腑功能失调，正气减弱，容易发病。因此，调摄精神，保持精神愉悦，避免情志过激，可以增强正气，从而减少和预防疾病的发生。

三、发病类型

由于感受邪气的种类、性质和感染途径的不同，以及个体体质和正气强弱的差异，可出现不同的发病类型。常见的发病类型有猝发、缓发、伏发、继发和复发等。

1. 猝发 是指感染邪气后立即发病。多与感邪较盛、感受疠气、情志剧变、毒物所伤、急性外伤、感邪病种等有密切联系。如感受疫疠之邪，多发病暴急，来势凶猛，可致邪气迅速扩散。

2. 缓发 是指感邪后发病缓慢。缓发与病因的种类、性质，体质因素等密切相关。缓发多见于内伤疾病，如思虑过度、房事不节、忧愁不解、嗜好烟酒等，可导致机体出现渐进性病理改变，日久而发病。另外，若感受外邪之湿邪，其性黏滞重浊，起病多徐缓。另外，年老体虚、正气不足者，若感邪较轻时，抗邪无力，亦可见到缓发。

3. 伏发 是指感受邪气后而深伏于体内，或在诱因的作用下，过时而发病。如破伤风、狂犬病及外感性疾病"伏暑"等均属此类。

4. 继发 是指在原发疾病的基础上，继而发生新的疾病。继发疾病以原发疾病为前提，两者间有密切的病理联系。如肝病见胁痛、黄疸等症，失治、误治，日久可继发癥积、鼓胀；肝阳上亢可继发"中风"；小儿营养不良可继发"疳积"等。

5. 复发 是指因余邪未尽、正虚未复之时，在某些诱因的作用下，余邪复炽，引起疾病再度发作或反复发作的一种发病形式。如饮食不当、新感病邪、过于劳累、用药不慎等均可引起久病复发。此外，气候因素、地域因素等也可成为复发的因素。

第三节 病 机

病机，指疾病发生、发展与变化的机理。临床病证种类繁多，错综复杂，但究其根本，疾病主要的机理不外乎邪正盛衰、阴阳失调、气血津液代谢失常等。

一、邪正盛衰

邪正盛衰，是指在疾病过程中，机体抗病能力与致病邪气之间相互斗争所发生的盛衰变化。这种斗争不仅关系到疾病的发生，而且决定着病机的虚实，影响着疾病的发展和转归。

（一）邪正盛衰与虚实病机

1. 虚实病机 虚与实是相对的病机概念。《素问·通评虚实论》说："邪气盛则实，精气夺则虚。"

（1）实性病机 实，主要指邪气亢盛，是以邪气亢盛为矛盾主要方面的一种病机变化。多因外邪侵犯，或痰饮、瘀血、宿食等病理产物停积体内所致。病机特征：邪气亢盛而正气未衰，正邪斗争剧烈，临床上多表现出一系列亢盛、有余的病理变化。一般多见于外感六淫的初、中期阶段，以及体质壮实者。另外，由痰饮、瘀血、宿食等病理产物停滞所致的病变，亦属于实证。临床多表现为精神亢奋，或壮热烦躁，或疼痛拒按，或声高气粗，以及二便不通、脉实有力等。

（2）虚性病机 虚，主要指正气亏虚，是以正气亏虚为矛盾主要方面的一种病机变化。多因先天禀赋不足，后天失于调摄或疾病耗损所致。病机特征：机体精、气、血、津液亏少，脏腑经络生理功能减退，抗病能力低下，邪正斗争不剧烈，临床上表现出一系列虚弱、衰退和不足的病理变化。一般多见于外感疾病的后期、各种慢性消耗性疾病，或大汗、大吐、大泻、大失血之后，以及素体虚弱或年老体虚之人。临床上多表现为身体瘦弱、神疲体倦、面容憔悴、声低气微、自汗遗尿，或五心烦热，或畏寒肢冷、脉虚无力等。

2. 虚实变化　邪正斗争的消长盛衰，不仅可以产生单纯的虚、实病机变化，还可以产生多种虚实错杂、虚实转化及虚实真假等病机变化。

（1）**虚实错杂**　是指邪盛和正衰同时存在的病理状态。在疾病过程中，由于失治、误治，导致正气损伤而病邪久留，或因正气本虚，无力抗邪外出，而致痰饮、瘀血等病理产物停滞，多可形成虚实错杂的病理变化。如外感实热伤津证，临床表现以实热见症为主，又可见口渴引饮、气短心悸、舌燥少津等阴津不足之象；如脾虚湿滞证，临床表现以脾气虚弱见症为主，又兼见口黏、脘痞、舌苔厚腻等湿滞表现。

（2）**虚实转化**　是指疾病在发展过程中，因邪正双方的力量对比发生变化而产生由实转虚或因虚致实的病理变化。由实转虚，是指邪气亢盛，逐渐耗伤正气而转化为虚证。因虚致实，是指由于正气不足，脏腑生理功能低下，导致气血运行失常，水液代谢障碍，产生气滞、痰饮、水湿、瘀血等实邪停滞的病理变化。

（3）**虚实真假**　是指在某些情况下，疾病的外在现象与内在本质不完全一致，出现某些虚实假象的病机变化。假象的出现，往往见于某些严重而复杂的病证中。真实假虚，即疾病的本质为实，反而表现出某些"虚"的征象，多因实邪结聚于体内，阻滞经络，气血不能外达所致，即"大实有羸状"。真虚假实，即疾病本质为虚，反而表现出某些"实"的征象，多因脏腑亏虚，气化无力所致，即"至虚有盛候"。

（二）邪正盛衰与疾病转归

在疾病过程中，邪正交争，使双方力量对比不断产生消长盛衰的变化，这种变化对于疾病的发展与转归起着决定性的作用。

1. 正胜邪退　是指在疾病过程中，正气日趋强盛，战胜邪气，邪气日益衰减或被驱除，疾病向好转或痊愈方向发展，是最常见的一种结局。

2. 邪胜正衰　是指邪气炽盛，正气虚衰无力抗邪，疾病向加重或恶化，甚至死亡方向发展的一种转归。

3. 正虚邪恋　是指在邪正盛衰变化中，正气已虚，而余邪未尽，正虚无力驱邪外出，疾病缠绵难愈的一种病理变化。多见于疾病后期，也可见于慢性疾病。

4. 邪去正虚　是指疾病发展过程中，邪气已被驱逐，但正气的损耗尚未恢复。多见于重病的恢复期，甚至可因正气损伤太过，经久不复而成虚劳。

总之，在疾病的发生、发展和变化过程中，疾病的虚实性质是不断变化的，临床上往往出现复杂的病理现象，临证要仔细分析其虚实病机变化。

二、阴阳失调

从阴阳角度来说，阴阳平衡则人体处于健康状态，阴阳失调则处于疾病状态。阴阳失调的病理变化主要有阴阳偏盛、阴阳偏衰、阴阳互损、阴阳格拒、阴阳转化和阴阳亡失。

（一）阴阳偏盛

阴阳偏盛，是指人体阴或阳偏盛所引起的病理变化，属于"邪气盛则实"的实证，包括阳偏盛和阴偏盛两种情况。

1. 阳偏盛　是指在疾病过程中，人体出现阳气偏盛，脏腑功能亢奋，阳热过剩的病理变化。多由外感阳热之邪，或外感阴寒之邪入里化热，或五志过极化火，或气滞、痰饮、瘀血、食积等邪郁而化热所致。一般来说，其病机特点多为阳盛而阴未衰的实热证，以热、动、燥为特点。临床表现有壮热、面红目赤、烦躁甚至神昏、舌红苔黄、脉洪数等。"阳胜则阴病"，阳热亢盛，必然会导致不同程度的阴液损伤，伴有口渴、小便短少、大便秘结等伤阴的表现。

2. 阴偏盛　是指在疾病过程中，人体出现阴气偏盛，脏腑功能障碍，产热不足，以及阴寒性病理代谢产物积聚的病理变化。多由外感寒湿阴邪，或过食生冷等所致。一般来说，其病机特点多为阴偏盛而阳未衰的实寒证，以寒、静、湿为特点。临床表现有形寒、肢冷、小便清长、大便溏薄、舌淡苔白腻、脉迟等。"阴胜则阳病"，阴邪偏盛，导致不同程度的阳气损伤，形成实寒兼阳虚证。

（二）阴阳偏衰

阴阳偏衰，是指人体阴或阳偏衰所引起的病理变化，属于"精气夺则虚"的虚证，包括阳偏衰和阴偏衰两种情况。

1. 阳偏衰　是指机体阳气虚损，脏腑功能减退，产热不足的病理变化。多由先天禀赋不足，或后天失于调养，或大病久病损伤阳气等所致。一般来说，其病机特点多为阳虚不能制阴，阴气相对偏盛的虚寒证，以虚、寒、润为特点。临床表现有精神不振、畏寒喜暖、四肢不温、面色㿠白、口淡不渴、喜静蜷卧、舌淡脉弱等。五脏均可出现阳虚，但以脾肾阳虚为多见。

2. 阴偏衰　是指机体精、血、津液等液态物质不足，对机体的滋润、濡养和宁静功能减退，阳热相对偏亢的病理变化。多由阳邪、五志过极化火伤阴，或久病耗伤阴液所致。一般来说，其病机特点多为阴虚不能制阳，阳相对偏盛的虚热证，以虚、热、燥为特点。临床表现有形体消瘦、潮热盗汗、心烦失眠、口干咽燥、两颧潮红、小便短少、大便干结等。多见于心、肺、肝、肾等脏，尤以肾阴虚为关键。

（三）阴阳互损

阴阳互损，是指人体阴或阳任何一方虚损到一定程度，导致对方虚损而出现阴阳两虚的病理变化。

1. 阴损及阳 是指阴液亏损，累及阳气，导致阳气生化不足，或无所依附而耗散，从而在阴虚的基础上又导致阳虚，形成了以阴虚为主的阴阳两虚的病理状态。

2. 阳损及阴 是指阳气虚损，累及阴液的化生，从而在阳虚的基础上又导致阴虚，形成以阳虚为主的阴阳两虚的病理变化。

（四）阴阳格拒

阴阳格拒，是指由各种原因引起阴或阳的一方偏盛至极，壅遏于内，将另一方格拒于外，阴阳之间不相维系，从而形成阴盛格阳或阳盛格阴的病理变化。主要包括阴盛格阳、阳盛格阴两种情况。

1. 阴盛格阳 是指阴寒极盛，迫使阳气浮越于外，使阴阳之气不相顺接，出现真寒假热的病理变化。临床可见在面色苍白、四肢厥冷、精神萎靡、脉微欲绝等阴寒内盛表现的基础上，反见面颊泛红、身反不恶寒等假热之象。

2. 阳盛格阴 是指阳热极盛，深伏于里，阳气被遏，郁闭于内，不能外达肢体而格阴于外，出现真热假寒的病理变化。临床可见在壮热、面红目赤、烦躁、舌红苔黄等邪热内盛表现的基础上，反见四肢厥冷、脉沉伏等假寒之象。

（五）阴阳转化

阴阳转化，是指疾病发展过程中，在一定的条件下，阴阳之间可以相互转化，或由阴转阳，或由阳转阴。

1. 由阳转阴 是指疾病发展过程中，在一定条件下，疾病性质可由阳向阴转化。如某些外感热病，在邪热壅盛阶段可见高热、口渴、胸痛、咳嗽、舌质红苔黄等阳热亢盛的病理表现，若失治、误治，或邪毒太盛，突然出现面色苍白、冷汗淋漓、四肢厥冷、脉微欲绝等性属阴寒的危重表现。

2. 由阴转阳 是指疾病发展过程中，在一定条件下，疾病性质可由阴向阳转化。如寒湿凝滞关节，可见关节沉重冷痛、得温痛减、舌淡苔白、脉沉紧等阴寒内盛的病理表现，若用温燥方法过度治疗，或体质因素影响，寒湿郁久从阳化热，则出现关节红肿热痛、心烦、舌红苔黄、脉滑数等阳热亢盛之症。

（六）阴阳亡失

阴阳亡失，是指机体的阴液或阳气突然大量亡失，导致生命垂危的一种病理变化，包括亡阴、亡阳两种情况。

1. 亡阳 是指机体阳气突然脱失，而致全身功能严重衰竭的一种病理变化。多由邪气亢盛，正不敌邪，或因素体阳虚，正气不足，疲劳过度，或汗出过多，吐泻太过，阳随阴泄，以致阳气脱失。临床表现有大汗淋漓、清冷质稀、手足厥冷、呼吸微弱、精神萎靡甚至昏迷、脉微欲绝等危重表现。

2. 亡阴 是指机体阴液突然大量消耗或丢失，以致全身功能严重衰竭的一种病理变化。多由热邪炽盛，迫使津液大量外泄，或热邪久留，煎灼阴液所致。临床表现有汗出不止、汗热而黏、四肢温和、机体消瘦、喘渴烦躁甚或昏迷、脉细数无力等危重表现。

三、气、血、津液代谢失常

气、血、津液是脏腑生理活动的产物，又是人体生命活动的物质基础，一旦发生病变，就会影响脏腑的功能，导致疾病的发生。

（一）气的失常

气的失常包括两方面：一是气的生成不足或耗散太过，而致气的功能减退，形成气虚的病理状态；二是气的运动失常，出现气滞、气逆、气陷、气闭和气脱等气机失调的病理状态。

1. 气虚　是指气的不足，而致脏腑组织功能减退，抗病能力低下的病理变化。其形成的原因多由先天禀赋不足，或后天失于调养，或脾肺肾等脏腑功能失调，导致气的生成不足；再则由于劳倦过度、久病不复等导致气的耗散太过，均可导致气虚的形成。临床表现为神疲乏力、少气懒言、自汗恶风、易于感冒等，多见于肺、脾、肾等脏腑。气与血、津液有着密切的联系，气虚进一步发展，可引起血和津液的多种病变。

2. 气机失调　是指气的升、降、出、入运动失调，从而引起气滞、气逆、气陷、气闭和气脱等病理变化。

（1）**气滞**　是指气的运行不畅而阻滞不通的病理变化。其形成多由情志抑郁，或痰饮水湿、食积、瘀血等实邪阻滞，影响气的运行，形成局部或全身的气机不畅或阻滞不通，从而导致脏腑、组织功能障碍。气滞于某一局部，可出现局部胀、闷、疼痛为主要特征的表现，常见于肺、肝和胃肠等脏腑。肝气郁结，常见胸胁、乳房、少腹胀闷疼痛，随情绪忧思恼怒而加重；肺气郁滞，可见胸闷、咳嗽、气喘、咯痰等；胃肠气滞，可见脘腹胀满而痛，时轻时重，得矢气、嗳气则舒等。气滞进一步发展，可引起血瘀、痰饮、水停、湿阻等病理变化。

（2）**气逆**　是指气上升太过，或应降反升的病理变化。其形成多由于情志内伤，或饮食不适，或外邪侵袭及痰浊壅滞所致，常见于肺、胃、肝等脏腑。肺气上逆，可见咳嗽、气喘等；胃气上逆，可见恶心、呕吐、嗳气、呃逆等；肝气上逆，可见面红目赤、头胀头痛、急躁易怒，甚至呕血、昏厥等。

（3）**气陷**　是指气的上升不足或下降太过的病理变化。其形成多由气虚进一步发展而来，与脾气亏虚关系密切。主要表现有内脏下垂，如胃下垂、肾下垂、子宫脱垂、脱肛等，还可见脘腹坠胀、便意频频、久泻不止，伴少气懒言、神疲乏力、舌淡脉虚等脾气虚的病证。

（4）**气闭**　是指气闭于内，外出受阻的病理变化。其形成多由情志刺激，或外邪、痰浊等阻滞，或剧烈疼痛等，导致气机外出受阻，从而出现闭厥的病理状态。临床表现有突然昏厥、不省人事、手紧握拳、牙关紧闭、气急鼻扇等。

（5）气脱　是指气不内守，大量外逸，导致全身功能突然衰竭的病理变化。其形成多由邪气亢盛，正不敌邪，或久病、重病，气虚至极，或汗、吐、泻太过，大出血等，而致气随津、血脱失。临床表现有突然出现面色苍白、汗出不止、目闭口开、全身软瘫、手撒气微、四肢厥冷、二便失禁、脉微欲绝等。

（二）血的失常

血的失常包括两方面：一是因血液生成不足或耗损太过，导致血的濡养功能减退而引起的血虚；二是血的运行失常，包括血瘀、血热及血寒等。

1. 血虚　是指血液不足，濡养功能减弱的病理变化。其形成原因一是生成不足，如脾胃虚弱，或饮食营养不足，或肾精亏损，引起化源不足；二是耗损或丢失过多，如失血过多，或久病不愈、思虑暗耗、寄生虫等消耗。临床表现有面、唇、舌、爪甲淡白无华，或面色萎黄、形体消瘦、眩晕耳鸣等。尤其以心、肝两脏最为突出，心血虚可见心悸怔忡、失眠多梦、健忘、精神疲惫等；肝血虚可见肢体麻木、两目干涩、视物昏花、妇女经少经闭等。

2. 血瘀　是指血液运行迟缓，甚至停滞的病理变化。其形成原因和临床表现可参照本章"病因"一节。

3. 血热　是指血分有热，血行加速，甚则迫血妄行的病理变化。其形成多由邪热入血，或情志郁结、五志过极化火所致。临床上既有热象，又有耗血、动血和伤阴的表现。

4. 血寒　是指血分受寒，血行迟缓，甚或凝滞不通的病理变化。其形成多由外感寒邪，或阳虚生寒，不能温运血脉所致。临床表现有手足麻木冷痛，肤色、舌色青紫，或少腹冷痛、得温痛减，形寒肢冷，妇女月经后期，经色紫暗夹有血块，或闭经，脉沉迟而涩等。

（三）津液代谢失常

津液代谢失常，是指全身或某一脏腑的功能失常，津液代谢发生异常，从而导致津液的生成不足或输布、排泄障碍的病理变化。

1. 津液不足　是指机体津液亏乏，脏腑、形体、官窍失于滋养，产生一系列干燥枯涩的病理变化。其形成多由外感燥热之邪，或五志化火等耗伤津液，或汗、吐、下太过及大失血等，丢失大量津液，或久病耗伤津液所致。临床表现包括伤津与脱液两种情况：伤津常见以水分丢失为主，主要以滋润功能减弱为特征，症见口、鼻、咽、皮肤干燥，尿少便干等；脱液常见形瘦肉脱，皮肤、毛发枯槁，甚则手足颤动、肌肉胸动等。

2. 津液输布、排泄障碍　输布和排泄是津液代谢中的两个重要环节。两者虽不同，但均可导致津液在体内的不正常停滞。其形成的原因主要有外邪侵入、七情内伤、饮食失宜等，导致肺失宣肃、脾失健运、肾失气化、肝失疏泄、三焦水道不利等脏腑功能失常，津液异常停滞，从而形成痰饮水湿等病理产物。湿浊困阻者，临床多表现为胸闷脘痞、腹泻便溏、头身困重、苔腻脉滑等。痰饮可随气流行全身，无处不到，从而产生多种病证。如痰饮阻肺，可见咳喘咯痰；痰阻于胃，则恶心、呕吐痰涎；痰扰于心，则胸闷心悸，甚则癫、狂、痫等；痰阻咽喉，则见咽喉如有物梗阻、吐之不出、咽之不下的梅核气等。水邪潴留者，临床多表现为水肿。饮邪停聚，可致痰饮、支饮、悬饮、溢饮等病证。

案例分析

该案例中，患者因工作需要，赴甘肃出差。甘肃地处西北，且恰逢隆冬季节，感受风寒，故其发病原因是外感六淫中的寒邪。其致病特点：寒为阴邪，易伤阳气；寒性凝滞；寒主收引。

患者于冬季奔赴甘肃，冒受风寒，寒为阴邪，易伤阳气，出现阴气偏盛，产热不足，以及阴胜则寒的病理变化。故该患者的主要病机属于阴阳失调中的"阴偏盛"。

证候分析如下：寒邪外束肌表，卫阳被遏，温煦失司，故严重恶寒；卫阳奋起抗邪，邪正交争，故发热；寒主收引，毛窍闭塞，故无汗出；寒主凝滞，不通则痛，故周身疼痛；肺外合皮毛，风寒外袭，肺失宣肃，肺气上逆，故咳嗽；卫阳鼓动脉气，故脉浮；寒气凝滞血脉，故脉紧。

复习与实践

1. 何谓病因？中医的致病因素包括哪些？
2. 何谓六淫？六淫致病的共性特点是什么？
3. 何谓内伤七情？
4. 为什么说正气不足是疾病发生的内在根据？
5. 何谓病机？中医病机总体来说包括哪些内容？
6. 邪正盛衰与虚实变化的病机有哪些内容？
7. 阴阳失调的病机变化包括哪些内容？

第五章　病情观察

学习目标

1. 能简述四诊的基本内容、方法和临床意义。

2. 能阐述望神、望面色、望舌、脉诊的基本内容和临床意义。

3. 能初步综合运用四诊搜集患者的病情资料，辨识临床常见的异常表现，进行护理评估。

案例导读

张某，女，52 岁。腹泻反复发作 4 年余。患者 4 年前曾因着凉而患腹泻，未经医治，自服成药数日，腹泻次数减少。后来逐渐形成晨醒即急入厕腹泻 1 次，感体力日虚，消化无力，故来就诊。现症见：晨醒即腹泻，泻下物略腥臭，泻后腹痛缓解，消瘦乏力，语声低微，畏寒肢冷，腰膝酸软，食欲不振，时有恶心，小便短少，舌苔白腻，六脉沉弱。

任务 1：请分析该案例中进行病情观察时运用了哪些方法，每种方法分别获得了哪些病情资料？

任务 2：通过本案例说明中医护理病情观察的特点。

中医学观察病情、搜集疾病相关资料的基本方法称为"四诊"，包括望、闻、问、切 4 种方法。在临床工作中，通过四诊可以对患者病情进行有目的的观察和分析，从而为作出护理诊断、制定护理计划、进行辨证施护提供依据。

人体是一个有机的整体，皮肉筋骨脉、经络与脏腑息息相关。由于经络的传导作用，体表或局部组织器官的病变可以传入脏腑，而脏腑功能失调也能够反映于体表或相关组织器官。因此，通过体察人体外部的各种表现，就可以探察脏腑功能的强弱和气血阴阳的盛衰。

中医四诊各有特点而又相互补充，临床运用时应将四诊收集的病情资料有机地结合起来，进行分析、综合，做到四诊合参，才能全面而系统地了解病情，作出正确的判断。

第一节　望　诊

望诊，是指运用视觉对患者的全身和局部表现，以及分泌物、排出物等进行有目的的观察，以收集病情资料的一种诊察方法。长期以来，望诊以其直观、便捷、准确的特点，被列为四诊之首，并有"望而知之谓之神"的说法。望诊包括全身望诊、局部望诊、望舌、望排出物及望小儿指纹等 5 部分内容。本节所介绍的望神、望色、望形态等内容属于全身望诊，望头面、望五官、望皮肤属于局部望诊。

望诊时应注意：第一，保证光线充足，尽量选择自然光线下进行望诊，避免有色光源；第二，适宜的室温可使患者气血通畅、皮肤肌肉放松，所以，要避免室温过高或过低，影响资料的真实性；第三，望诊时应尽可能使受检部位充分暴露，以便完整观察；第四，保护患者隐私，如需充分暴露身体，应注意使用屏风。

一、望神

神，有广义和狭义之分。广义的神是指人体一切生命活动的外在表现；狭义的神是指人的神志、意识、思维和情感活动。望神指望广义的神，是通过观察人体生命活动的整体表现来了解病情的方法。通过望神可了解脏腑的功能、精气的盈亏，以及病变的轻重和预后。望神分为得神、少神、失神、假神和神乱 5 种类型，临床以神情、眼神、气色和体态为观察要点。

1. **有神** 又称"得神"，是精充气足神旺的表现。表现为神志清楚、语言明晰、反应灵敏、两目精彩内含、面色明润、体态自如等，多为常人或病情轻浅之人的表现。提示脏腑未衰，精气充盛，或虽病但正气未伤，预后良好。

2. **少神** 又称"神气不足"，即轻度失神。表现为精神不振、两目乏神、面色少华、少气懒言、动作迟缓、思维迟钝等，多见于虚证或恢复期患者。提示脏腑功能减弱，正气不足，精气轻度受损。

3. **无神** 又称"失神"，是神损气亏神疲之象。表现为精神萎靡、反应迟钝、瞳神呆滞、面色晦暗无华、呼吸气微，甚则神昏谵语、目闭口开、手撒尿遗，或撮空理线、循衣摸床等症。提示脏腑功能衰竭，精气大伤，预后不良。

4. **假神** 指垂危、久病患者突然出现精神暂时好转的假象。表现为原本精神萎靡、声低气弱、懒言少食，突然精神转佳、语声清亮、言语不休、思食索食等；或本已神志不清，突然清醒、目光转亮、欲见亲人；或原有面色晦暗，突然两颧红赤如妆等。其局部症状表现与整体病情的恶化不相符合。提示脏腑精气衰竭已极，阴阳即将离决，是临终前的预兆，古人称之为"回光返照"或"残灯复明"。

有神、少神、无神和假神的鉴别见表 5 - 1。

表 5 - 1 有神、少神、无神和假神的鉴别比较

		有神	少神	无神	假神
临床表现	精神	神志清楚，精神良好	精神不振	精神萎靡，或神志昏迷	精神突然转佳，神志清楚
	眼神	精彩内含	两目乏神	眼神呆滞	突然转亮
	气色	面色红润	面色少华	晦暗无华	突然两颧红赤如妆
	体态反应	形体如常 反应灵敏	动作迟缓	肉削著骨 动作艰难	突然言语不休
临床意义		精充神旺	精亏神衰	精气衰败	临终恶兆

5. 神乱　即神志错乱，包括神志不宁及癫、狂、痫。神志不宁多表现为烦躁易怒、坐卧不安、失眠惊悸等，多由里热炽盛或阴虚火旺，热扰心神所致。癫、狂、痫均属神志异常的疾病，而在临床表现上又各有不同：癫证患者常默默无语，表情冷漠，甚则精神痴呆、喜怒无常等；狂证患者则狂躁乱动，言行越常，登高而歌，弃衣而走，打人毁物，力逾常人，呼号怒骂等；痫证患者则猝然昏倒，四肢抽动，口吐白沫，或伴有怪叫声，醒后同常人。

二、望色

望色是指通过观察患者皮肤颜色和光泽变化以诊察病情的方法。皮肤的光泽乃脏腑气血所荣，故皮肤之荣润或枯槁变化能反映脏腑精气的盛衰。面部皮肤薄嫩，易于观察，故望色的重点是望面部色泽。望面色可以判断气血的盛衰，明确疾病的性质和部位，推测疾病的轻重和预后。

1. 常色　即健康人的面色。黄种人正常面色为红黄隐隐，明润光泽。提示脏腑功能正常，精充神旺，气血调和。常色有主色和客色之分。主色是人生来就有的面色，为禀赋所致，终生不变；客色是受各种非疾病因素影响而导致的面色变化，包括季节、气候、环境和情绪等。

2. 病色　指疾病状态下人体面部出现的异常色泽。通常面色鲜明荣润为善色，说明病变较浅，脏腑气血未衰，预后较好；面色晦暗枯槁为恶色，说明病情深重，脏腑精气衰败，预后不佳。病色分为青、赤、黄、白、黑，可提示病变的病位、性质等。

（1）青色　主瘀血、肝病、寒证、痛证和惊风。多因气血运行不畅，导致气滞，或瘀血内阻，或筋脉拘急等。临床上，面色苍白带青，多属阴寒内盛或寒邪外袭；面色青灰、口唇青紫，伴心胸痛，多为心阳不振，心血瘀阻；小儿高热，眉间、鼻柱、唇周见青色，常为惊风或惊风先兆。

（2）赤色　主热证。热盛而脉络扩张，血脉充盈，故面色红赤。满面通红，伴有高热、口渴、便秘等，为实热证；午后两颧红赤，伴有盗汗、五心烦热等，多属虚热证。

（3）黄色　主虚证、湿证。多因脾虚气血生化不足，肌肤失养，或湿邪内阻，脾运不健所致。面色淡黄而晦暗，枯槁无泽者为萎黄，属脾胃气虚，气血不荣；面色虚浮淡黄为黄胖，属脾虚湿盛。面、目、身俱黄为黄疸。黄色鲜明如橘色者为阳黄，属湿热熏蒸；黄而晦暗如烟熏者为阴黄，属寒湿。

（4）白色　主虚证、寒证和失血。或见于气血不充，耗气失血，气血不能上荣颜面；或见于阳气虚衰，气血运行无力，脉络空虚；或见于寒凝血涩，经脉收缩。面色淡白且形体消瘦，属血虚；淡白少华，少气乏力，属气虚；面色白而虚浮，多为阳虚；面色青白，多属寒证；产后面色白，多为夺血伤气所致。

（5）黑色　主肾虚、寒证、水饮和瘀血。黑色多为阴寒水盛、气血凝滞之象。阳虚火衰，阴寒内盛，水饮不化，气血凝滞，经脉肌肤失养，或肾精亏虚，面部失荣所致。面色黧黑，唇甲紫黯，多为肾阳衰微；面黑干焦，属肾阴虚；面色淡黑，多为阴寒内盛的水气证；色黑而肌肤甲错，多有瘀血。

三、望形态

形态指形体和姿态。望形态主要是观察患者形体的强弱胖瘦、动静姿态等情况，以判断脏腑功能强弱的方法。

1. 望形体 形体可反映脏腑的虚实和气血的盛衰。一般来说，身体强壮、骨骼粗大、肌肉充实、胸廓宽厚、皮肤润泽、食欲旺盛者，提示内脏坚实，气血旺盛，抗病能力强，虽病易治；身体衰弱、骨骼细小、肌肉瘦削、胸廓狭窄、皮肤枯槁、食少乏力者，说明脏腑虚衰，气血不足，抗病力弱，容易患病，患病易迁延不愈。形体肥胖而肌肉松软、气短乏力者，多为阳气不足、脾虚有痰，所谓"肥人多痰"；形瘦颧红、皮肤干焦，多为阴虚火旺，故说"瘦人多火"。

2. 望形态 根据"阳主动，阴主静"的规律，喜动者多为阳证、热证、实证，喜静者多为阴证、寒证、虚证。卧时面常向外，身轻能自转侧，喜仰卧伸足，揭衣弃被，多为阳证、热证、实证；卧时面常向内，蜷缩成团，身重不能转侧，喜加衣被，多为阴证、寒证、虚证。卧而不能坐，多为气血俱虚。坐时喜仰，多属肺气逆；坐不得卧，属心阳不足，水气凌心；坐时喜伏，多属肺气虚。关节肿痛，屈伸不利，沉重麻木或疼痛，属痹证。猝然昏倒，不省人事，口眼歪斜，一侧肢体活动不灵，为中风偏瘫。四肢痿软无力，不能握物和行动，为痿证。

四、望头面、五官

1. 望头部

（1）**望头** 头形异常常见于婴幼儿，主要有巨颅、小颅和方颅。小儿头形过大或过小，伴有智力发育不全者，多属先天不足或肾精亏损所致。小儿囟门下陷，常因津伤髓虚；囟门凸起者，多属热证；囟门迟闭，多属肾气不足，或后天失调所致。

头项强直或头摇不能自制者，多为肝风内动之兆，或为老年人气血亏虚所致。

（2）**望头发** 发为血之余，肾之华。正常的头发色黑润泽，茂密而分布均匀，为肾气充盛、经血充足之象。因此，望头发可以了解肾气和精血的盈亏，观察毛发时应注意其色泽和疏密。毛发稀疏易落，枯黄不荣，多因精血不足，多见于慢性虚损患者或大病之后精血未复者；青少年白发，伴有腰膝酸软、耳鸣等症，多为肝肾亏损，气血不足；突然片状脱发，呈圆形或椭圆形，称为斑秃，多为血虚受风，或长期精神紧张，精血内伤所致；青壮年脱发，如伴多屑多脂、头皮瘙痒，多为血热；如伴有腰酸、眩晕、健忘等，多为肾虚。

2. 望面部 面部浮肿者，多为肺脾肾功能失调，水湿泛溢肌肤所致。口眼㖞斜，单侧发病，无半身偏瘫者，多为面瘫，由风邪中络引起；如兼半身不遂，属中风。一侧或两侧腮部肿痛，并以耳垂为中心肿起，按之有柔韧感或压痛者，为外感风温邪毒所致，称为"大头瘟"，多见于儿童，属疫证。

3. 望五官

（1）**望目** 目为肝之窍，同时"五轮学说"认为五脏六腑之精气均上注于目，将目按照不同部位分属于不同的脏腑，因此，目的异常变化可反映五脏的情况。望目，主要观察目的色泽和形态。全目赤肿，为肝火或肝经风热上攻；目眦赤，为心火亢盛；目眦颜色淡白，多为血虚；白睛黄染，是黄疸之征，为肝胆湿热或寒湿；眼睑红肿湿烂，为脾有湿热；目眶周黑，为肾虚水泛之水饮证，或寒湿下注的带下病；目眶凹陷，为吐泻伤津或气血亏虚；眼睑浮肿，为水肿之征。两目上视、直视，可见于肝风内动或精气衰竭；睡时露睛，多因脾气虚弱；两眼深陷，瞳仁扩大，视物不见，为肾精耗竭，乃濒死危象。

（2）**望耳** 耳为肾之窍，且手足少阳经之脉布于耳，因此，耳的异常变化主要反映肾与肝胆的疾病。望耳应注重观察耳的色泽、形态和耳道变化。正常耳轮应丰满、色泽红润，说明肾精充足。耳轮淡白，肉薄干枯，为肾精亏虚、气血不足；耳轮红肿或耳中疼痛，耳道流脓，为肝胆湿热；耳背、发际有玫瑰色丘疹，耳根发凉，多为麻疹先兆。

（3）**望鼻** 鼻为肺之窍，因此，鼻子的异常主要反映肺的情况。望鼻主要望鼻内分泌物和鼻的外形。鼻流清涕，为外感风寒或阳气虚弱所致；鼻流浊涕，为外感风热或肺胃蕴热；鼻流浊涕日久且有腥臭者，为肺经风热或肝胆湿热上蒸所致，称鼻渊。鼻柱溃烂，可见于梅毒病、麻风病；鼻翼扇动，多见于痰热阻肺或肺肾精气衰竭而出现的喘息。

（4）**望口唇** 脾开窍于口，其华在唇，因此，口唇的异常变化主要反映脾胃的病变。望口唇，主要观察口唇的颜色、润燥和形态的变化。正常唇色应红润、有光泽，是胃气充足、气血调匀的表现。唇色淡白，为气虚、血虚证；唇色深红而干，为实证、热证；唇色青紫，多属寒凝血瘀；唇色呈现樱红色，则为煤气中毒；小儿口腔颊膜近白齿处有带红晕的灰白色斑点，为麻疹将出之兆；口角流涎（或睡时流涎），多因胃中有热或脾虚湿盛；口唇糜烂，为脾胃湿热；口舌生疮，多为心脾积热上蒸所致。

（5）**望齿龈** 齿为骨之余，骨为肾所主，胃之经脉络于龈中，因此，齿、龈的异常变化主要反映肾与胃的情况及津液的盈亏。正常牙齿应洁白润泽，是肾气旺盛、津液充足的表现。若牙齿干燥不泽，则阴液已伤；齿若枯骨，为肾阴枯竭；若牙齿光燥如石，则为阳明热盛，津液大伤。齿龈淡白，多为血虚或气血两虚；齿龈红肿热痛，则是胃火炽盛；齿龈萎缩，牙根外露，牙齿松动稀疏，多属肾虚。

（6）**望咽喉** 咽喉为肺胃之门户，咽喉的异常变化主要反映肺胃的情况。正常人咽喉淡红润泽，不痛不肿，呼吸通畅，食物下咽顺利，发音正常。咽部红赤肿痛，多为肺胃有热；若咽部淡红，疼痛不甚，则为阴虚火旺；咽喉有灰白色假膜，迅速扩大，不易剥脱，或重脱出血，很快复生，可见于白喉，属烈性传染病，系肺胃热毒伤阴所致。

五、望皮肤

皮肤居一身之表，为机体御邪之屏障，内合肺脏。脏腑病变或感受外邪，可通过经络反映于肌表。正常人皮肤柔软光滑，润泽而无肿胀，提示脏腑强健，精气充足。望皮肤主要了解皮肤局部病变、脏腑功能和气血津液的盛衰，观察要点包括皮肤的色泽、形态及相关病症。

1. 望色泽变化　皮肤面目俱黄，为黄疸。局部皮肤呈红色，如染脂涂丹，称为"丹毒"。皮肤粗糙，状如鱼鳞，抚之涩手者，为肌肤甲错，属瘀血日久，肌肤失养所致；皮肤干瘪枯槁，甚则皲裂，多系津液耗伤，或营血亏虚，肌肤失养。

2. 望形态变化

（1）望肿胀　全身皮肤肿胀，或眼睑、足胫肿胀，按之凹陷不起，为水肿。病势较急，头面先肿，继而遍及全身，肿势以腰以上为剧，为阳水，多因感受外邪所致；病程较长，浮肿多从下肢开始，肿势以腰以下为甚，为阴水，多因久病元气亏损、脾肾功能失调所致。

（2）望斑疹　点大成片，或红或紫，平摊于皮肤，摸之不碍手者，为斑；点小如粟，色红，稍高于皮肤，摸之碍手者，为疹。斑疹常见于外感热病，也见于内伤杂病。望斑疹主要观察其色泽与形态的变化。斑疹的色泽，以红活润泽为顺、淡滞晦暗为逆。斑疹分布均匀，稀疏者为顺，提示邪浅病轻；斑疹分布不均，稠密成团，压之不褪色，紧束有根，则为逆，提示热毒深重，预后不良。

（3）望痈疽疔疖　局部皮肤红肿热痛，高出皮肤，盘根紧束者为痈，属阳证；局部皮肤漫肿无头，坚硬而肤色不变，病位较深者为疽，属阴证。初起如粟米，根脚坚硬，麻木或发痒，顶白而剧痛者为疔。形如豆粒梅核，起于浅表，红肿热痛，继而顶端有脓头，化脓即软，脓溃即愈者为疖。

六、望舌

（一）舌诊概述

1. 望舌的原理　舌诊是望诊的重点内容，人体脏腑经络与舌关系密切。心开窍于舌，手少阴心经之别络系于舌本，足太阴脾经连舌本、散于舌下，而足厥阴肝经、足少阴肾经均通过经络直接或间接地与舌相联系。由此可见，脏腑的病变可以通过经络而反应于舌，因此，望舌可以了解疾病的本质，对于指导辨证施护有重要的意义。

知识链接

舌象的形成

　　舌是口腔中的一个肌性器官，由舌肌和黏膜组成，扁平而长。舌的上面叫舌背（中医称舌面），下面叫舌底。舌背又分为舌体和舌根。中医望舌的主要部位是舌体。

　　舌面黏膜上的突起称为舌乳头，按其形状可分为丝状乳头、蕈状乳头、轮廓乳头和叶状乳头。丝状乳头和蕈状乳头与舌象的形成有关。丝状乳头复层扁平上皮的角化和脱落细胞，再混以食物残渣、唾液等，使舌黏膜表面形成一层薄薄的白色苔状物，称舌苔。蕈状乳头数目较少，多见于舌尖，散在于丝状乳头之间，基部窄而顶端钝圆，肉眼观察呈红色小点。其形态和色泽变化，是舌质变化的主要因素。

舌的一定部位与某一脏腑存在对应关系（图5－1）：舌尖反映心肺的病变；舌边反映肝胆病变；舌中反映脾胃病变；舌根反映肾的病变。

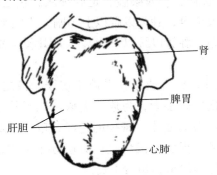

图5－1　舌诊脏腑部位分诊图

2. 舌诊的内容和方法

（1）舌诊的内容　望舌包括观察舌质和舌苔的形态、色泽、润燥等变化。舌质是舌的肌肉脉络组织；舌苔是附于舌面的一层苔状物。舌质和舌苔的征象，合称为舌象。

知识链接

染　苔

人们在进食食物或药物时，舌苔颜色可以发生改变，称为染苔。食用蛋黄、橘子、柿子、核黄素等，可将舌苔染成黄色；饮用牛奶、豆浆、椰汁和钡剂等，可使舌苔变白、变厚；进食花生、核桃、瓜子、豆类等富含脂肪的食物，可使舌面附着黄白色渣滓，易被认为是腐腻苔；吃橄榄、酸梅或黑褐色药物，或长时间吸烟，易将舌苔染成灰黑色。所以，望舌苔时，如有疑问，需仔细询问患者的饮食和用药情况，加以辨别。

（2）望舌的方法　望舌时应在充足的自然光线下，嘱患者自然伸舌，将舌平伸出口外，充分暴露舌体。先看舌苔，依次查看舌尖、舌中、舌根和舌边，然后再沿舌尖及两旁观察舌质，注意辨别有无染苔假象及有无刮苔等。

3. 正常舌象　正常舌象简称为"淡红舌，薄白苔"。即舌质淡红、鲜明、润泽，舌体柔软，活动自如，大小适中；舌苔薄白均匀而湿润。提示脏腑功能正常，胃气旺盛，气血津液充足。

（二）临床常见舌象

1. 望舌质 主要是观察舌体的神气、色泽、形状、动态等变化。望舌质对于诊察脏腑精气盛衰、判断疾病预后转归，具有重要意义。

（1）*望舌神* 舌神主要体现在舌色和舌体运动方面。舌质的荣枯，是衡量机体正气盛衰的指标之一，也是判断疾病轻重和预后的重要依据。

荣舌：舌质红活鲜明润泽，活动自如，为荣舌。提示气血充盈，精神健旺，无病或病情轻浅，预后良好。

枯舌：舌质晦暗干枯，活动失灵，为枯舌。提示脏腑精气衰减，预后较差。

（2）*望舌色* 是指观察舌质的颜色变化。

淡红舌：舌色淡红润泽，为健康人或病情轻浅者。

淡白舌：舌色较正常浅淡，主虚证或寒证。舌体淡白胖嫩，舌面湿润，或有齿痕，多为阳虚水湿内停；舌体淡白而瘦薄，多为气血两虚。

红舌：舌色较正常为深，甚至呈鲜红色，主热证。舌质红而舌苔黄厚，甚至有芒刺者，多为实热证；舌尖独红，多为心火上炎；舌质鲜红，无苔或少苔，或有裂纹，多属阴虚内热。

绛舌：舌色深红甚于红舌，主热盛，或为外感热病，或见于内伤杂病。

紫舌：舌质青紫为紫舌，主寒证、热证和瘀血。舌淡紫，嫩滑湿润，多为阴寒内盛；舌色紫绛，苔黄干燥，多为热毒炽盛；全舌青紫或局部有紫色斑点，为瘀血阻滞。

（3）*望舌形* 即舌质的形状。

老嫩：舌体坚敛苍老、纹理粗糙，为老舌，属实证；舌体浮胖娇嫩、纹理细腻，为嫩舌，主虚证。

胖瘦：舌体肥大肿胀，较正常舌大，称胖大舌，多因水饮痰湿阻滞、酒毒或热毒上泛所致。舌体瘦小薄瘪为瘦薄舌，主气血两虚或阴虚。

齿痕：舌边有齿痕称为齿痕舌，常与胖大舌并见，多因脾虚、水湿内盛所致。若舌质淡红而嫩，边有齿痕者，多为脾虚；若舌质淡白，苔白湿润而有齿痕，常为寒湿壅盛或阳虚水湿内停。

裂纹：舌面有裂沟，深浅不一，而裂沟中无舌苔覆盖者，称裂纹舌，主热盛伤津、阴血亏虚。舌质红绛，苔黄燥，为热盛伤阴；舌红无苔而有裂纹，属阴虚火旺；舌色淡白而有裂纹，多为血虚不润。如生来舌面上见纵横深沟，其裂纹中多有舌苔覆盖，身体无其他不适，称先天性裂纹舌，不做疾病论。

芒刺：舌乳头高突如刺，扪之碍手，称为芒刺舌，主热盛。

（4）*望舌态* 即舌体的动态。

痿软：是指舌体软弱，屈伸不利，多为病情较重，主气血两虚、热灼津伤。突发舌体痿软，色红绛少津，多为热灼津液；久病舌体痿软，舌色淡白，则属气血两虚，筋脉失养。

强硬：指舌体板硬强直，活动不利，言语不清，主热入心包，或高热伤津，或风痰阻络。舌强而干，舌色红绛，多为热入心包，灼伤津液；舌强语謇，口眼歪斜，半身不遂，多为中风。

歪斜：是指伸舌时，舌尖向左或向右偏斜，主中风或中风先兆，多因肝风内动，夹痰阻络而致。常与口眼㖞斜、肢体偏瘫并见。

震颤：是指舌体不自主地颤动，主肝风内动。新病舌色红绛而颤动，常因热极生风；久病舌色淡白而震颤，多为血虚动风。

吐弄：舌伸口外，久不回缩，为吐舌；舌体反复伸出舐唇，旋即缩回，为弄舌。二者皆属心脾有热。舌紫绛吐弄，多为疫毒攻心，或正气已绝；小儿弄舌多是动风先兆。

卷缩：是指舌体卷短、缩紧，不能伸出口外，主热极动风、寒凝筋脉、气血亏虚和肝风夹痰。舌卷缩而赤干，属热极伤阴；舌卷缩而淡白湿润，是阳气暴脱；舌胖黏腻而短缩，多为痰浊内阻。

（5）望舌下脉络　舌体上翘，可见舌下系带两侧络脉呈青紫色。若粗大迂曲，兼见舌有瘀斑、瘀点，多为血瘀之象。

2. 望舌苔　主要观察苔质和苔色的变化。

（1）苔质　指苔的质地、形态。

薄厚：反映邪气的盛衰。透过舌苔能隐隐见到舌质者为薄，不能透过舌苔见到舌质者为厚。苔薄者多为邪气在表，病轻邪浅；苔厚者多为邪入脏腑，病较深重。

润燥：反映津液盈亏和输布情况。舌苔润泽有津，干湿适中，不滑不燥，为润苔，表示津液未伤；舌苔干燥，扪之无津，称为燥苔，多为津液已伤或津液输布障碍所致。

腐腻：主要反映中焦湿浊情况。苔质致密，颗粒细小，融合成片，中厚边薄，刮之不脱，称为腻苔；苔厚疏松，颗粒粗大，状如豆腐渣，易于刮脱，称为腐苔，主湿浊、痰饮、食积。

剥落：原有舌苔忽然全部或部分剥脱，剥处见底，称剥落苔。舌苔全部剥脱，舌面光洁如镜，称镜面舌，是胃阴枯竭、胃气大伤的表现。若舌苔剥脱不全，剥落处见红色干燥舌质，界限分明，称剥苔，为胃之气阴两伤所致。

（2）苔色　观察苔色可以了解疾病的性质。

白苔：多主表证、寒证、湿证。苔薄白而润，为正常舌象，或为表证；苔白而厚，多为寒证；苔白滑腻，多主痰湿。

黄苔：多主热证、里证。薄黄苔为热证，黄厚为热甚；焦黄干裂或有芒刺，为里热盛极。

灰黑苔：灰苔与黑苔只是颜色深浅之差别、病变程度轻重之差别，常并称为灰黑苔，主里热、里寒之重症。苔灰黑干燥无津液，多为火热；苔灰黑而润，多为寒湿。

（三）舌诊的运用

1. 舌质与舌苔的综合诊察　疾病的发展过程是一个复杂的整体性变化过程，在一般情况下，舌质与舌苔变化相一致，例如舌红苔黄多为实热证、舌淡苔白多为虚寒证、舌干苔燥多见于热邪内盛津液耗伤者、舌润苔滑多见于寒湿内停者。但某些情况下，舌质与舌苔变化不一致，甚至两者相反，此时必须综合分析，辨别真伪。

2. 望舌的临床意义　舌质多反映脏腑虚实、气血盛衰等变化；舌苔多反映病证寒热的深浅、邪正的消长等变化。舌质与舌苔的变化能够客观地反映正气的盛衰、邪气的性质、病邪的深浅、病势的进退和预后。因此，舌象是中医诊断疾病的重要依据之一。

七、望分泌物和排泄物

望分泌物和排泄物，指通过观察痰涎、呕吐物、二便、涕、白带等排出物的量、色、质、形等情况，以了解患者相关脏腑的盛衰和邪气的性质，从而诊察病情。一般来说，分泌物和排出物色黄、质稠，多为实证、热证；分泌物和排出物色白、清稀，多为寒证、虚证。

八、望小儿指纹

望小儿指纹，又称为望小儿食指络脉，即通过观察小儿虎口至食指掌侧（内侧）桡侧的浅表静脉的形色变化来诊断病情的方法，适用于3岁以内的小儿。小儿寸口脉短小，且诊病时常躁动啼哭，因此难以切脉。而小儿食指内侧的血络是手太阴肺经的分支所在，易于观察，故望指纹与诊成人寸口脉具有相似的原理和临床意义。

第二节　闻　诊

闻诊则指听患者的声音和嗅患者身体及所居病室气味的变化来诊察疾病的方法。人体的各种声音和气味，均由脏腑生理活动所产生，故根据诊察各种声音和气味的变化，可以判断脏腑的生理功能和病理变化，为诊病、辨证提供依据。

一、听声音

声音的发出，与肺、心、肾等脏腑虚实盛衰有着密切关系。因此，听声音可以推断相关脏腑的功能状态和整体的变化。正常声音有发声自然、柔和圆润、言语清楚、应答自如、意言相符等特点，提示人体发声器官和脏腑功能正常，气血充盛。疾病状态下，则会出现各种异常的声音。

1. 语声　语声高亢洪亮有力，多言而躁动，多属实证、热证；语声低微细弱，懒言而沉静，多属虚证、寒证；语声重浊，声音沉闷，称为声重，多属外感风寒，或湿浊阻滞，肺气不宣，鼻窍不利所致。呻吟嘶哑，称暗哑；欲语而不能发音，为失音。新病嘶哑或失音，多为实证，属痰壅或邪侵，肺失清肃，即所谓"金实不鸣"；久病多为虚证，即所谓"金破不鸣"。

2. 语言　语言错乱多属心之病变。神识不清，语无伦次，声音有力，为"谵语"，多为热扰心神之实证；神识不清，语言重复，精神疲惫，语音低弱，为"郑声"，是心气大伤之虚证。言语粗暴，狂躁妄言，语无伦次，为"狂言"，多见于痰火扰心之狂证；自言自语，喃喃不休，见人语止，首尾不续，为"独语"，多为痰气郁闭之癫证。

3. 呼吸　肺主呼吸，肾主纳气，呼吸异常，常责之于肺肾。

（1）哮与喘　呼吸困难，短促急迫，甚则鼻翼扇动，张口抬肩，不能平卧，为喘。呼吸急促似喘，喉中有哮鸣声，为哮。哮必兼喘，而喘未必兼哮。哮喘有虚实之分，实证多因外邪袭肺所致，虚证则常属肺肾气虚。

（2）少气与气短　呼吸微弱，少气不足以息，称为"少气"，多因气虚所致。呼吸较常人急而短促，息快而不相接续，似喘而不抬肩，喉中无痰鸣声，称为"气短"，或因痰、食等实邪内阻，影响气机升降所致，或因元气大虚，气不足以息之故。

4. 咳嗽　咳嗽是肺失肃降，肺气上逆所致。一般来说，外感咳嗽，起病较急，病程较短，必兼表证，以实证居多；内伤咳嗽，起病缓慢，病程较长或反复发作，多为虚证。咳声重浊有力，为实证；无力作咳，咳声低微，多属肺气虚。

5. 呃逆、嗳气　呃逆指有气上逆于咽喉而出，发出一种不自主的冲击声音，声短而频，主胃气上逆。呃声高亢而短，音响有力，多属实热证；呃声低沉，气弱无力，多属虚寒证。嗳气，俗称"打饱呃"，是胃中气体上咽喉所发出的长而缓的声音，可由食滞胃脘、肝气犯胃、脾胃虚弱等原因所致的胃气上逆引起。

6. 太息　又称叹息，指情志抑郁，胸闷不畅时发出的长吁短叹声。善叹息，多由情志不遂，肝气郁结所致。

二、嗅气味

嗅气味主要指嗅病体散发的各种异常气味，包括口气及汗、痰、涕、二便、经带等排出物的异常气味。嗅气味可以了解疾病的寒热虚实：一般气味臭秽，多属实证、热证；气味不重或略有腥臭，多属虚证、寒证。

1. 口气　口臭与口腔不洁、便秘或消化不良有关。口气臭秽难闻，牙龈腐烂，为牙疳；口气臭秽，伴消谷善饥、大便干结，多属胃热；口气酸臭，伴食欲不振、脘腹胀满，多为食积胃肠。

2. 呕吐物之气　呕吐未消化食物，气味酸腐为食积；气味酸腐臭秽，多属胃热；呕吐物清稀无臭味，多为胃寒。

3. 二便之气　小便甜并散发烂苹果样气味，为消渴；小便黄赤浑浊，有臊臭味，多属膀胱湿热。大便酸臭难闻，多属肠有郁热；大便溏泻而腥，多属脾胃虚寒；大便泄泻臭如败卵，或夹有未消化食物，是饮食停滞。

4. 白带之气　带下黄稠而臭秽，多属湿热；带下清稀而腥，多为寒湿。

第三节　问　诊

问诊，是医者通过询问患者或家属，了解疾病的发生、发展、治疗经过，以及现在症状和其他与疾病有关的情况，以诊察疾病的方法。问诊在四诊中占有特殊地位，医务人员和患者的一问一答，是收集病情资料的最基本和最实用的途径。故明代医家张景岳认为问诊是"诊治之要领，临证之首务"。

一、问诊的概述

1. 问诊的内容 主要包括一般情况、主诉和病史等。问一般情况，包括患者的姓名、性别、年龄、民族、婚姻、职业、籍贯、住址等。问主诉，是指询问患者就诊时最痛苦的症状或体征及其持续时间。问病史包括问现病史、既往史、个人生活史、家族史等，即询问此次患病过程、过去有无患病情况、个人生活经历、直系血亲及其他有血缘关系亲属的健康状况等。其中，现病史包括发病情况、病程变化、诊治过程和现在症状4方面内容，而"问现在症状"是问诊的主要内容、辨证的重要依据，也是本节学习的重点。临床问诊须围绕主诉，重点询问当前症状。

2. 问诊的方法 问诊是通过护患直接交流，获取疾病相关信息的重要途径。主诉和现病史是问诊的核心内容，因此，询问患者时，应既要全面收集病情资料，又要突出重点，有的放矢。应根据就诊对象的实际情况，如初诊或复诊、门诊或住院等，有针对性地进行询问，以明确诊断。同时，问诊时语言要通俗易懂，尽量不使用医学术语，要避免暗示性语言，必要时可启发患者回答。

二、问现在症状

问现在症状是指对患者就诊时所感到的痛苦和不适，以及与其病情相关的全身情况进行详细询问，是问诊的主体内容。

知识链接

十问歌

《十问歌》始见于《景岳全书》，是明代医学家张景岳在总结前人问诊要点的基础上所写，清代陈修园又将其进行修订，成了今天广为流传的《十问歌》："一问寒热二问汗，三问头身四问便，五问饮食六胸腹，七聋八渴俱当辨，九问旧病十问因，再兼服药参机变，妇女尤必问经期，迟速闭崩皆可见，再添片语告儿科，天花麻疹全占验。"《十问歌》言简意赅，有重要的临床指导意义，应根据病情灵活运用，有主次地进行询问。

（一）问寒热

问寒热是询问患者有无怕冷与发热的感觉。感觉怕冷，添衣加被，近火取暖，仍觉寒冷，称为恶寒；虽怕冷，但加衣取暖后能够缓解，称为畏寒。体温高于正常，或者体温正常，但全身或局部有发热的感觉，都称为发热。问寒热是辨别患者阴阳盛衰、病邪性质的重要线索。

1. 恶寒发热 即恶寒与发热并见，是外感表证的主要症状之一。外感表证初起，外邪束表，卫阳被遏，肌表失于温煦，故恶寒；邪气外束，卫阳失宣，故郁而发热。恶寒重，发热轻，主风寒表证；发热重，恶寒轻，主风热表证。

2. 但热不寒　即患者仅觉发热而无怕冷，见于里热证。

（1）**壮热**　高热（体温超过39℃），不恶寒反恶热，常伴有多汗、烦渴等症，属里实热证。多见于风寒入里化热或风热内传。

（2）**潮热**　指发热如潮有定时。临床上又有以下3种情况：

阴虚潮热：多为午后或夜间发热，低热，以五心烦热为特征（手足心、胸中烦热），常伴颧红盗汗、舌红少苔、脉细数。多见于阴虚证。

阳明潮热：热势较高，多在日晡时（下午3～5时）热势加剧，因此，又称日晡潮热。多见于由邪热蕴结胃肠，燥屎内结而致的阳明腑实证。

湿温潮热：午后热甚，自觉热甚，但初按肌肤不甚热，扪之稍久才觉灼手，所谓"身热不扬"。多见于湿温病。

（3）**低热**　热势较轻微（体温多不超过38℃），持续时间较长，可见于温热病后期、气虚发热、阴虚发热、小儿夏季热等病证。

3. 但寒不热　仅有怕冷而不觉发热，多属阴盛或阳虚所致的里寒证。久病体弱畏寒，脉沉迟无力，为虚寒证；新病脘腹或其他局部冷痛剧烈，脉沉迟有力，多为寒邪直中脏腑，属实寒证。

4. 寒热往来　恶寒与发热交替发作，其寒时自觉寒而不热，其热时自觉热而不寒，可见于少阳病和疟疾。时寒时热，无时间规律，伴口苦、咽干、目眩、胸胁苦满、不欲饮食、脉弦等，属少阳病，邪在半表半里；寒战与壮热交替发作，定时发作，每日一次，或二三日发作一次，伴剧烈头痛、口渴、多汗等症，则为疟疾。

（二）问汗

汗为心液，是阳气蒸化津液出于体表而成，正常汗出可调和营卫、滋润皮肤。问汗时，要着重了解患者有汗无汗及出汗的时间、部位、多少、特征及其兼症。

1. 表证辨汗　辨别表证患者汗的有无，可以分辨邪气的性质和正气的盛衰。

表证无汗，兼见恶寒重发热轻、头项强痛、脉浮紧，为外感风寒的表实证；表证有汗，兼见发热恶风、脉浮缓，为外感风邪的表虚证。

2. 里证辨汗　辨别里证患者汗的有无，可以分辨疾病的性质和阴阳的盛衰。

（1）**自汗**　即白天经常汗出，活动后尤甚，常伴神疲乏力、气短懒言、畏寒肢冷等症，多见于气虚或阳虚证。为阳气亏虚，固摄失职，腠理疏松，津液外泄所致。

（2）**盗汗**　即入睡时汗出，醒来则汗止，多伴有潮热、颧红、五心烦热、舌红、脉细数等症，见于阴虚或气阴两虚证。入睡时，卫阳入里，肌表不密，而虚热蒸津外泄，故睡时汗出。醒后卫阳出表，腠理固密，虽有虚热，也不能蒸液汗出，故汗止。

3. 部位辨汗

（1）**头汗**　出汗仅限于头部，兼见面赤、心烦、口渴、舌尖红、苔薄黄、脉数，多为上焦邪热循经上蒸于头面所致；头面多汗，兼见头身困重、身热不扬、苔黄腻，是中焦湿热蒸于头面所致，见于湿温病；老人气喘、额头汗出，为虚证；重症患者额汗大出，多为阴阳离绝、虚阳上越、津随阳泄的危象。

（2）半身汗 仅半侧身体有汗，另一侧则无汗，多见于中风、痿证等患者，乃患侧经络闭阻，气血运行不周所致。

（3）手足心汗 手足心出汗过多，其他部位无汗或少汗，兼见口干、便秘、尿黄等，多因阳气内郁、阴虚阳亢或中焦湿热郁蒸所致。

（三）问疼痛

问疼痛，应主要询问疼痛产生的原因、部位、性质、程度、时间和喜恶等。

1. 问疼痛的部位 由于机体的各部位与一定的脏腑经络相关联，所以根据疼痛的不同部位，可推测病变所在的脏腑经络。

（1）头痛 根据头痛的部位，结合经络的循行，可确定相关经络的病变。前额痛，为阳明头痛；头项痛，为太阳头痛；头两侧疼痛，为少阳头痛；颠顶痛，为厥阴头痛。

（2）胸痛 胸为心肺所居，所以胸痛多属心肺病变。胸痛憋闷，痛引肩臂，为胸痹，可见于心阳不振、痰浊内阻或气虚血瘀等证；胸背彻痛剧烈、面色青灰、手足青至节，为真心痛，为心脉急骤闭塞不通所致；胸痛、胸闷、咳喘，为肺失宣降所致，常见于热邪壅肺、痰湿犯肺等证。

（3）胁痛 胁是肝胆经脉循行分布之处，为肝胆所居，故胁痛多属肝胆及其经脉的病变。多因肝气郁结、肝火炽盛、肝胆湿热等证所致。

（4）脘痛 脘是指上腹部，剑突以下、脐以上的位置，又称胃脘。胃脘痛即指胃痛而言。多见于胃寒、胃热、饮食积滞、肝气犯胃等证。

（5）腹痛 腹部可分为大腹、小腹、少腹三部分。脐以上称大腹，包括脘部、左上腹、右上腹，属脾胃及肝胆；脐以下为小腹，属膀胱、大小肠、胞宫；小腹两侧为少腹，为肝经经脉所过之处。

（6）腰痛 腰为肾之府，腰痛可与肾的病变有关。肾精不足或阴阳虚损不能滋养、温煦所致，属虚证；由风寒湿痹或跌仆闪挫，阻碍其气血运行所致，可为实证或虚实夹杂。

（7）四肢痛 多由风寒湿邪侵犯经络、肌肉、关节，阻碍经脉所致，亦有因脾虚、肾虚所致。根据疼痛的部位、性质可以判断病变的原因和部位。如四肢关节痛、疼痛部位不定，多为风痹；四肢关节疼痛剧烈，得热痛减、得寒加重，则为寒痹；四肢关节红肿热痛，喜冷，多为热痹；疼痛独见于足跟，或胫膝酸痛，多为肾虚。

2. 问疼痛的性质 由不同病因引起的疼痛，其特征亦不同。询问疼痛的性质，有助于分析疼痛的病因病机。

（1）胀痛 痛且有胀感，多因气机郁滞所致。

（2）刺痛 痛如针刺，疼痛部位固定不移、拒按，多因瘀血所致。

（3）冷痛 痛处怕冷而喜热，属寒证。由寒邪侵袭所致，多为实寒证；由阳气不足所致，属虚寒证。

（4）灼痛 痛处有烧灼感而喜凉，属热证。由火邪窜络所致，为实热证；由阴虚阳亢所致，为虚热证。

（5）重痛　疼痛伴有沉重感，多因湿邪困阻气机而致。

（6）绞痛　痛势剧烈如刀绞割，疼痛难以忍受，多为有形实邪闭阻气机，或寒邪凝滞气机，导致血流不畅而成。

（7）隐痛　疼痛较轻微，但绵绵不休，多属虚证。因气血不足，或阳气虚弱，导致机体失于濡养、温煦所致。

（四）问饮食和口味

问饮食和口味，包括询问食欲、食量、饮水量、口渴与否和口味有无异常等方面。通过问饮食、口味情况，可以了解脾胃及相关脏腑功能的盛衰、体内津液的盈亏及输布是否正常。

1. 问食欲与食量　询问患者的食欲状况和进食量的多少，可以判断脾胃及相关脏腑功能的强弱、疾病的轻重和预后。

（1）食欲减退与厌食　①食欲减退：包括"不欲食""纳呆""纳少"。不欲食，指不想进食或食之无味，进食量减少；纳呆，指无饥饿感和进食要求，常有饱滞之感；纳少，指进食量减少。多见于脾胃气虚、湿邪困脾等证。②厌食：是指厌恶食物或厌闻食味，多属食积。妇女妊娠初期，短暂厌食呕吐，属生理现象；长期或反复严重厌食呕吐，属妊娠恶阻。

（2）饥不欲食　指既感觉饥饿而又不想进食，或进食很少，多为胃阴不足所致。

（3）消谷善饥　指食欲过于旺盛，食后不久即感饥饿，食量较多，多由胃腐熟功能亢进所致，见于胃火亢盛、胃强脾弱和消渴病等。

（4）偏嗜　是指偏嗜某种食物或异物。过食寒冷，易伤脾胃；过食辛辣，易化燥伤阴；过食肥甘厚味，易酿湿生热。偏嗜异物，又称异嗜，包括喜吃泥土、生米等异物，多属虫积，常见于小儿。

2. 问口渴与饮水　可以了解体内津液的盛衰和输布情况及病证的寒热虚实。

（1）口渴　提示津液已伤，或输布障碍。①口渴多饮：口渴明显，饮水量多，属津液大伤。多见于实热证、消渴病和汗、吐、泻之后等。②渴不多饮：虽觉口渴，但又不想喝水或饮水不多，乃因津液轻度损伤或津液输布障碍所致。可见于阴虚、湿热、痰饮、瘀血等证。

（2）口不渴　提示津液未伤，见于寒证、湿证或无明显热邪之证。

3. 问口味　口味，是指口中的异常味觉或气味，常是脾胃功能失常或其他脏腑病变的反映。口淡乏味，多为脾胃气虚或寒证；口苦，可见于肝胆郁热、胆气上逆、心火上炎、胃热炽盛等证；口甜，多伴黏腻，常见于脾胃湿热证；口酸，可见于饮食停滞或肝气犯胃证；口咸，多属肾病及寒证。

（五）问二便

问二便，是询问大小便的便次、便量、性状、颜色、气味、排便感觉及伴随症状等。问二便可以判断机体消化功能的强弱、津液代谢情况，还可为辨别疾病的寒热虚实性质提供线索。

1. 问大便 健康人大便每日一次或隔日一次，为黄色成形软便，便内无脓血、黏液及未消化食物等，排便顺利通畅。脏腑功能失常、气血津液失调，可出现排便异常。

（1）便次异常 ①便秘：指排便间隔时间延长，便次减少，粪便在肠内滞留过久，称为便秘。多见于胃肠积热、气机郁滞、阴寒凝结、气血津亏等证导致的大肠传导功能失常。②泄泻：便次增多，排便间隔时间缩短，大便稀软不成形，甚至呈水样。多由脾胃功能失调、水停肠道、大肠传导亢进所致。可见于脾胃气虚、肾阳虚衰、肝郁乘脾、饮食停滞、大肠湿热等证。

（2）便质异常 ①完谷不化：大便中经常夹有未消化食物。见于脾胃虚弱、肾阳虚衰等。②溏结不调：大便时干时稀，见于肝脾不调；大便先干后溏，见于脾胃虚弱。③脓血便：大便中夹有脓血黏液，常见于痢疾。由湿热蕴结大肠、损伤肠络、气滞血瘀所致。

（3）排便感觉异常 ①肛门灼热：排便时肛门有烧灼感。多由大肠湿热蕴结所致，常见于湿热泄泻等证。②里急后重：腹痛窘迫，时时欲便，肛门重坠，频频入厕，便出不爽。多因湿热之邪内阻，肠道气滞所致。常见于痢疾。③排便不爽：排便不通畅爽快，有滞涩难尽之感。多由肠道气机不畅所致，可见于肝郁乘脾、大肠湿热、伤食泄泻、脾虚气陷等证。④滑泄失禁：又称"大便失禁"，指大便不能控制，滑出不禁。多因年老或久病体衰，久泻不愈，肛门失约而致，亦可见于新病热迫大肠之重症。⑤肛门气坠：肛门部有下坠感，甚则肛欲脱出。多见于脾虚中气下陷。

2. 问小便 健康成年人尿次为白天 3~5 次、夜间 0~1 次，昼夜排尿量为 1000~1800mL。正常情况下，尿次、尿量受饮水、气温、汗出、年龄等因素的影响而略有不同。疾病状态下，有尿次、尿量及排尿感觉异常 3 种情况。

（1）尿次异常 ①尿次增多：排尿次数明显增多，又叫"小便频数"，因膀胱气化功能失职所致，多见于膀胱湿热或肾气不固等证。②尿次减少：排尿次数明显减少，或排尿困难，甚至小便不通。可见于癃闭，其中癃指小便不畅、点滴而出，闭指小便不通、点滴不出。结石、瘀血或膀胱湿热所致，多为实证；年老气虚、肾阳虚衰、膀胱气化不利而致，为虚证。

（2）尿量异常 ①尿量增多：排尿量明显多于正常。小便清长量多，畏寒喜暖，多为肾阳虚衰，阳不化气所致，属虚寒证；多尿，伴多饮、多食、口渴、消瘦，多属消渴病。②尿量减少：排尿量明显少于正常。尿少浮肿，多由肺、脾、肾功能失调，水液代谢失常，水湿内停而致；尿赤量少，多为热盛或汗吐下致机体津液耗伤，尿液化源不足所致。

（3）排尿感觉异常 ①小便涩痛：排尿不畅而疼痛，伴有急迫灼热感，多为湿热下注膀胱，气机不畅而致。可见于淋证。②尿后余沥：小便后点滴流出不尽，多为肾气不固所致，常见于久病或年老体衰患者。③遗尿：睡眠中小便自行排出，俗称"尿床"。为肾气不足、膀胱失约所致。④小便失禁：小便不能随意识控制而自遗。多为肾气不固或下焦虚寒，膀胱失约而致。如神志昏迷而小便自遗，则病情危重。

（六）问睡眠

睡眠是人体适应自然界昼夜规律性变化的重要生理活动，与人体卫气循行和阴阳盛衰有关。正常情况下，卫气昼行于阳经，阳气盛，则人醒；夜行于阴经，阴气盛，则入睡。睡眠情况可反映人体阴阳平衡维持的情况。问睡眠，应了解患者有无入睡难易、睡眠时间的长短、有无早醒、是否多梦等。睡眠异常包括失眠、嗜睡两种情况。

1. 失眠 失眠又称"不寐""不得眠"，是指经常不易入睡，或睡而易醒，不易再睡，或睡而不酣，易于惊醒，甚至彻夜不眠的病症。为阳不入阴，神不守舍所致。气血不足则神失所养，心火、痰火、阴虚内热等邪火上扰，则心神不宁，"胃不和则卧不安"，食积亦可引起失眠。因此，临床多有心脾两虚、阴虚火旺、肝郁化火、食滞内停等证。

2. 嗜睡 又称"多寐"，指神疲困倦，睡意很浓，无论白天夜晚，经常不自主地入睡。脾气虚弱，中气不足，不能上荣，或湿邪困阻，清阳不升，均可导致嗜睡。临床多见湿邪困脾、脾气虚弱等证。大病之后，精神疲惫而嗜睡，是正气未复的表现。

（七）问经带

月经、带下、妊娠、产育是妇女的生理特点，一旦患病，常能引起上述方面的病理改变。因此，对于女性患者，除了一般问诊内容外，还应注意询问其经、带、胎、产等情况。

1. 问月经 正常女性 14 岁左右初潮，月经周期约 28 天，持续时间为 3～5 天，妊娠期及哺乳期月经停止来潮，绝经期年龄约为 49 岁。询问要点为月经的期、量、色、质。

（1）经期 ①月经先期：指月经周期提前八九天以上，并至少连续提前两个月经周期以上。多因血热妄行，或气虚不摄而致。②月经后期：指月经周期错后八九天以上，并至少连续提前两个月经周期以上。多因血寒、血虚、血瘀而致。③经行不定期：指经期错乱，或前或后，相差时间在八九天以上者，至少连续发生 3 个月经周期以上。多见于肝郁气滞、脾肾虚损、瘀血内结等证。④闭经：是指成熟女性月经未潮，或来而中止，停经 3 个月以上，又未妊娠者。闭经可见于气血亏虚、寒凝血瘀等证。闭经应与青春期、更年期，因情绪、环境改变而致的一时性闭经，以及妊娠期、哺乳期、绝经期等生理性闭经加以区别。

（2）经量 经量正常为 50～100mL，因个人体质可略有差异。①月经过多：指月经周期基本正常，但月经量较正常明显增多。多因血热妄行、瘀血阻滞、气虚不摄而致。②月经量少：指月经周期基本正常，但月经量较正常明显减少。多因寒凝胞宫，气血虚弱，血瘀及痰湿阻滞而致。③崩漏：指妇女不规则的阴道出血。见于血热、气虚、瘀血等证。

（3）经质、经色 正常月经经色正红，质地不稀不稠，无血块。经色淡而质稀，多为气血不荣；经色深红质稠，属血热内炽；经色紫黑有块，则多属血瘀。

2. 问带下 白带是女性阴道内的分泌物，具有润泽阴道的作用。正常白带应为少量，乳白色或透明、无臭味。问带下应注意询问白带的量、色、质、味。带下色白而清稀、无臭，多属虚证、寒证；带下色黄或赤，稠黏臭秽，多属实证、热证；带下色白量多，淋沥不绝，清稀如涕，多属脾肾阳虚、寒湿下注；带下色黄，黏稠臭秽，多属湿热下注。若白带中混有血液，为赤白带，多属肝经郁热。绝经后又见赤色带下，气味臭秽者，需及时明确诊断。

（八）问小儿

小儿科古称"哑科"，问诊困难，而且不一定准确。因此，问诊时可以询问其亲属或伴诊者。问小儿，除一般问诊内容外，还应注意询问出生前后情况、喂养情况、生长发育情况、预防接种情况、传染病史及遗传病史等。

第四节 切 诊

切诊包括脉诊和按诊两部分内容，是指用手在患者脉搏、身躯上一定的部位进行触、摸、按、压，以获得病情资料的诊察方法。

一、脉诊

脉诊，指医者以指腹触按患者的脉搏来了解病情、判断病证，是中医学一种独特的诊断疾病的方法。

（一）脉诊的原理

脉象即脉动应指的形象。脉象的形成与心脏的搏动、脉道的通利和气血的盛衰直接相关。心主血脉，包括血和脉两个方面，脉为血之府，心与脉相连，心脏规律搏动，推动血液在脉管内运行，脉管也随之产生有节律的搏动。血脉贯通全身，内连脏腑，外达肌肤，环周不息，除心脏的主导作用外，还必须有其他脏器的协调配合。如脾胃为气血生化之源，肺朝百脉，肝藏血，肾藏精，故脉象的形成，与五脏六腑、气血盈亏均密切相关。因此，通过诊脉可以推测疾病的病位、性质、邪正盛衰和疾病的进退预后。

（二）脉诊的部位

诊脉根据部位可分为遍诊法、三部诊法和寸口诊法3种。临床最常用的是"寸口诊法"。寸口的位置在腕后桡动脉搏动处。寸口为手太阴肺经之动脉，为气血会聚之处，而十二经脉气血的运行皆起于肺而止于肺，故寸口脉即可反映五脏六腑气血之盛衰。

寸口脉分寸、关、尺三部，以高骨（桡骨茎突）为标志，其稍内方的部位为关，关前（腕端）为寸，关后（肘端）为尺。寸、关、尺三部可分浮、中、沉三候，是寸口诊法的三部九候。两手各分寸、关、尺三部，共六部脉。六部所候脏腑配属为：左寸候心，左关候肝，左尺候肾；右寸候肺，右关候脾，右尺候肾（命门）。

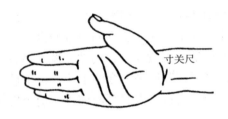

寸关尺

图 5 - 2　诊脉寸关尺部位

（三）诊脉的方法

1. 时间　因为清晨患者不受饮食、活动等各种因素的影响，气血经脉处于少受干扰的状态，容易鉴别病脉，所以诊脉的时间最好是清晨。若在其他时间，应让患者稍事休息，心平气和，再开始诊脉。

2. 体位　患者取坐位或仰卧位，手臂与心脏处于同一水平，前臂平伸，掌心向上，腕下垫脉枕。

3. 指法

（1）布指　医者和患者侧向坐，用左手切患者的右手、右手切患者的左手。诊脉下指时，首先用中指按在掌后高骨内侧关部，再用食指按在关前的寸部，无名指按在关后尺部。三指呈弓形，指头平齐，以指腹接触脉体。布指的疏密要和患者的身材高矮相适应：身高臂长者，布指宜疏；身矮臂短者，布指宜密。三指平布同时用力按脉，称为总按；也可用一指按其中一部脉象，称为单按。

（2）指力　轻轻用力按在皮肤上，为浮取或轻取；用中等力度按至肌肉，为中取；用重指力按在筋骨间，为沉取或重取。

4. 平息　一呼一吸称一息。诊脉时，医者的呼吸要自然均匀，用一呼一吸的时间去计算患者脉搏的至数，同时要全神贯注，精力集中。

5. 五十动　即每次按脉时间，每侧脉搏跳动不应少于 50 次。以了解有无异常，防止漏诊。原则上，每次诊脉时间应不低于 1 分钟，以 2～3 分钟为宜。

（四）脉象要素和正常脉象

1. 脉象要素　脉象的种类繁多，为了辨识各种脉象的形态特征，可将构成各种脉象的主要因素归纳为脉象的部位、至数、长度、宽度、力度、流利度、紧张度、均匀度 8 个方面：①脉位：指脉动显现部位的浅深。②至数：指脉搏的频率。③脉长：指脉动应指的轴向范围长短。④脉力：指脉搏的强弱。⑤脉宽：指脉动应指的径向范围大小，即手指感觉到脉道的粗细。⑥流利度：指脉搏来势的流利通畅程度。⑦紧张度：指脉管的紧急或弛缓程度。⑧均匀度：包括脉动节律、脉搏力度和大小是否一致。

2. 正常脉象　健康人脉象称为"常脉"或"平脉"。平脉是一息四到五至（70～80 次/分钟），不浮不沉，不大不小，三部有脉，柔和有力，从容缓和，节律均匀。平脉具有以下特点：

（1）有胃气　　指脉象不浮不沉，不快不慢，从容和缓，节律一致。即使是病脉，仍有徐和之象者，也是有胃气。脉有无胃气对判断疾病凶吉预后有重要的意义。

（2）有神　　有神的脉象，脉来柔和。脉之有胃、有神，都是具有冲和之象，有胃即有神，所以在临床上胃与神的诊法一样。

（3）有根　　指三部脉沉取有力，或尺脉沉取有力。尺脉沉取尚可见，提示病中肾气犹存，先天之本未绝。脉浮大散乱，按之则无，则为无根之脉，提示元气离散，病情为重。

正常脉象随人体内外因素的影响而有相应的生理性变化，受年龄、性别、情绪、饮食、气候等因素的影响，会出现相应的生理变化，应注意与病脉相鉴别。

（五）常见病脉及主病

疾病反应于脉象的变化，叫病脉。病与脉密切相关，不同的脉象提示不同的病证。

1. 浮脉

【脉象】轻取即得，重按稍减而不空。其特征为脉位表浅。

【主病】表证。浮而有力为表实证，浮而无力为表虚证。

2. 沉脉

【脉象】轻取不应，重按始得。其脉位深在。

【主病】里证。有力为里实证，无力为里虚证。

3. 迟脉

【脉象】脉来迟缓，一息不足四至（相当于每分钟脉搏在 60 次以下）。其特征为频率减慢。

【主病】寒证。有力为实寒证，无力为虚寒证。久经锻炼的运动员，脉迟而有力者，不属病脉。

4. 数脉

【脉象】脉来急促，一息脉来五至以上（相当于每分钟脉搏在 90 次以上）。其特征为频率加快。

【主病】热证。有力为实热证，无力为虚热证。

5. 虚脉

【脉象】三部脉举按均无力，为无力脉的总称。其特征为脉搏强度减弱。

【主病】虚证。

6. 实脉

【脉象】三部脉举按均有力，为有力脉的总称。其特征为脉搏强度加大。

【主病】实证。平人亦可见实脉，这是正气充足、脏腑功能良好的表现。

7. 滑脉

【脉象】往来流利，应指圆滑，如盘走珠。

【主病】痰饮，食积，实热证。正常人脉滑而冲和，是营卫充实之象；妇女妊娠见滑脉，是气血充盛而调和的表现。

8. 涩脉

【脉象】脉细而迟，往来艰涩，极不流利，如轻刀刮竹。

【主病】精血亏少，气滞血瘀，痰食内阻。

9. 洪脉

【脉象】脉形宽大，充实有力，如波涛汹涌，来盛去衰。

【主病】热盛，或邪盛正衰。

10. 细脉

【脉象】脉细如线，但应指明显。其特征为脉窄且波动小。

【主病】诸虚劳损，湿证。

11. 濡脉

【脉象】浮而细软，重按不显。

【主病】虚证，湿证。

12. 弦脉

【脉象】端直以长，如按琴弦。其特征为脉的硬度大。

【主病】肝胆病，痰饮，痛证。

13. 紧脉

【脉象】脉来绷急，应指有力，如牵绳转索。其特征为脉势紧张有力，脉管的紧张度、力度均增强。

【主病】寒证，痛证，食积。

14. 促脉

【脉象】脉来急促，时而一止，止无定数。

【主病】阳盛热结，气血、痰饮、宿食停滞，或虚脱。

15. 结脉

【脉象】脉来缓慢，时而一止，止无定数。

【主病】阴盛气结，寒痰血瘀，癥瘕积聚，或气血虚衰。

16. 代脉

【脉象】脉来时见一止，止有定数，良久方来。

【主病】脏气衰微，风证，痛证，惊恐，跌仆损伤。

（六）相兼脉与主病

由两种以上单一脉相兼复合而成的脉象，称为"相兼脉"或"复合脉"。一般来说，相兼脉的主病相当于其所包括的各单一脉象主病的总和。常见相兼脉有以下几种：

浮紧脉：浮脉主表，紧脉主寒证，故浮紧脉主表寒证。

浮数脉：浮脉主表，数脉主热，故浮数脉主表热证。

沉迟脉：沉脉主里证，迟脉主寒证，故沉迟脉主里寒证。

滑数脉：滑脉主痰湿、食滞，数脉主热证，故滑数脉主痰热，内热食积。

沉细数脉：沉脉主里证，数脉主热证，故沉细数脉主里虚热证。

二、按诊

按诊，就是对患者的肌肤、手足、脘腹等某些部位进行触摸、按压，以了解局部的异常变化，推断疾病的部位、性质和病情的轻重等情况的诊病方法。

1. 按脘腹　按脘腹指有目的地触摸、按压胃脘部和腹部，审察寒热、软硬、包块、有无压痛等情况，以了解其局部病变的方法。疼痛喜按，局部柔软，多为虚证；疼痛拒按，多为实证。腹冷喜暖，属寒证；腹热喜冷，属热证。积聚是指腹内的结块。痛无定处，按之无形聚散不定，为聚，病属气分；痛有定处，按之有形而不移，为积，病属血分。右侧少腹按之疼痛，有包块应手，重按后突然放手而疼痛加剧，为肠痈。左下腹作痛，按之有块累累，可为燥屎内结。

2. 按肌肤　按肌肤在于探明肌肤的寒热、润燥、滑涩和有无肿胀等情况，以分析寒热虚实和气血津液的盛衰。肌肤灼热，多为热证；肌肤清凉，多为寒证。皮肤干燥，为无汗或津液不足；皮肤湿润，为汗出。肌肤润滑，为气血充盛；肌肤干枯，为气血不足；皮肤甲错，为内有瘀血。按压肿胀，可以辨别水肿和气肿：按之凹陷，不能即起，肌肤肿胀发亮，为水肿；按之凹陷，举手即起，无压痕，为气肿。

知识链接

中医四诊仪

中医传统诊法特色鲜明，但存在着一定程度的主观经验性和模糊性，临证分歧较多。为此，人们进行了大量的中医四诊现代化研究，并取得了一定进展。中医四诊仪融合了众多中医专家的临床经验和大量现代科技成果，将舌诊、面诊、脉诊、问诊整合在一起，可进行舌象、脉象、面色诊测信息采集及辅助体质辨识，供中医辨证参考使用。

"舌面模块"是采用照相机获得患者舌、面部位的图像，并对其颜色、纹理、轮廓的特征进行提取，再将这些特征值与数据库中的阈值进行比对，给出分析结果。"脉象模块"是对受试者脉搏压力信号进行采集，通过传感器将其转换为压力波的电信号，然后提取电信号中具有代表性的幅度值与时间值，与特征数据库中的阈值进行比对，给出分析结果。"问诊模块（体质辨识）"则采用中华中医药学会《中医体质分类与判定》标准，通过人机交流，由系统自动分析给出体质辨识结果。中医四诊仪可提供中医诊断信息客观采集与分析等服务，是中医四诊走向客观化、规范化、科学化的一种尝试。

3. 按手足　按手足可辨明寒热，判断正气虚实。手足俱冷，多为阳虚或寒盛；手足俱热，多为阳盛或阴虚。诊掌心与掌背寒热，可辨别外感或内伤疾病。手背热盛，多为外感；手心热盛，多为内伤。查手心热与额上热，可分清表热或里热。额上热甚于手心热，属表热；手心热甚于额上热，属里热。

4. 按腧穴　是按压身体上某些特定穴位，通过这些穴位的变化与反应来测知脏腑病变。腧穴的常见变化有局部出现结节或条索状物，或压痛及敏感反应。如在脾俞穴摸到结节，提示可能有脾病；胃俞和足三里穴有压痛，提示可能患有胃病；心俞穴压痛，可能患有心病。

案例分析

该案例中运用了望、闻、问、切4种方法搜集病情资料。通过望诊观察到"患者形体消瘦、舌苔白腻"；通过闻诊可知患者"语声低微"；通过问诊了解患者的主诉和现病史，"晨醒腹泻，泻下物略腥臭，泻后腹痛缓解，乏力，畏寒肢冷，腰膝酸软，食欲不振、时有恶心，小便短少等"；通过切脉可探查患者六脉沉弱。

在该案例中，望、闻、问、切四诊均获取了重要病情信息，为搜集疾病相关资料发挥了重要作用，提示：如四诊不全，不能搜集患者全面、详细的病情资料，将导致辨证欠缺准确性，甚至发生严重的后果。因此，审察病情，准确评估，需谨记"四诊合参"。

复习与实践

1. 望诊包括哪些内容？
2. 简述问寒热的主要内容和临床意义。
3. 试述正常脉象和常见病脉的表现及临床意义。
4. 在本班同学之间练习互相观察舌象，判断其是否正常。
5. 运用四诊方法，体察自己神的状态、面色、舌象和脉象等，评估自己的健康状况。

第六章 辨 证

学习目标

1. 能简述八纲辨证所包含的主要内容，以及八纲辨证的辨证要点。
2. 能简述心、肺、肝、脾、肾病变的主要临床症状。
3. 能简述脏腑辨证中常见证候的辨证要点。

案例导读

患者甲，女，22岁。主诉：发热、咳嗽3天。3天前因受风而出现周身疼痛、发热咳嗽，体温38℃，今来就诊。现症见：发热，头痛，四肢酸痛无力，咳嗽、吐白黏痰，咽痛而干，流涕，纳差，舌淡红，苔薄黄，脉浮数。

患者乙，女，33岁，某年12月就诊。主诉：上腹剧痛两天。两天前因食后受寒而致剧烈胃痛，曾经当地医生给予内服阿托品片剂等，疼痛稍缓解。今晨胃痛又作，上腹部痞闷胀满，不思饮食，疼痛剧烈，喜暖，辗转不安，故来诊。舌苔白满，脉沉紧。

任务1：请运用八纲辨证对比分析甲、乙两位患者的病位、病性和邪正盛衰情况。

任务2：请运用脏腑辨证来分析患者乙的病情，并确定其证型。

辨证是中医学的特点和精华，是中医认识和诊断疾病特有的方法，也是护士进行辨证施护的主要依据。中医的辨证方法是在长期临床实践中总结而成的，常见的辨证方法有八纲辨证、脏腑辨证、气血津液辨证、卫气营血辨证、三焦辨证、六经辨证等。其中八纲辨证是各种辨证的总纲。脏腑辨证是各种辨证的基础，适于各科辨证。本节重点介绍八纲辨证和脏腑辨证。

第一节 八纲辨证

八纲，即阴、阳、表、里、寒、热、虚、实。八纲辨证是指对四诊取得的病情资料进行综合分析，以辨别疾病的病位、性质、邪正盛衰和病证大体类别等情况，归纳为阴证、阳证、表证、里证、寒证、热证、虚证、实证八类证候的辨证方法。八纲辨证是中医辨证的基本方法，在诊断疾病过程中，起到执简驭繁、提纲挈领的作用。

一、表里辨证

表里是辨别病变部位深浅、病情轻重和病势趋向的一对纲领。人体的皮肤、肌肉、经络在外，属表；脏腑、气血、骨髓在内，属里。外表受病，一般较为轻浅；脏腑受病，一般比较深重。

（一）表证

表证是指六淫邪气经皮毛、口鼻侵入机体所致病位浅在肌肤的证候。表证是外感病的初起阶段，多具有起病急、病程短、病位浅的特点。

1. 临床表现　发热恶寒（或恶风），头身疼痛，鼻塞，流涕，微有咳嗽，舌苔薄，脉浮。临床常见风寒表证和风热表证两种。

2. 证候分析　外邪袭表，阻遏卫气宣发，郁而发热；卫气受遏，失其"温分肉，肥腠理"的功能，肌表失于温煦，故恶寒或恶风；邪气阻滞经络，气血运行不畅，故头身痛；邪气从口鼻侵入，内应于肺，肺失宣降，故鼻塞、咳嗽；邪未入里，舌象无明显变化；正邪相争，正气奋起抗邪，脉气鼓动于外，故脉浮。

3. 辨证要点　以新起的恶寒发热并见、舌苔薄、脉浮为辨证要点。恶寒重，发热轻，舌苔薄白而润，脉浮紧，为风寒表证；发热重，恶寒轻，舌苔薄黄，脉浮数，为风热表证。

（二）里证

里证泛指病变部位在内，由脏腑、气血、骨髓等受病所反映的一类证候。里证与表证相对而言，可以说凡不是表证的特定证候，一般都是里证的范围，故有"非表即里"之说。里证多见于外感病的中、后期或内伤疾病，多具有病位较深、病情较重、病程较长的特点。

1. 临床表现　里证病因复杂，病位广泛，临床表现多种多样，多以脏腑、气血症状为主。

2. 证候分析　里证的成因，大致有 3 种情况：一是表证进一步发展，表邪不解，内传入里，侵犯脏腑而成；二是外邪直接入侵内脏而发病，如腹部受凉或过食生冷等原因可致腹痛、吐泻等里寒证；三是内伤七情、劳倦、饮食等因素，直接引起脏腑功能障碍而成，如肝病的眩晕、胁痛，心病的心悸、气短等。

3. 辨证要点　无新起的恶寒发热，脉象不浮，多有舌质及舌苔的改变。

知识链接

病案分析：表证与里证

病例：张某，男，50 岁。时值冬日，1 周前晚间外出沐浴，出浴室后即感风寒透骨，恶寒怕冷，当夜即发热，鼻塞声重，周身酸楚。次日就诊，见舌苔薄白、脉浮紧稍数。患者不以为意，仅服西药止痛消炎，虽汗出而热未退。第 3 日发生高热，汗出，口干，已两日不大便，胸闷，不欲食，查舌苔黄厚、舌质红、脉洪数有力。请按病程，依据辨证要点对该患者进行表里辨证。

分析：本病例可分为两个阶段进行分析。第一阶段：疾病初起，因于外感寒邪，突见恶寒、发热、身痛、苔薄白、脉浮等，其他症状不明显。根据表证的辨证要点，此属表证。第二阶段：服西药后，虽汗而邪未解，入里化热，见但热不寒、大便秘结等内脏症状，舌红苔黄而厚、舌象变化明显、脉不浮而洪数有力，当属里证。

（三）表证与里证的鉴别

辨别表证与里证，多依据病史、病证的寒热表现、脏腑症状突出与否、舌苔和脉象的变化情况来判断（表6-1）。

表6-1　表证与里证的鉴别要点

证候	病位	病性	病程	预后
表证	皮毛、肌腠、经络	邪气轻、病位浅	较短	好
里证	脏腑、气血、骨髓	邪气重、病位深	较长	可好可坏

二、寒热辨证

寒热是辨别疾病性质的一对纲领，用以概括机体阴阳盛衰的两类证候。寒证与热证直接反映人体阴阳的偏盛与偏衰，辨别寒热是治疗时使用温热药或寒凉药的依据。

（一）寒证

寒证是指感受寒邪或阳虚阴盛，机体功能活动衰退所导致的以寒象为主的一类证候。

1. 临床表现　恶寒或畏寒喜暖，面色㿠白，口淡不渴，痰涎、涕清稀，肢冷蜷卧，小便清长，大便稀溏，舌淡苔白而润滑，脉迟或紧等。

2. 证候分析　阳气不足或为外寒所伤，不能温煦形体，故形寒肢冷、蜷卧、面色㿠白；阴寒内盛，津液不伤，故口淡不渴；阳虚不能温化水液，以致痰、涎、涕、尿等排出物皆为清冷；阳虚不化，寒湿内生，则舌淡苔白而润滑；阳气虚弱，无力鼓动血脉运行，故脉迟；寒主收引，则脉道收缩而拘急，故脉紧。

3. 辨证要点　以恶寒喜暖、口淡不渴、排出物清稀、舌淡苔白而润、脉迟或紧等机体功能活动衰退所表现的冷、凉为辨证要点。

（二）热证

热证是机体感受热邪或阴虚阳亢，人体功能活动亢进所表现的证候。

1. 临床表现　发热或恶热喜冷，口渴喜冷饮，面红目赤，烦躁不宁，小便短赤，大便干结，舌红苔黄，脉数等。

2. 证候分析 阳热偏盛，则发热、恶热喜冷；火性上炎，则见面红目赤；热扰心神，则烦躁不宁；火热伤阴，津液被耗，故渴喜冷饮、小便短赤、大便秘结；舌红苔黄，为内热之象；阳热亢盛，血行加速，故见数脉。

3. 辨证要点 以恶热喜冷、口渴、排出物稠浊、舌红苔黄而干、脉数等机体功能活动亢进所表现的温、热症状为辨证要点。

（三）寒证与热证的鉴别

辨别寒证与热证，不能孤立地根据某一症状作出判断，应对疾病的全部表现综合观察，多从寒热、口渴不渴、面色、四肢温凉、二便、舌象、脉象等方面进行鉴别（表6－2）。

表6－2 寒证与热证的鉴别要点

证候	寒热喜恶	口渴	肢体	面色	二便	舌象	脉象
寒证	怕冷喜热	不渴	冷	白	大便稀溏，小便清长	舌淡，苔白润	迟或紧
热证	怕热喜冷	口渴	热	赤	大便干结，小便短赤	舌红，苔黄干	数

三、虚实辨证

虚实是辨别人体的正气强弱和病邪盛衰的一对纲领。实证的主要特征是邪气亢盛，而虚证的主要特征是正气亏虚。辨别虚实为确定扶正或祛邪的治疗和护理原则提供了依据。

（一）虚证

虚证是指人体正气不足，脏腑功能衰退所表现的证候。人体正气虚弱明显而邪气并不亢盛。多见于素体虚弱，后天失养，久病、重病后。临床有血虚、气虚、阴虚、阳虚的区别。

1. 血虚证 是指血液亏虚，脏腑失其濡养所表现的证候。

（1）临床表现 面色、眼睑、唇甲色淡，头晕眼花，心悸怔忡，失眠多梦，手足发麻，妇女月经量少色淡、延期或闭经，舌淡苔白，脉细无力。

（2）证候分析 血虚不能濡养头目，故头晕眼花；血虚不能外荣，故面色、眼睑、唇甲色淡；心神失养，故心悸、失眠；血虚不能濡养筋脉，故手足发麻；血海空虚，冲任失养，故妇女月经量少色淡，甚至闭经；舌脉失于充盈，故舌淡脉细无力。

（3）辨证要点 以体表肌肤黏膜组织呈现淡白色及全身虚弱为特征。

2. 气虚证 是指机体脏腑组织功能减退所表现的证候。

（1）临床表现 神疲乏力，少气懒言，声音低微，面色少华，自汗畏风，易感冒，活动后诸症加重，舌淡，脉虚弱。

（2）证候分析 由于元气不足，脏腑功能减退，故神疲乏力、少气懒言、声音低微、呼吸气短；气虚不能上荣，故头晕目眩、面色少华；卫气虚弱，不能固护肌表，故自汗、易感冒；劳则气耗，故活动后诸症加重；气虚无力鼓动血液运行，血不上荣于舌，故舌质淡嫩；气虚运血无力，故脉弱。

（3）辨证要点　以神疲乏力、少气懒言、语声低微、舌淡脉弱为特征。

3. 阴虚证　又称虚热证，是指机体阴液亏虚、阴不制阳，虚热内生所表现的证候。

（1）临床表现　五心烦热或骨蒸潮热，颧红盗汗，心烦失眠，口燥咽干，形体消瘦，或眩晕耳鸣，大便干结，小便短黄，舌红少苔而干，脉细数。

（2）证候分析　阴虚不能滋润濡养肌肉，故形体消瘦；阴虚不能制阳，虚热内炽，故见低热、午后潮热、五心烦热；入睡时卫阳入里，不能固密肌表，虚热蒸津外泄，故盗汗；舌红少苔而干、脉细数，为阴虚有热之象。

（3）辨证要点　以潮热盗汗、咽干口燥、舌红少苔、脉细数为特征。

4. 阳虚证　又称虚寒证，是指阳气不足，脏腑功能减退所表现的证候。

（1）临床表现　形寒肢冷，面色㿠白，神疲乏力，口淡不渴，小便清长，大便滑脱，舌淡苔白，脉沉迟无力。

（2）证候分析　阳虚不能温煦肌肤，故畏寒肢冷；阳虚气血运行无力，故面白、神疲乏力；脾阳不足，脾失健运，故泄泻；小便清长为膀胱气化失司所致；阴寒内盛，则口淡不渴、舌淡苔白、脉沉迟无力。

（3）辨证要点　以形寒肢冷、神疲乏力、舌淡、脉沉迟无力为特征。

（二）实证

实证是指邪气亢盛所表现的一类证候。实证邪气充盛，但正气尚未虚衰，仍有充足的抗邪能力，故邪正斗争剧烈，表现出有余、亢盛、停聚的特点。其成因主要有两方面：一是外邪侵入人体，一是内脏功能失调，从而产生痰饮、水湿、瘀血、宿食等病理产物停于体内所致。

知识链接

案例分析：虚证和实证

病案：杨某，女，18岁。昨日午饭后突然恶心不适，旋即呕吐，胃脘疼痛胀满颇剧，嗳气，稍进饮食则疼痛更甚，大便微溏，小便黄，身倦，夜寐不安，月经正常，舌苔厚腻，脉沉弦。（《施今墨临床经验》）

分析：患者突然起病，以饮食积滞胃脘，胃气失和，胃气上逆为主要病机变化；见疼痛胀满剧烈、进食更甚、苔厚腻、脉沉弦等邪气有余，反映强烈，饮食停聚等临床特征，故为实证。

1. 临床表现　实证范围十分广泛，表现非常复杂。常见的表现为发热，胸胁脘腹胀满，疼痛拒按，精神烦躁，声高气粗，痰涎壅盛，大便秘结或下痢，小便不利或淋沥涩痛，舌质苍老，舌苔厚腻，脉实有力。

2. 证候分析　邪气过盛，正气与之抗争，阳热亢盛，故发热；实邪扰心，故烦躁；

邪阻于肺，故痰涎壅盛；实邪积滞肠胃，腑气不通，故大便秘结、腹胀满痛拒按；水湿内停，气化不行，故小便不利；湿热下注膀胱，致小便淋沥涩痛；湿热蒸腾则舌质苍老、舌苔厚腻；邪正相争，搏击于血脉，故脉盛有力。

3. 辨证要点 新起，暴病，病情急剧，体质壮实，症状剧烈，舌苍老，脉实有力者多为实证。

（三）虚证和实证的鉴别

辨虚证与实证可从以下几方面考虑：从发病时间上看，新病、初病或病程短者多属实证，旧病、久病或病程长者多属虚证；从病因上说，外感多属实证，内伤多属虚证；从体质上说，年青体壮者多属实证，年老体弱者多属虚证；在临床症状与体征上，可参考下表鉴别（表6-3）。

表6-3　虚证与实证的鉴别要点

证候	临床表现	舌象	脉象
虚证	精神萎靡，面色苍白，声低气微，疼痛喜按，大便溏薄	胖嫩少苔或无苔	虚细无力
实证	精神烦乱，身热面赤，声高气粗，疼痛拒按，大便秘结	苍老苔厚	实大有力

四、阴阳辨证

阴阳是概括病证类别的一对纲领，是八纲中的总纲，可以概括其余六纲。一般而言，里证、寒证、虚证属于阴证，表证、热证、实证属于阳证。

（一）阴证与阳证

1. 阴证 凡符合抑制、沉静、衰退、晦暗等"阴"的一般属性的证候，称阴证。

（1）临床表现 不同的疾病所表现的阴性证候不尽相同。常见的表现为面色暗淡，精神萎靡，形寒肢冷，形寒肢冷，口淡不渴，大便稀溏，小便清长，舌淡胖嫩，脉沉迟、弱、细。

（2）证候分析 精神萎靡、气短声低，属虚证表现；形寒肢冷、口淡不渴、大便溏、小便清长，属里寒表现；舌淡胖嫩，脉沉迟、弱、细，均为虚寒之象。

2. 阳证 凡符合兴奋、躁动、亢进、明亮等"阳"的一般属性的证候，称阳证。

（1）临床表现 不同的疾病表现的阳性证候也不尽相同。常见的表现为身热面赤，恶寒发热，烦躁不安，声高气粗，口干渴饮，大便秘结，小便短赤，舌红，苔黄，脉数有力。

（2）证候分析 恶寒发热并见为表证的特征。身热面赤、烦躁不安、口干渴饮，为热证表现；声高气粗、大便秘结、小便短赤，属实证表现；舌红、苔黄、脉数有力，为实热之象。

（二）亡阴证与亡阳证

1. 亡阴证 是指体液大量耗损，阴液严重匮乏而欲竭的危重证候。

（1）临床表现　身热，虚烦躁扰，面赤，汗热味咸而黏、如珠如油，口渴欲饮，皮肤皱瘪，小便极少，脉细数无力等。

（2）证候分析　亡阴证既可在病久而阴液亏虚的基础上进一步发展而来，也可因新病壮热不退、大吐大泻、大汗不止、严重烧伤等致阴液暴失而成。阴液欲绝，或仍有火热阳邪内炽，故见身热、面赤、脉数；阴液欲绝，则汗出、口渴欲饮、皮肤皱瘪、小便极少；脉细数无力，为危重之象。

2. 亡阳证　是指体内阳气极度消耗，以致阳气欲脱的危重证候。

（1）临床表现　四肢厥逆，肌肤不温，冷汗淋漓，汗质稀淡，神情淡漠，呼吸气微，面色苍白，舌淡而润，脉微欲绝。

（2）证候分析　亡阳证一般是在阳气虚衰的基础上进一步发展，亦可因阴寒之邪极盛而致阳气暴伤，或因大汗、大泻、大失血、失精等阴液消亡导致阳随阴脱。由于阳气极度衰微而欲脱散，失去温煦、固摄、推动之功能，故见冷汗、肢厥、面色苍白、神情淡漠、呼吸气微、脉微欲绝等垂危之象。

第二节　脏腑辨证

脏腑辨证，是在认识脏腑生理功能、病理表现的基础上，将四诊所收集的症状、体征及有关病情资料，进行分析归纳，借以推究病机，判断病变的部位、性质及正邪盛衰情况的一种辨证方法。脏腑辨证是临床各科的诊断基础，是辨证体系中的重要组成部分。

一、心与小肠病辨证

心居胸中，心包络护卫于外。其经脉下络小肠，两者互为表里。心的病证有虚实之分。虚证多为久病伤正、禀赋不足、思虑伤心等因素导致心气、心阳受损，或心阴、心血亏耗；实证多由痰阻、火扰、寒凝、瘀滞等引起。

心病主要表现为心主血脉与心主神志的功能异常，常见症状包括心悸、心痛、失眠、神昏、精神错乱、脉结代或促等。小肠病主要为小肠分清泌浊功能失常，常见症状为小便赤涩灼痛等。

（一）心气虚、心阳虚证

心气虚证，是指心功能减退所表现的证候。凡禀赋不足、年老体衰、久病或劳心过度均可引起此证。心阳虚证，是指心脏阳气虚衰，虚寒内生所表现的证候。凡心气虚甚、寒邪伤阳、汗下太过等均可引起此证。

1. 临床表现　心悸怔忡，精神疲惫，胸闷气短，活动后更甚，面色无华，或有自汗，舌淡苔白，脉虚，为心气虚；若兼见畏寒肢冷，心胸憋闷或痛，舌淡胖，苔白滑，脉微细或结代，为心阳虚。

2. 证候分析　心气虚衰，心中空虚，鼓动无力，心动失常，则心悸怔忡；心气不足，胸中宗气运转无力，则胸闷气短；动则耗气，故活动后更甚；气虚卫外不固，则自汗；气虚血运无力，不能上荣，则面色无华、舌淡苔白；血行失其鼓动，则脉虚无力。若病情进一步发展，损及阳气，阳虚不能温煦肢体，故兼见畏寒肢冷；心阳不振，胸中阳气痹阻，血行不畅，瘀阻心脉，故见心痛；舌淡胖、苔白滑，是阳虚寒盛之征；阳虚无力推动血行，故脉道失充，脉象微细。

3. 辨证要点 心气虚证，以心悸怔忡、胸闷气短和气虚证表现为辨证要点；心阳虚证，以心悸怔忡、胸闷或心痛与虚寒证表现为辨证要点。

（二）心血虚、心阴虚证

心血虚证，是指由于心血不足，心失濡养所表现的证候。多由脾虚生血之源匮乏，或失血过多，久病失养，或劳心耗血所致。

心阴虚证，是指心阴亏损，虚热内扰所表现的证候。多因思虑劳神太过，暗耗心阴，或热病后期，耗伤阴液，或肝肾阴亏累及于心所致。

1. 临床表现 心悸怔忡、失眠多梦，为心血虚与心阴虚证的共有症状。若兼见眩晕、健忘、面色淡白或萎黄、口唇色淡、舌色淡白、脉细弱等症，为心血虚。若见五心烦热、午后潮热、盗汗、两颧潮红、舌红少津、脉细数，为心阴虚。

2. 证候分析 血属阴，心阴心血不足，则心失所养，心动失常，出现心悸怔忡；神失濡养，致心神不宁，出现失眠多梦。血虚不能濡养脑髓，则见眩晕、健忘；不能上荣，则见面白无华、唇舌色淡；不能充盈脉道，则脉象细弱。阴虚则热，虚热内生，故五心烦热、午后潮热；寐则阳气入阴，营液受蒸则外流而为盗汗；虚热上炎，则两颧发红、舌红少津；脉细主阴虚，数主有热，皆是阴虚内热的脉象。

3. 辨证要点 心血虚证以心悸怔忡、失眠多梦、健忘和血虚证表现为辨证要点。心阴虚证以心悸、心烦、失眠多梦和阴虚证表现为辨证要点。

（三）心火亢盛证

心火亢盛证，是指心火炽盛所表现的实热证候。凡因情志抑郁，气郁化火，火热之邪入侵，六淫化火，或因劳倦，或进食辛辣厚味，久蕴化火，内炽于心，均能引起此证。

1. 临床表现 心胸烦热，失眠，多梦，面赤口渴，溲黄便干，舌尖红绛，苔黄，脉数有力，甚或口舌生疮，溃烂疼痛，或见小便短赤，灼热涩痛，甚则狂躁谵语。

2. 证候分析 心火内炽，侵扰心神，故见心胸烦热、失眠多梦，甚则狂躁谵语；面赤口渴、溲黄便干、脉数有力，均为里热征象。心开窍于舌，心火亢盛，循经上炎，故舌尖红绛或口生舌疮；心火下移小肠，则兼见小便赤、涩、灼、痛。

3. 辨证要点 以心烦失眠、口舌生疮等神志、舌脉症状与实热证表现为辨证要点。面赤口渴、溲黄便干、脉数有力，是里热征象。

（四）心脉痹阻证

心脉痹阻证，是指心脉痹阻不通的证候。常见于年高体弱或病久正虚者，瘀阻、痰凝、寒滞、气郁是其常见诱因。

1. 临床表现　心胸憋闷疼痛，痛引肩背内臂，时发时止，心悸怔忡，面色口唇青紫，舌质紫暗或见瘀斑、瘀点，脉涩或结代。

2. 证候分析　本证多因正气先虚，心阳不足，无力温运血脉，致瘀血痹阻心脉。由于病因不同，又有痰浊停聚、阴寒凝滞、气机阻滞等病理变化所致心脉痹阻。心脉痹阻，气血不畅，故发生心胸憋闷疼痛；因手少阴心经循臂内，出腋下，故疼痛牵引肩背内臂、时发时止。

3. 辨证要点　以心悸怔忡、胸部憋闷疼痛、痛引肩背或内臂、时发时止为辨证要点。

（五）痰迷心窍

痰迷心窍证，是指痰浊蒙闭心神所表现的证候。多因湿浊酿痰，或情志不遂，气郁生痰而引起。

1. 临床表现　神志模糊，语言不清，喉有痰声，甚则昏不知人，或精神抑郁，表情淡漠，或神志痴呆，喃喃自语，举止失常，或突然仆地，不省人事，口吐痰涎，喉中痰鸣，面色晦滞，脘闷作恶，舌苔白腻，脉滑。

2. 证候分析　痰浊蒙闭心窍，故见神志模糊，甚至昏不知人；气郁痰凝，痰气搏结，阻闭神明，则见神志痴呆、精神抑郁、表情淡漠、喃喃自语、举止失常；若痰浊夹肝风闭阻心神，则出现突然仆地、不省人事、口吐痰涎、喉中痰鸣；痰浊内阻，清阳不升，浊气上犯，故见面色晦滞；胃失和降，胃气上逆，故脘闷作恶；舌苔白腻、脉滑，均为痰浊内盛之征象。

3. 辨证要点　以神志不清、喉有痰声、舌苔白腻为辨证要点。常见于癫痫疾病，或其他慢性病危重阶段，亦见于外感湿浊困阻中焦、上蒙心窍。

（六）痰火扰心证

痰火扰心证，是指火热痰浊胶结，扰乱心神所出现的证候。多因精神刺激，五志化火，灼液成痰，痰火内盛，或外感邪热，热邪灼津成痰，痰火内扰所致。

1. 临床表现　发热，面赤，口渴，气粗，便秘尿黄，痰黄稠，喉间痰鸣，狂躁谵语，舌质红，苔黄腻；或心烦失眠，甚至神志错乱，不避亲疏，打人毁物，语言错乱，哭笑无常。

2. 证候分析　外感热病中，邪热炼液为痰，内扰心神，神志不宁，故见狂躁谵语；邪热亢盛，故见高热；火势上炎，则面红目赤、呼吸气粗；热灼津伤，则便秘尿黄；痰黄稠、喉间痰鸣、舌红苔黄腻、脉滑数，均为痰火内盛之象。内伤病中，痰火内盛，扰动心神，轻则失眠心烦，重则发狂，出现神志错乱。

3. 辨证要点　痰火扰神有外感和内伤之分。外感热病以高热、痰盛、神志不清为辨证要点；内伤杂病以失眠、心烦，重者神志狂乱为辨证要点。内伤杂病中，若出现神志昏乱，称为狂证。

（七）小肠实热证

小肠实热证，是指心火炽盛，下移于小肠所表现的证候。

1. 临床表现 心烦口渴，口舌生疮，小便赤涩，尿道灼痛，甚则尿血，舌红苔黄，脉数。

2. 证候分析 心与小肠为表里关系，心火热盛下移小肠，故小便短赤、尿道灼痛；若火热灼伤脉络，则可见尿血；心火内炽，热扰心神，则心烦；火热灼伤津液，则口渴；舌为心之苗，心火上炎，则见口舌生疮；舌红苔黄、脉数，为里热之征。

3. 辨证要点 以小便赤涩灼痛与心火炽盛表现为辨证要点。

二、肺与大肠病辨证

肺居胸中，上连气管、喉咙，开窍于鼻，其脉下络大肠，与大肠相表里。肺的病证有虚实之分，虚证多见气虚和阴虚，实证多见外邪侵袭或痰湿阻肺。

肺的病变，主要为宣发肃降或通调水道方面的障碍，临床常见症状为咳嗽、气喘、胸痛、咯血等。大肠的病变主要是传导功能失常，常表现为便秘与泄泻。

（一）肺气虚证

肺气虚证，是指肺的功能减弱所表现的证候。多由久病咳喘或气的化生不足所致。

1. 临床表现 咳喘无力，动则气短，痰液清稀，体倦懒言，声音低微，面色无华，自汗畏风，易于感冒，舌淡苔白，脉虚。

2. 证候分析 肺气亏虚，宣降失常，气逆于上，呼吸功能减弱，故咳喘气短；因劳则耗气，所以活动后加重；肺气虚，则体倦懒言、声音低微；肺气虚，通调水道失常，不能输布津液，聚而成痰，故痰多清稀；面色无华、自汗畏风、易感冒及舌淡苔白、脉虚弱，均为气虚之征。

3. 辨证要点 以咳喘无力、咯痰清稀和气虚证表现为辨证要点。

（二）肺阴虚证

肺阴虚证，是指肺阴不足，虚热内生所表现的证候。多由久咳伤阴，痨虫袭肺，或热病后期阴津损伤所致。

1. 临床表现 干咳无痰，或痰少而黏，口燥咽干，声音嘶哑，形体消瘦，午后潮热，五心烦热，盗汗，两颧潮红，甚则痰中带血，舌红少津，脉细数。

2. 证候分析 肺阴不足而生虚火，虚火灼液成痰，胶着难出，故干咳无痰，或痰少而黏；阴液不足，咽喉失于润养，则口燥咽干、声音嘶哑；肌肉失于濡养，则形体消瘦；虚热内炽，可见午后潮热、五心烦热；热扰营阴为盗汗，虚热上炎则两颧潮红；虚火灼伤肺络，则见痰中带血；舌红少津、脉细数，皆为阴虚内热之象。

3. 辨证要点 以干咳无痰或痰少而黏及阴虚证表现为辨证要点。

（三）风寒犯肺证

风寒犯肺证，是指风寒外袭，肺卫失宣所表现的证候。

1. 临床表现 咳嗽，痰稀薄色白，鼻塞，流清涕，微微恶寒，轻度发热，无汗，苔白，脉浮紧。

2. 证候分析 风寒束表，肺气不得宣发，逆而为咳；寒属阴，故痰液稀薄色白；肺开窍于鼻，肺气失宣，鼻窍不通，则鼻塞流清涕；风寒之邪客于肺卫，损伤卫阳，肌表失于温煦而恶风寒；卫阳被遏则发热；寒性收引，毛窍郁闭则无汗；邪未内传，故舌苔未变；脉浮紧为感受风寒之征。

3. 辨证要点 本证多有外感风寒病史，以咳嗽、咯痰色白清稀及风寒表证表现为辨证要点。

（四）风热犯肺证

风热犯肺证，是指风热之邪侵肺，肺失宣降，卫气失调所表现的证候。

1. 临床表现 咳嗽，痰稠黄，鼻塞流黄浊涕，身热，微恶风寒，口干咽痛，舌尖红，苔薄黄，脉浮数。

2. 证候分析 风热袭肺，肺气上逆则咳嗽；热邪煎灼津液，故痰稠色黄；肺气失宣，鼻窍不利，热邪熏蒸肺液，故鼻塞不通、流黄浊涕；肺卫受邪，卫气郁遏则发热，卫气不达肌表则恶风寒；风热上扰，津液被耗，则口干咽痛；舌尖候上焦病变，肺属上焦、为风热侵袭，故舌尖红；苔薄黄、脉浮数，皆为风热袭表之征。

3. 辨证要点 本证多有外感风热病史，以咳嗽、痰少色黄及风热表证表现为辨证要点。

（五）燥邪犯肺证

燥邪犯肺证，是指感受燥邪，侵犯肺卫所表现的证候。秋季多见。

1. 临床表现 干咳无痰，或痰少而黏，不易咳出，甚至痰中带血，唇舌咽鼻干燥失润，或见鼻衄、咯血，或身热恶寒，舌红，脉浮。

2. 证候分析 肺喜润而恶燥，燥邪犯肺，津液被伤，故干咳无痰，或痰少而黏，不易咳出；燥易伤津，燥邪犯肺，则气道失于濡润，故唇舌咽鼻干燥；燥邪袭肺，肺卫失宣，则身热恶寒；若燥邪化火，灼伤肺络，可见鼻衄、咯血；燥邪伤津则舌红，脉数为燥热之象。

3. 辨证要点 以干咳、痰少而黏、口鼻干燥等肺系干燥少津症状伴轻微表证为辨证要点。

（六）痰湿阻肺证

痰湿阻肺证，是指痰饮湿浊停聚于肺，阻滞肺系所表现的证候。多由脾气亏虚，或久咳伤肺，或感受寒湿等病邪引起。

1. 临床表现 咳嗽痰多，质黏色白，易于咳出，胸闷，甚则气喘痰鸣，舌淡苔白腻，脉滑。

2. 证候分析 "脾为生痰之源"，脾气亏虚，输布失常，水湿凝聚为痰，壅滞于肺；或寒湿外袭肺脏，肺不布津，水液停聚而为痰湿，阻于肺间，肺失宣降，肺气上逆，故咳嗽多痰，痰液黏腻色白，易于咳出；痰湿阻滞气道，肺气不利，则为胸痛，甚则气喘痰鸣；舌淡苔白腻、脉滑，均为痰湿内盛之象。

3. 辨证要点 以咳嗽痰多、质黏色白易咯为辨证要点。

（七）痰热壅肺证

痰热壅肺证，是指热邪夹痰，内壅于肺所表现出的肺经实热证候。

1. 临床表现 咳嗽气喘，痰稠色黄，发热口渴，烦躁不安，甚则鼻翼扇动，或胸痛，咳吐脓血腥臭痰，大便秘结，小便短赤，舌红苔黄腻，脉滑数。

2. 证候分析 痰热壅阻于肺，肺气上逆，故咳嗽气喘；痰热互结，随肺气上逆，故咳痰黄稠；里热炽盛，蒸达于外，故发热；热邪灼伤阴津，则口渴；热邪侵扰心神，则烦躁不安；甚则肺气郁闭，则鼻翼扇动；若痰热阻滞肺络，气滞血壅，肉腐血败，则见胸痛、咳吐脓血腥臭痰；便秘、小便黄赤、舌红苔黄腻、脉滑数，为痰热内盛之征。

3. 辨证要点 以咳喘、咯痰黄稠量多或脓血腥臭痰及里实热证表现为辨证要点。

（八）大肠湿热证

大肠湿热证，是指湿热侵袭大肠所表现的证候。多因感受湿热外邪，或饮食不节等因素引起。

1. 临床表现 腹痛腹泻，里急后重，或下痢脓血，或暴注下泻、色黄而臭，伴肛门灼热、身热口渴、小便短赤，舌红，苔黄腻，脉滑数或濡数。

2. 证候分析 湿热侵袭大肠，阻滞气机，不通则痛，故腹痛、里急后重；湿热蕴结大肠，腐血肉为脓，故下痢脓血；湿热之气下迫，故见暴注下泻、肛门灼热；热邪内积伤津，故身热口渴、小便短赤；舌红苔黄腻、脉滑数或濡数，均为湿热之象。

3. 辨证要点 以下痢脓血或泄泻、下黄色稀水，以及腹痛、里急后重与湿热证表现为辨证要点。

（九）大肠液亏证

大肠液亏证，是指津液不足，大肠失去濡润所表现的证候。素体阴亏，或久病伤阴，或热病后津伤未复，或妇女产后失血过多等是其常见原因。

1. 临床表现 大便干燥秘结，排出困难，常数日一行，口干咽燥，常伴口臭、头晕，舌红少津，脉细涩。

2. 证候分析 大肠液亏，肠道失其濡润而传导不利，故大便干燥秘结、不易排出；阴伤于内，口咽失润，故口干咽燥；大便日久不解，浊气不得下泄，上逆于头，致口臭头晕；舌红少津、脉细涩，为津亏之象。

3. 辨证要点 以大便干燥难于排出与津亏症状为辨证要点。

三、肝与胆病辨证

肝体位居右胁，胆附于肝，二者互为表里。肝病的实证多由情志所伤，或寒、火、湿热之邪侵袭所致；虚证多因久病失养、失血，或他脏累及所致。

肝的病变主要表现在疏泄失常、血不归藏、筋脉不利等方面。临床常见症状有精神抑郁、烦躁易怒、胸胁少腹胀痛、头晕目眩、肢体震颤、手足抽搐，以及目疾、月经不调、睾丸胀痛等。胆病常见口苦发黄、失眠和胆怯易惊等情绪异常和消化异常的表现。

（一）肝气郁结证

肝气郁结证，是指肝失疏泄，气机郁滞而表现的证候。多因情志抑郁，或突然的精神刺激及其他病邪侵扰而发病。

1. 临床表现 情志抑郁易怒，胸胁少腹胀闷窜痛，善太息，或咽部梅核气，妇女可见乳房发胀作痛、痛经、月经不调或闭经，舌苔薄白，脉弦。情志变化与病情的轻重关系密切。

2. 证候分析 肝喜条达而恶抑郁，肝气郁结，经气不利，故胸胁乳房、少腹胀闷疼痛或窜动作痛；肝主疏泄，调畅情志，气机郁结，不得条达疏泄，故情志抑郁易怒；肝气郁结，气不行津，津聚为痰，痰随气逆，循经上行，搏结于咽则见梅核气；若气滞日久，气病及血，血行瘀滞，肝络瘀阻，冲任不调，故月经不调或经行腹痛；舌苔薄白、脉弦，为肝郁之象。

3. 辨证要点 以情志抑郁、胸胁少腹胀闷疼痛、善太息，以及妇女月经不调等表现为辨证要点。

（二）肝火上炎证

肝火上炎证，是指肝火内炽，火热循肝经而上炎产生的证候。多因情志不遂，肝郁化火，或热邪内犯等引起。

1. 临床表现 头晕胀痛，面红目赤，急躁易怒，胁肋灼痛，耳鸣如潮，甚至耳聋，口苦口干，失眠多梦，吐血衄血，便秘尿黄，舌红苔黄，脉弦数。

2. 证候分析 肝火循经上攻头目，气血涌盛络脉，故头晕胀痛、面红目赤；肝失条达柔顺之性，所以急躁易怒、胁肋灼痛；足少阳胆经入耳中，肝热移胆，循经上冲，则耳鸣如潮，甚至耳聋；火热逼迫胆汁上逆，则口苦口干；火热上扰心神，故失眠多梦；火伤络脉，血热妄行，可见吐血衄血；便秘尿黄、舌红苔黄、脉弦数，为肝经实火炽盛之征象。

3. 辨证要点 以胁肋灼痛、头晕胀痛、面红目赤、急躁易怒和实热证表现为辨证要点。

（三）肝血虚证

肝血虚证，是指肝脏血液亏虚所表现的征候。多因脾肾亏虚，生化之源不足，或慢性病耗伤肝血，或失血过多所致。

1. 临床表现 眩晕耳鸣，面白无华，爪甲不荣，夜寐多梦，视力减退，或肢体麻木，关节拘急不利，手足震颤，肌肉跳动，妇女月经量少、色淡，甚则经闭，舌淡苔白脉弦细。

2. 证候分析 肝血不足，不能上荣头面，故眩晕耳鸣、面白无华；爪甲失养，则干枯不荣；血不足以安魂定志，故夜寐多梦；目失所养，所以视力减退。肝主筋，血虚筋脉失养，则见肢体麻木、关节拘急不利、手足震颤、肌肉跳动等虚风内动之象；妇女肝血不足，不能充盈冲任之脉，故月经量少色淡，甚至闭经；舌淡、苔白、脉弦细，为血虚常见之症。

3. 辨证要点 以筋脉、爪甲、两目、肌肤等血失濡养与血虚证表现为辨证要点。

（四）肝阴虚证

肝阴虚证，由于肝阴液亏虚，阴不制阳，虚热内扰所表现的证候。多由情志不遂，气郁化火，或慢性疾病、温热病等耗伤肝阴引起。

1. 临床表现 头晕耳鸣，两目干涩，面部烘热，五心烦热，潮热盗汗，口咽干燥，胁肋隐隐灼痛，或见手足蠕动，舌红少津，脉弦细数。

2. 证候分析 肝阴不足，不能上滋头目，则头晕耳鸣、两目干涩；虚火上炎，则面部烘热；虚火内灼，则见五心烦热、潮热盗汗、胁肋隐隐灼痛；阴液亏虚不能上承，则见口咽干燥；肝阴虚，筋脉失养，则手足蠕动；舌红少津、脉弦细数，均为肝阴不足、虚热内盛内热之象。

3. 辨证要点 以目、筋脉、肝络失养症状与阴虚证表现为辨证要点。

（五）肝阳上亢证

肝阳上亢证，是指肝肾阴虚，阳失阴制，阳浮于上所表现的证候。多因肝肾阴虚或情志过极，气火内郁，暗耗阴津，致使阴不制阳而发病。

1. 临床表现 眩晕耳鸣，头目胀痛，面红目赤，急躁易怒，腰膝酸软，头重脚轻，失眠多梦，心悸健忘，舌红少苔，脉弦有力。

2. 证候分析 肝肾之阴不足，肝阳亢逆失制，血随气逆，上冲于头面，故眩晕耳鸣、头目胀痛、面红目赤；肝失柔顺，故急躁易怒；腰为肾之府，肝肾阴虚，经脉失养，故腰膝酸软无力；阳亢于上，阴亏于下，上盛下虚，故头重脚轻；阴虚则心神失养，故见心悸健忘、失眠多梦；舌红少苔、脉弦有力或弦细数，为肝肾阴虚、肝阳亢盛之象。

3. 辨证要点 以头目胀痛、眩晕耳鸣、急躁易怒、腰膝酸软、头重脚轻为辨证要点。

（六）肝风内动证

　　肝风内动证，是指患者出现以眩晕欲仆、震颤、抽搐等动摇不定的症状为主要表现的证候。临床上又分肝阳化风、热极生风、阴虚动风、血虚生风4种。

　　1. 肝阳化风证　是指肝阳亢逆无制而导致的证候。多因肝肾之阴久亏，肝阳失潜而暴发。

　　（1）临床表现　眩晕欲仆，头摇而痛，项强肢麻，语言不利，步态不稳，或猝然昏倒，不省人事，半身不遂，舌强不语，口眼歪斜，喉中痰鸣，舌红苔白而腻，脉弦有力。

　　（2）证候分析　肝阳亢逆化风，上扰头目，则眩晕欲仆、头摇头痛；肝主筋，风动筋脉拘挛，则项强；肝肾阴虚，筋脉失养，故手足麻木；肝经络舌本，风阳扰络，则语言不利；阳亢于上，阴亏于下，上盛下虚，所以步态不稳；阳亢则灼液为痰，痰随风升，故喉中痰鸣；风痰流窜脉络，经气不利，可见口眼歪斜、半身不遂；风阳夹痰上扰，清窍被蒙，则见突然昏倒、不省人事；痰阻舌根，则舌体僵硬、不能言语。舌红为阴虚之象，白苔示邪尚未化火，腻苔为夹痰之征，脉弦有力是风阳扰动之象。

　　（3）辨证要点　本证一般根据患者平素具有头晕目眩等肝阳上亢的现象，结合当前出现猝然昏倒、半身不遂等肝风内动的症状为辨证要点。

　　2. 热极生风证　是指热邪亢盛引动肝风所表现的证候。多由邪热亢盛，燔灼肝经，热闭心神而致。

　　（1）临床表现　高热神昏，躁扰如狂，手足抽搐，颈项强直，甚则角弓反张，两目上视，牙关紧闭，舌红或绛，脉弦数。

　　（2）证候分析　热邪蒸腾，充斥三焦，故高热；热灼肝经，耗伤津液，引动肝风，而见手足抽搐、颈项强直、角弓反张、两目上视、牙关紧闭等筋脉挛急的表现；热入心包，心神昏聩，则神昏、躁扰如狂；热邪内扰营血，则舌色红绛、脉象弦数，为肝经火热之征。

　　（3）辨证要点　以高热神昏与动风表现为辨证要点。

　　3. 阴虚动风证　是指阴液亏虚，筋脉失养，引动肝风表现出的证候。多因外感热病后期阴液耗损，或内伤久病，阴液亏虚而发病。本证的临床表现和证候分析，参见"肝阴虚证"。

4. 血虚生风证 是指血液亏虚，筋脉失养所表现的动风证候。多由急慢性出血过多或久病血虚所引起。本证的临床表现和证候分析，参见"肝血虚证"。

（七）肝胆湿热证

肝胆湿热证，是指湿热蕴结肝胆而致疏泄功能失职所表现的证候。多由感受湿热之邪，或偏嗜肥甘厚腻，酿湿生热，或脾胃失健，湿邪内生，郁而化热所致。

1. 临床表现 胁肋灼热胀痛，或有痞块，口苦，腹胀厌食，纳少呕恶，大便不调，小便短赤，或寒热往来，或身目发黄，或带下黄臭，外阴瘙痒，或睾丸肿胀热痛，或阴囊湿疹等，舌红苔黄腻，脉弦数。

2. 证候分析 湿热蕴结肝胆，肝失疏泄，气机不畅，故肝经循行部位，如胁肋部疼痛或见痞块；肝经受病，肝木乘脾土，则运化失健，故厌食腹胀、大便不调；湿热下注，则小便短赤；邪踞少阳，枢机不利，则寒热往来；湿热熏蒸，胆汁不循常道而外溢肌肤，则身目发黄；肝脉绕阴器，湿热随经下注，则阴部湿疹，或睾丸胀痛，或妇女带浊阴痒；舌红苔黄腻、脉弦数，均为湿热内蕴肝胆之征象。

3. 辨证要点 以胁肋胀痛、腹胀厌食、尿黄、舌红苔黄腻为辨证要点。

四、脾与胃病辨证

脾居腹中，经脉连胃，故二者互为表里。脾胃合称为"后天之本"。脾的病变有虚实之分，虚证多因饮食劳倦、思虑过度或病后失调所致；实证多由饮食不节，感受湿热或寒湿之邪，或失治、误治而成。

脾的病变主要反映于运化功能的失常和统摄血液功能的障碍，以及水湿潴留、清阳不升等方面，常见症状有腹胀腹痛、泄泻便溏、浮肿、出血等。胃的病变主要反映在胃失和降、胃气上逆等方面，常见症状有脘痛、呕吐、嗳气、呃逆等。

（一）脾气虚证

脾气虚证，是由脾气虚弱，运化失健，饮食精微吸收不足，致机体失于充养所表现的证候。多因饮食失调，劳累过度，以及其他急慢性疾患耗伤脾气所致。

1. 临床表现 纳少腹胀，饭后尤甚，大便溏薄，肢体倦怠，少气懒言，面色萎黄或㿠白，形体消瘦或浮肿，舌淡苔白，脉缓弱。

2. 证候分析 脾气虚弱，运化功能减退，故纳少；水谷内停则腹胀，食入则脾气益困，故腹胀愈烈；脾气虚，水湿不化，流注肠中，则大便溏薄；脾气不足，气血生化乏源，机体失养，则形体逐渐消瘦；面色萎黄、舌淡苔白、脉缓弱，是脾气虚弱之征。

3. 辨证要点 以纳少、腹胀、便溏及气虚证表现为辨证要点。

（二）脾阳虚证

脾阳虚证，是指脾阳虚衰，阴寒内盛所表现的证候。本证或由脾气虚进一步发展、损及脾阳而来，或因过食生冷，或因肾阳虚，久病损伤脾阳所致。

1. 临床表现　腹胀纳少，腹痛喜温喜按，四肢不温，面白不华，大便溏薄清稀，或肢体困重，甚则周身浮肿，小便短少，或白带量多质稀，舌淡胖，苔白滑，脉沉迟无力。

2. 证候分析　脾阳虚衰，运化失健，则腹胀纳少；脾阳不足，寒凝气滞，故腹痛喜温喜热；阳虚温煦失职，所以畏寒而四肢不温；水湿不化，流注肠中，故大便溏薄较脾气虚证更为清稀，甚则完谷不化；中阳不振，水湿内停，若流溢肌肤，则肢体困重，甚则全身浮肿；膀胱气化失司，则小便短少；水湿下渗，损伤带脉，可见白带清稀量多；舌淡胖、苔白滑、脉沉迟无力，皆为阳虚湿盛之象。

3. 辨证要点　以腹部隐痛、喜温喜按、浮肿与脾气虚证表现为辨证要点。

（三）中气下陷证

中气下陷证，是由于脾气虚，脾不升清，而致气机下陷及脏器下垂的证候。多由脾气虚进一步发展而来，或久泄久痢，或劳累过度所致。

1. 临床表现　脘腹重坠作胀，食后尤甚，或便意频数，肛门坠重，或久痢不止，甚或脱肛，或子宫下垂，伴气少乏力、肢体倦怠、声低懒言，头晕目眩，舌淡苔白，脉缓。

2. 证候分析　脾气虚，则升举无力，致脘腹重坠作胀，食入则气陷更甚，故脘腹更觉不舒；中气下陷，内脏无托，故时有便意，肛门坠重，或久痢脱肛或子宫下垂；清阳不升，则头晕目眩；中气不足，全身功能活动减退，故见少气乏力、肢体倦怠、声低懒言、舌淡苔白、脉弱等脾气虚弱的表现。

3. 辨证要点　以脘腹坠胀、内脏下垂和脾气虚证表现为辨证要点。

（四）脾不统血证

脾不统血证，是由于脾气虚，脾之统血功能失司，血溢脉外，致形成多部位出血的证候。多由久病脾虚或劳倦伤脾等引起。

1. 临床表现　便血，尿血，肌衄，鼻衄，齿衄，或妇女月经过多、崩漏等，常伴食少便溏、神疲乏力、少气懒言、面色无华，舌淡苔白，脉细弱。

2. 证候分析　脾统血，责之于脾气对血的固摄。脾气亏虚，统血无权，则血溢脉外。溢于肠胃，是为便血；渗于膀胱，则见尿血；血溢肌肤，则为肌衄；由齿龈而出，则为齿衄；冲任不固，则妇女月经过多，甚或崩漏。食少便溏、神疲乏力、少气懒言、面色无华、舌淡苔白、脉细弱等症，皆为脾气虚弱之象。

3. 辨证要点　以出血色淡质稀与脾气虚证表现为辨证要点。

（五）寒湿困脾证

寒湿困脾证，由于外感寒湿或脾虚内生寒湿之邪困遏脾，影响脾之正常运化功能所产生的证候。多由饮食不节、过食生冷、淋雨涉水、居处潮湿，以及内湿素盛等因素引起。

1. 临床表现　脘腹痞闷胀痛，食少便溏，泛恶欲吐，口淡不渴，头身困重，或肌肤面目晦黄如烟熏，或肢体浮肿，小便短少，舌淡胖苔白腻，脉濡缓。

2. 证候分析　脾喜燥恶湿，寒湿内侵，中阳受困，脾气被遏，运化失司，故脘腹痞闷胀痛、食少便溏；胃失和降，胃气上逆，故泛恶欲吐；寒湿属阴邪，阴不耗液，故口淡不渴；湿为阴邪，其性重浊，寒湿滞于经脉，阻遏清阳，故见头身困重；中焦为寒湿所困，阳气不宣，肝胆疏泄失职，胆汁外泄，故见面黄晦黄如烟熏；湿泛肌肤可见肢体浮肿；膀胱气化失司，则小便短少；舌淡胖、苔白腻、脉濡缓，皆为寒湿内盛的表现。

3. 辨证要点　以脘腹痞闷、呕恶便溏与寒湿证表现为辨证要点。

（六）湿热蕴脾证

湿热蕴脾证是由于外感湿热之邪或中焦内生湿热蕴结于脾，使脾之功能受阻，正常运化之能失司所表现的证候。常因感受湿热外邪，或过食肥甘酒酪酿湿生热所致。

1. 临床表现　脘部痞闷，纳呆呕恶，尿黄，或面目肌肤发黄，色鲜明如橘，或便溏不爽，或皮肤发痒，或身热起伏，汗出热不解，或肢体困重，舌红苔黄腻，脉濡数。

2. 证候分析　脾气主升，胃气主降，湿热蕴结中焦，受纳运化失职，脾胃升降失常，故脘腹痞闷、纳呆呕恶；脾为湿困，则肢体困重；湿为阴邪，易阻滞气机，且湿性黏滞，湿热蕴结于脾，致大便溏泄不爽；湿热内蕴，熏蒸肝胆，致胆汁外溢肌肤，故皮肤发痒、面目肌肤发黄，其色鲜明如橘子，即为"阳黄"；湿遏热伏，湿热郁蒸，故身热起伏，汗出而热不解；舌红苔黄腻、脉濡数，均为湿热内盛之征象。

3. 辨证要点　以脘腹痞胀、身体困重、便溏不爽与湿热证表现为辨证要点。

（七）胃阴虚证

胃阴虚证是因胃之阴液津亏，致胃不能正常行使受纳、和降、腐熟功能所表现的证候。多由胃病久延不愈，或热病后期阴液未复，或平素嗜食辛辣，或情志不遂，气郁化火使胃阴耗伤而致。

1. 临床表现　胃脘不舒，隐隐疼痛或嘈杂，饥不欲食，舌红少津，脉细数，或可见口燥咽干，或大便干结，或见干呕呃逆。

2. 证候分析　胃喜润而恶燥，以和降为顺。胃阴不足，虚热内生，热郁胃中，胃气失和，致脘部隐痛，脘痞不舒；胃失阴液滋润，胃纳失权，故饥不欲食；胃阴亏虚，上不能滋润咽喉则口燥咽干，下不能濡润大肠致大便干结；阴虚热扰，胃气上逆，可见干呕呃逆；舌红少津、脉象细数，皆是阴虚内热的征象。

3. 辨证要点　以胃脘灼痛隐隐、饥不欲食与阴虚证表现为辨证要点。

（八）食滞胃脘证

食滞胃脘证，是由于饮食不节，暴饮暴食，超过了胃之腐熟能力；或食量虽不过多，但因胃之功能素弱，而致饮食停滞难化所表现出的证候。多由饮食不节，暴饮暴食，或脾胃素弱，运化失健等因素引起。

1. 临床表现　胃脘胀闷疼痛，嗳气吞酸或呕吐酸腐食物，厌食，吐后胀痛得减，或矢气便溏，泻下物酸腐臭秽，甚至臭如败卵，舌苔厚腻，脉滑。

2. 证候分析　胃主受纳，胃气以降为顺，食停胃脘则胃气郁滞，致脘部胀闷疼痛；胃失和降，胃气上逆，故见嗳气吞酸或呕吐酸腐食物；吐后食浊得除，胃气通畅，故胀痛得减；食浊下移，积于肠道，阻滞气机，可致矢气频频，泻下物酸腐臭秽、臭如败卵；舌苔厚腻、脉滑，为食积之征。

3. 辨证要点　以胃脘胀闷疼痛、嗳腐吞酸、厌食为辨证要点。

（九）寒滞胃脘证

寒滞胃脘证指寒邪犯胃，气机凝滞，胃失和降所表现出的证候。大多因饮食失宜，过食生冷，或寒邪犯胃，胃腑收引所致。

1. 临床表现　胃脘冷痛，痛势急迫，遇寒加剧，得温则减，面白或青，口淡不渴，泛吐清水，或恶心呕吐，或肢冷不温，舌淡苔白，脉沉紧。

2. 证候分析　寒邪犯胃，气机凝滞，寒主收引，故胃脘冷痛；寒得温则散，遇寒则更甚，故遇寒痛增而得温则减；寒邪内凝，血脉收引，气血运行不畅，故面白或轻；寒凝胃气上逆，则恶心呕吐；水饮随胃气上逆，可见口泛清水；寒邪伤阳，肢体失于温养，故形寒肢冷；舌淡苔白、脉沉紧，为阴寒内盛征象。

3. 辨证要点　以胃脘剧烈冷痛、呕吐清涎与实寒证表现为辨证要点。

（十）胃火炽盛证

胃火炽盛证是由于胃中火热炽盛，使胃的受纳腐熟功能异常所表现的证候。多因平素嗜食辛辣肥腻，化热生火，或情志不遂，气郁化火，或热邪内犯等所致。

1. 临床表现　胃脘灼痛、拒按，渴喜冷饮，或消谷善饥，或牙龈肿痛，齿衄，口臭，大便秘结，小便短赤，舌红苔黄，脉滑数。

2. 证候分析　热炽胃中，胃气失和，故胃脘部灼痛拒按；胃热炽盛，功能亢进，则消谷善饥；胃热耗津灼液，则渴喜冷饮；胃络于龈，胃火循经上熏，气血壅滞可致牙龈肿胀疼痛，甚至化脓、溃烂；血络受损，血热妄行，可见齿衄；胃中浊气上逆，则见口臭；热盛耗津，大肠失润则大便秘结，小便化源不足则小便短赤；舌红苔黄、脉滑数，皆是火热内盛之表现。

3. 辨证要点　以胃脘灼热疼痛、消谷善饥、牙龈肿痛溃烂与实热证表现为辨证要点。

五、肾与膀胱病辨证

肾位于腰部，左右各一，其经脉与膀胱相互络属，故两者互为表里。肾病以虚证居多，多因禀赋不足，或年少肾气未充，或年老肾气已亏，或房事不节，或他脏疾病及肾等所致。

肾的病变主要反映在小儿生长发育迟缓，成人早衰，性功能障碍，水液代谢失常，呼吸功能减退，以及脑、髓、骨、发、耳和二便功能异常。临床常见症状有腰膝酸软、疼痛、耳鸣耳聋，发脱齿摇，阳痿遗精，精少不育，经闭不孕，水肿，呼多吸少，二便异常等。膀胱的病变主要反映为小便异常，临床常见尿频、尿急、尿痛、尿闭，以及遗尿、小便失禁等症。

（一）肾阳虚证

肾阳虚证，是指肾脏阳衰，温煦失职，气化失权所表现的一类虚寒证候。多由素体阳虚，或年高肾亏，或久病伤肾，以及房劳过度等因素引起。

1. 临床表现　精神萎靡，面色㿠白或黧黑，腰膝酸软而痛，畏寒肢冷，尤以下肢为甚，舌淡胖苔白，脉沉弱；或男子阳痿，女子宫寒不孕，或大便久泄不止、完谷不化，五更泄泻，或小便清长、频数，夜尿多，舌淡，苔白，脉沉细无力。

2. 证候分析　腰为肾之府，肾主骨，肾阳虚衰，则腰膝失于温养而酸软疼痛；肾阳不足，肌肤失于温煦，故畏寒肢冷；阴寒盛于下，故下肢尤甚；阳虚不能振奋精神，故精神萎靡、面色㿠白；肾阳极虚，浊阴弥漫肌肤，则面呈本脏之色而黧黑；肾主生殖，肾阳不足，命门火衰，生殖功能减退，故见男子阳痿、女子宫寒不孕；肾司二便，肾阳不足，温化无力，故小便清长、久泄不止等；舌淡胖苔白、脉沉弱，均为肾阳虚衰之象。

3. 辨证要点　以腰膝酸软冷痛、生殖能力减退、夜尿频多与虚寒证表现为辨证要点。

（二）肾阴虚证

肾阴虚证，是指肾脏阴液不足，失于滋养，虚热内生所表现的证候。多由久病伤肾，或禀赋不足，房事过度，或过服温燥劫阴之品所致。

1. 临床表现　腰膝酸痛，眩晕耳鸣，形体消瘦，潮热盗汗，五心烦热，失眠多梦，咽干颧红，男子遗精早泄，女子经少经闭或崩漏，溲黄便干，舌红少津，脉细数。

2. 证候分析　肾阴不足，髓海亏虚，骨骼失养，故腰膝酸痛、眩晕耳鸣。肾阴亏虚，虚热内生，故见形体消瘦、盗汗、五心烦热、咽干颧红；肾水亏虚，水火失济则心火偏亢，致心神不宁，而见失眠多梦；阴虚相火妄动，扰动精室，精关不固，故遗精早泄；阴亏则经血来源不足，故女子经量减少，甚至闭经；阴虚则阳亢，虚热迫血可致崩漏；溲黄便干、舌红少津、脉细数，均为虚热之象。

3. 辨证要点　以腰膝酸痛、眩晕耳鸣、男子遗精、女子月经失调与阴虚内热证为辨证要点。

（三）肾精不足证

肾精不足证，是指由于肾精亏损所表现的证候。多因禀赋不足，先天发育不良，或后天调养失宜，或房劳过度，或久病伤肾所致。

1. 临床表现　小儿发育迟缓，身材矮小，智力和动作迟钝，囟门迟闭，骨骼痿软；

成人可见男子精少不育，女子经闭不孕，性功能减退，早衰，发脱齿摇，耳鸣耳聋，健忘恍惚，动作迟缓，足痿无力，精神呆钝等。舌淡，脉细弱。

2. 证候分析 肾精不足无以化气生血、充肌长骨、充髓实脑，故小儿发育迟缓、身材矮小、智力迟钝、动作缓慢、囟门迟闭、骨骼痿软；肾主生殖，肾精亏，则性功能低下，男子见精少不育、女子见经闭不孕；肾之华在发，肾精不足，则易脱发；齿为骨之余，失精气之充养，故齿摇早脱；肾开窍于耳，脑为髓海，精少髓亏，脑窍空虚，故见耳鸣耳聋、健忘恍惚；精损则筋骨失于充养，故动作迟缓、足痿无力；舌淡、脉细弱，为肾精不足之象。

3. 辨证要点 以小儿生长发育迟缓及成人生殖功能低下、早衰表现为辨证要点。

（四）肾气不固证

肾气不固证，是指由于肾气亏虚，封藏固摄功能失职所表现的证候。多因年高肾气亏虚，或年幼肾气未充，或房事过度，或久病伤肾所致。

1. 临床表现 神疲耳鸣，腰膝酸软，小便频数而清，或尿后余沥不尽，或夜尿频多，或遗尿失禁，男子滑精早泄，女子白带清稀、胎动易滑，舌淡苔白，脉沉弱。

2. 证候分析 肾气亏虚，耳窍、骨骼失之充养，则神疲耳鸣、腰膝酸软；肾气虚膀胱失约，故见小便频数清长，或夜尿频多，甚则遗尿失禁；气虚排尿无力，可致尿后余沥不尽；肾气不足，精关不固致精液外泄，故男子滑精早泄；肾虚而冲任亏损，下元不固，则见女子带下清稀；胎元不固，则见胎动不安，造成滑胎；舌淡苔白、脉沉弱，为肾气虚衰之象。

3. 辨证要点 以腰膝酸软，小便、精液、经带、胎元不固与气虚证表现为辨证要点。

（五）肾不纳气证

肾不纳气证，是指肾气虚衰，气不归原所表现的证候。多由久病咳喘，肺虚及肾，或劳伤肾气所致。

1. 临床表现 久病咳喘，声音低怯，腰膝酸软，呼多吸少，气不得续，动则喘息益甚，舌淡苔白，脉沉弱；或喘息加剧，肢冷面青，冷汗淋漓，脉浮大无根；或气短息促，面赤心烦，咽干口燥，舌红，脉细数。

2. 证候分析 肾主纳气，肾虚则摄纳无权，气不归原，故呼多吸少、气不得续、动则喘息益甚；肾主骨，肾虚骨骼失养，故腰膝酸软；肺气虚，卫外不固则自汗，功能活动减退故神疲声音低怯；舌淡苔白、脉沉弱，为气虚之征。若阳气虚衰欲脱，则喘息加剧、肢冷面青、冷汗淋漓；虚阳外浮，脉见浮大无根；肾主纳气，肾虚纳气功能减弱，则气短息促；肾气不足，久延伤阴，阴虚生内热，虚火上炎，故面赤心烦、咽干口燥；舌红、脉细数为阴虚内热之象。

3. 辨证要点 以久病咳喘无力、呼多吸少、气不得续与肾虚证表现为辨证要点。

（六）膀胱湿热证

膀胱湿热证，是湿热蕴结膀胱所表现的证候。多由感受湿热，或饮食不节，湿热内生，下注膀胱所致。

1. 临床表现　尿频、尿急、尿道灼痛，尿频黄赤短少，小腹胀闷，或伴发热腰痛，或尿血，或有砂石，舌红苔黄腻，脉滑数。

2. 证候分析　湿热蕴结膀胱，热迫尿道，故尿频、尿急、尿道灼痛；湿热内蕴，膀胱气化失司，故尿液黄赤短少、小腹痛胀迫急；湿蕴郁蒸，热淫肌表，可见发热；波及肾脏，则见腰痛；湿热伤及血络则尿血；湿热久郁不解，煎熬尿中杂质而成砂石，则尿中可见砂石；舌红苔黄腻、脉滑数，为湿热内蕴之象。

3. 辨证要点　以尿频、尿急、尿痛、尿黄与湿热证表现为辨证要点。

案例分析

患者甲感受风热之邪，邪犯肺卫，属外感风热表证。其病位在肌表、口鼻，以身热、苔薄黄，脉浮数为主症。无正气虚损之象，故八纲辨证，病属表证、热证、实证，因此亦属阳证。患者乙发病季节为冬季，由寒邪犯胃所致。其病位在脏腑，以胃脘冷痛为主症。无正气虚损之象，故八纲辨证，病属里证、寒证、实证。

患者乙因脘腹受凉致病，寒性主痛，寒邪在胃，凝滞气机，致胃气郁滞，胃失和降，故胃脘冷痛、喜暖，得温则痛减。舌苔白满、脉沉紧，是阴寒内盛征象。因此，运用脏腑辨证可进一步明确病位和病性，该患者属胃寒证。

复习与实践

1. 心阴虚证与心火亢盛证的病机及临床表现有何异同？
2. 脾气虚、脾气下陷、脾不统血、脾阳虚 4 证的临床表现有何异同？
3. 案例分析：蔡某，男，48 岁，教师。吸烟 30 年，咳嗽 5 年，喘息少气两年，常易感冒。见喘咳，气短声低，咯痰色白清稀，自汗，背畏寒，面白，舌淡，脉弱。

任务：请运用脏腑辨证知识分析该患者的病情，并确定其证型。

第七章　护理原则与方法

1. 能阐述中医护理施护求本、扶正祛邪、三因制宜、调整阴阳、调整脏腑、调整气血的基本原则。

2. 能简述中医内治八法的护理要点。

3. 能初步依据中医护理的基本原则进行临床常见病证的护理。

案例导读

左某，女，28岁。1994年4月21日初诊。患者素嗜辛辣煎炒食物，近3天来右侧上牙床牙龈肿痛、溃烂、出血，口臭，大便两天未行，小便短赤。舌红，苔黄，脉滑数。

任务1：请对该患者进行辨证分析。

任务2：请为该患者确定护理原则和具体的护理方法。在护理过程中应该注意什么？

中医药学理论中蕴含着丰富的中医护理学内容，并在长期的护理实践过程中，逐渐借鉴中医治则治法的相关内容，形成了较为完整的辨证施护的理论体系，对促进人民健康起到了重要的作用。

第一节　护理原则

中医护理原则是中医学"治则"在护理学上的扩展与延伸，是在整体观念与辨证施护精神指导下制定的临床调护疾病所遵循的基本原则。它主要包括施护求本、扶正祛邪、三因制宜、调整阴阳、调整脏腑、调整气血等。

一、施护求本

任何疾病的发生、发展，都是通过若干症状显现出来，只有通过综合分析，透过错综复杂的现象寻找到疾病本质，才能采用恰当的护理方法。施护求本，是指治疗与护理必须要抓住疾病的本质，辨明病变的根本原因，从而确立相应的治疗与护理措施，这是辨证施护的根本原则。

（一）正护与反护

在疾病发生与发展的过程中，多数疾病的现象与本质是一致的，有时也会出现一些现象与本质完全相反的假象。因此，针对疾病而言，就有正护与反护的不同。

1. 正护　是指疾病的现象和本质相一致的情况下，逆其本质而选择护理措施的一种常用原则。临床上大多数疾病的外在现象和疾病本质是相一致的，如热证见热象、寒证见寒象，故正护是临床上最为常用的护理原则。主要包括：

（1）寒者热之　是指寒性病证出现寒象，用温热的方法来调护。

（2）热者寒之　是指热性病证出现热象，用寒凉的方法来调护。

（3）实者泻之　是指实性病证出现实象，用攻邪的方法来调护。

（4）虚者补之　是指虚性病证出现虚象，用补益的方法来调护。

2. 反护　是指疾病的现象和本质不相一致的情况下，顺从其外在假象而选择护理措施的一种护理原则。反护法的实质也是针对疾病的本质而采取的护理法则。主要包括：

（1）热因热用　是指用温热的方法，护理具有假热症状，但其本质为寒证的真寒假热证。如阴寒内盛，格阳于外，出现面赤、脉大等假热征象，应用温热护理法。

（2）寒因寒用　是指用寒凉的方法，护理具有假寒症状，但其本质为热证的真热假寒证。如阳热亢盛，格阴于外，阳气不能外达，出现四肢厥逆、脉沉等假寒征象，应用寒凉护理法。

（3）塞因塞用　是指用补益的方法，护理具有闭塞不通症状，但本质为虚证的真虚假实证。如中气不足，脾阳不运，可致腹胀便秘，应用补益中气、温运脾阳的护理法。

（4）通因通用　是指用通利的方法，护理具有通泄症状，但本质为实证的真实假虚证。如因积滞伤食所致腹泻、因瘀血内滞所致崩漏，应用消食导滞、活血化瘀等攻下的护理法。

（二）标本缓急

标，即现象；本，即本质。"标"与"本"是相对而言的，用以说明疾病过程中矛盾的主次关系。在不同情况下，标与本的含义不尽相同。如就正邪而言，正气为本，邪气为标；就疾病本身而言，病因是本，症状是标。护理的原则以"护本"为其首要，随着疾病变化，病症有先后，矛盾有主次，病情有缓急，处理疾病时就有"急则护标，缓则护本，标本同护"的不同。

1. 急则护标　是指标病甚急，成为疾病的主要矛盾，如不及时处理，有可能危及生命，或影响疾病的预后，必须先采取紧急措施护治其标。如大出血患者，无论何种原因所致，均应采取紧急措施先止血，对症处理，待血止后再护治其本。

2. 缓则护本　是指当标病不急，或经处理得以缓解的情况下，针对疾病的本质进行的护理。此时病之根本是矛盾的主要方面，病本去则病标自愈。对于慢性病或急性病恢复期患者，如肺痨后期，肺肾阴虚为本，咳嗽为标，在病情稳定的情况下应针对其肺肾阴虚之本加以护理。

3. 标本同护　是指标病本病俱急，在时间、条件上又不允许单独护标或护本时，则标本兼顾，采用标本同护的原则，以提高疗效，缩短疗程。

（三）同病异护与异病同护

同病异护与异病同护是从中医学"同病异治""异病同治"原则中衍生出来的，是辨证施护、施护求本的重要原则，在指导护理实践的过程中起着重要的作用。

1. 同病异护　是指同一种疾病，由于疾病的发生、发展和邪正消长的差异，出现不同的病理变化，或表现为不同的证候，临证需采用不同的护理方法。如同为感冒，有风寒、风热、暑热、气虚等不同，其护理方法也有不同。

知识链接

名医蒲辅周"同病异治"医案

20世纪50年代的一个夏天，石家庄地区暴发乙脑（流行性乙型脑炎），病情严重，北京调派西医医生到灾区治疗，死亡率仍然很高。于是求助于中医，请著名中医蒲辅周先生，希望用中医药控制病情。蒲老发现，当地酷暑当空，雨水稀少，患者多高热、脉洪大、舌红、黄燥苔，辨证为"暑温证"，用"白虎汤"辛凉透邪、清气泄热，病情得到了有效控制。

第2年，北京地区也出现乙脑流行，于是人们套用蒲老的"白虎汤"进行治疗，结果却屡试无效。人们大惑不解，只好又请蒲老亲临诊治，蒲老发现当年北京地区雨水多，天气湿热，多数患者身重肢倦，胸闷不饥，恶寒少汗，身热不扬，苔白腻，脉濡缓，辨证为"湿温证"，于是改用祛湿清热之法，遣用三仁汤等方剂，大获神效，挽救了大量患者的生命。

这一医案生动地说明了同一种疾病，因环境差异、个体差异等因素导致患者出现不同的证候，治疗和护理上就要进行同病异治的道理。

2. 异病同护　是指不同的疾病，在其发生、发展过程中，出现相同的病理变化或同一性质的证候，临证可采用相同的护理方法。如久痢脱肛、子宫脱垂、胃下垂等虽是不同的疾病，但辨证均属气陷证，故均可采用补中益气的护治法则。

二、扶正祛邪

疾病演变的过程，是正气与邪气双方相互斗争的过程。正邪斗争的胜负，决定着疾病的发生、发展与转归。因此，疾病的护理亦需通过扶助正气、祛除邪气，进而改变邪正双方的力量对比，使疾病向痊愈的方向转化。

（一）扶正

扶正，即扶助正气，是指使用扶助正气的药物或其他护理方法，以增强患者体质，提高机体的抗邪能力，达到战胜疾病、恢复健康的目的。这种"扶正以祛邪"的原则适用于以正虚为主的病证，其具体措施除药物护理外，还包括针灸、体育锻炼、精神调摄和饮食营养等。

（二）祛邪

祛邪，即祛除邪气，是指使用祛除邪气的药物或其他护理方法，以祛除病邪，达到邪去正复的目的。这种"祛邪以安正"的原则适用于以邪实为主的病证，其具体措施有发汗、攻下、清热、祛寒、消导等。

扶正与祛邪的方法虽然不同，但两者相互为用、相辅相成。根据疾病发展中正邪的虚实变化，不仅可以扶正、祛邪单独使用，还可以扶正为主、兼顾祛邪，或祛邪为主、兼顾扶正，攻补兼施，将扶正与祛邪合并使用；或先扶正后祛邪，先祛邪后扶正，扶正与祛邪先后使用，适用于正虚邪实的复杂病证。

三、三因制宜

三因制宜，是指因时、因地、因人制宜。由于疾病的发生、发展与转归受到如季节气候、地域环境及患者体质禀赋等多方面因素的影响，因此，在临床护理中，要学会全面地看问题，除了掌握一般护理原则外，还要根据具体情况进行分析，做到三因制宜。

（一）因时制宜

因时制宜，是指根据不同季节气候特点来确定不同护理的原则。如夏天人体肌腠疏松，汗出较多，即使感受风寒，用药上也不宜过用辛温，以防开泄太过，耗气伤津，护理上应重视补充津液、清降暑热。

另外，还应注意昼夜间的阴阳寒温变化。一般疾病都是昼轻夜重，在护理患者时，尤其应注意夜间的病情变化。

（二）因地制宜

因地制宜，是指根据不同地域环境特点来确定不同护理的原则。不同的地理环境与生活习惯，可以直接影响人体的生理与病理变化，因此，护理方法亦应根据当地环境有所变化。如西北地区地高气寒、病多风寒，温热药的用量及对风寒的护理就有所侧重，而寒凉之剂就必须慎用，护理上注意穿衣寒温适宜，保持室内空气温暖、湿润，避免汗出当风。

（三）因人制宜

因人制宜，是指根据患者的年龄、性别、体质等不同特点来确定适宜的护理原则。

如不同年龄患者的生理状况和病变特点不同：小儿生机旺盛，但气血未充，脏腑娇嫩，属稚阴稚阳之体，病变易寒易热、易虚易实，变化迅速，故护治小儿忌峻攻、慎补益，药量宜轻；老人脏腑功能减退，气血亏虚，故护治多偏于补益，以免伤正。对素体阳虚患者，应注意避寒保暖，慎用寒凉伤阳之品；素体阴虚患者，应注意起居清凉，保持良好的通风环境，慎用燥热伤阴之品。妇女有经、带、胎、产的生理与病理变化，在护理中应予以注意。

三因制宜的三个环节是密不可分的，体现了中医学的整体观念与辨证施护的原则，在临床实践中要灵活运用，才能取得理想的护理效果。

四、调整阴阳

疾病的发生，本质是由于阴阳的相对平衡遭到破坏，出现阴阳偏盛偏衰的结果。因此，调整阴阳，恢复阴阳的相对平衡，促使阴平阳秘，是临床上护理疾病的基本原则之一。

（一）损其有余

损其有余，又称"损其偏盛"，是指对于阴或阳任何一方过盛有余的病证，采用"实则泻之"的护治方法。如阳热亢盛的实热证，用"热者寒之"的方法，以清泻其偏盛之阳热；阴寒内盛的实寒证，用"寒者热之"的方法，以温散其偏盛之阴寒。

（二）补其不足

补其不足，又称"补其偏衰"，是指对于阴或阳任何一方虚损不足的病证，采用"虚则补之"的护治方法。如阴虚不能制阳的虚热证，则应滋阴以制阳；阳虚不能制阴的虚寒证，则应采用扶阳以抑阴的方法；若属阴阳两虚，则应阴阳双补。

此外，阴阳之间相互制约，同时又互根互用，一方的偏盛偏衰亦可导致另一方的有余或不足，因此，在损有余、补不足的护治过程中，还要兼顾另一方面，以免造成新的病变。

五、调整脏腑

人体是一个以脏腑为中心的有机整体，脏与脏、脏与腑、腑与腑之间，在生理上相互为用，在病理上也相互影响。因此，调整脏腑就是在护治脏腑病变时，既要考虑一脏一腑之阴阳气血失调，更要注意调整各脏腑之间的关系，使之重新恢复平衡状态。

（一）调整脏腑的阴阳气血

脏腑是人体生命活动的中心，其阴阳气血失调是脏腑病变的基础。由于各脏腑的生理功能与特性不同，其阴阳气血失调的病理变化也不尽相同。因此，调整脏腑的核心是顺应脏腑的生理特性，调整脏腑的阴阳气血。如肝主疏泄，主藏血，以血为体，以气为用，性主升发，喜条达恶抑郁，其病理特点为肝气、肝阳常有余，肝阴、肝血常不足。

故临床护治肝病患者重在调气、补血、和血，结合病因予以清肝、滋肝、镇肝等。

（二）协调脏腑之间的关系

人体是以五脏为中心，以六腑相配合，通过经络使脏与脏、脏与腑、腑与腑密切联系，构成一个统一的有机整体。因此，在护治脏腑病变时，不仅仅要单纯考虑某一脏腑，更应注意调整各个脏腑之间的关系，使其功能协调，以取得较好的护治效果。如根据五行相生规律，确定"虚则补其母""实则泻其子"的护理原则；根据五行相克规律，确定"抑强"和"扶弱"的护理原则等。

六、调整气血

气血是脏腑功能活动的产物，也是人体生命活动的主要物质基础。当气血相互为用、相互促进的关系失常时，就会出现各种气血失调的病理状态，故调整气血是护治临床各科病证的重要原则。

（一）促进气血的生成

构成气血的来源主要包括自然界的清气、饮食水谷精气和肾中所藏精气。通过呼吸、饮食等护理，增强肺、脾、肾等脏腑的功能，进而促进气血的生成。

（二）调节气血的运行

气血在人体内运行不止，运行过快或过缓均可导致疾病的发生。临床应根据具体病情，采用恰当的护理手段，调节气血的运行。如瘀血是气血运行中常见的病理产物，通过药物、推拿等护理手段与方法，达到活血化瘀，促进新血生成、血行顺畅的目的。

（三）协调气血之间的关系

"气为血之帅，血为气之母"，气血相互为用，两者关系密切。当气血关系失调时，亦可导致临床病证的发生。故调理气血之间关系，通过"泻其有余，补其不足"，恢复两者之间关系的协调，将有利于疾病的恢复。如气能生血，气虚则生血不足，导致血虚，甚或气血两虚，临证护治时应以补气为主，兼顾补血养血。

第二节　中医内治八法的护理

中医用药"八法"是清代医家程钟龄在辨证论治原则指导下，总结前人经验，依据疾病阴、阳、表、里、寒、热、虚、实不同的病理性质而归纳总结的 8 种基本治疗大法的总称。

一、汗法的护理

汗法，又称解表法，是指通过开泄腠理、调畅营卫、宣发肺气等作用，使在表的外感六淫之邪随汗而解的一种护治方法。汗法主要适用于外感表证初期、疮疡初起、麻疹将透未透及腰以上水肿等病证。因病性有寒热之分，故又有辛温、辛凉之别，应用时应注意区别。同时由于体质强弱差别，还应注意汗法与补法等其他方法配合应用。临床应用汗法施护应注意以下要点：

1. 表证患者多有畏寒、恶风等症，应注意避风保暖，尤忌汗出当风，以防重感风寒而加重病情。

2. 服药时宜热服，注意温度；服药后宜卧床加盖衣被休息，并以热饮助药力发汗。

3. 发汗应以遍身微微汗出为宜，即汗出邪去为度。若汗出不彻，则病邪不解，需继续用药。若发汗太过，则耗气伤津，易导致亡阳伤阴。

4. 饮食上宜清淡，忌油腻、酸性及生冷食物。

5. 凡淋家、疮家、亡血家和剧烈吐下之后均禁用汗法。

6. 使用汗法，要注意因时、因地、因人制宜。如暑天炎热，腠理开泄，发汗宜轻；冬季严寒，腠理致密，发汗宜重；南方气候炎热，发汗宜轻；北方气候严寒，发汗宜重；体质虚者，发汗宜缓；体质实者，发汗可峻等。

知识链接

张子和汗法

"金元四大家"之一的张子和，治病以祛邪为主，以其善用"汗、吐、下"三法而著称。张氏用汗法所治病证多达 20 余种，涉及内、外、妇、儿、眼等临床各科病证。

据《儒门事亲》记载，有一年夏天，患者赵明之患久泻不愈，已迁延月余。每发则腹中雷鸣作响，泻下完谷不化。请了许多医生诊治，皆以为"脾胃虚寒"，投用温补收涩之剂，但服药后虽能止泻一两日，不久即复作，医生普遍认为是患者不忌口导致复发。延请张子和后，子和笑曰："春伤于风，夏必飧泄。飧泄者，米谷不化，而直过下出也。"又说："米谷不化，热气在下，久风入中。中者，脾胃也……肠中有风故鸣。"诊患者双手脉皆浮数，于是断为"风邪入中"，且风在表也，采用汗法治疗。他为患者开了麻黄类汤药，又命人用两盆火暗置于室内床下，请患者入室，闭锁门户。约 1 个时辰，患者汗出如洗。随后，同法再用，减汤药与火盆各半，患者又得微汗。不多时，患者汗渐止，而为患多日的泄泻也随之彻底治愈。

二、吐法的护理

吐法，又称催吐法、涌吐法，是指通过涌吐，使停留在咽喉、胸膈、胃脘等部位的痰涎、宿食、毒物等有形实邪从口中吐出的一种护治方法。吐法适用于病位居上、病势急暴、内蓄实邪等证，如中风痰壅、痰邪壅盛的癫狂、宿食壅阻胃脘、毒物尚在胃中等。临床应用吐法施护应注意以下要点：

1. 吐法多用于急剧之证，收效固然迅速，但易伤胃气，故虚证、妊娠、产后一般不宜使用。

2. 药物应小量渐增，采用两次分服法，服第 1 次已吐者，需与医护人员联系，决定是否继续服用第二次，以防涌吐太过或中毒。

3. 吐法是临床应急情况下采用的方法，一般中病即止，不可久用。涌吐之剂，多属峻猛，应事先向患者交代有关事项，以取得合作。涌吐时，要观察呕吐物的量、色、质，并做好记录。严重呕吐者要注意患者的体温、脉搏、呼吸、血压的变化，必要时给予补液、纠正电解质紊乱等相应处理。食物中毒或服毒者，须保留呕吐物以便化验。

4. 服药后不吐者，可用压舌板等刺激咽喉部，以助药物催吐。

5. 呕吐不止者，根据催吐药的种类不同分别用下列方法处理：服巴豆吐泻不止者，可服用冷稀粥解之；因服藜芦呕吐不止者，可用葱白汤解之；若是误服其他有毒物而呕吐不止者，可用甘草、贯众、绿豆汤解之。

6. 涌吐时，应将患者的头偏向一侧，以防呕吐物呛入气道而致窒息。

7. 服药涌吐者，患者切忌坐卧当风，以防吐后体虚，复感外邪。吐后要注意调理胃气，控制食量，可食少量流食或易消化饮食，忌食生冷、油腻等不易消化的食物。

三、下法的护理

下法，又称泻下法，是指通过荡涤肠胃、泻下通便、攻积逐水等，使停留在胃肠中的宿食、燥屎、冷积、瘀血、结痰、停水等从下窍而出，以祛除病邪的一种护治方法。若应用及时，护理得当，收效甚佳。下法适用于邪在胃肠而燥屎内结或热结旁流、停痰留饮、瘀血积水等形症俱实之证。由于病性有寒热虚实之分，病邪亦有兼夹不同，所以下法有寒下、温下、润下、逐下、攻补兼施之别，临证尚可与其他治法结合使用。妇女经期、孕期及脾胃虚弱者等禁用或慎用下法。临床应用下法施护应注意以下要点：

1. 运用下法，要严格区分病性寒热虚实及病情标本缓急，防止滥用误用药物。服药期间不能同时服用辛燥、滋补药。

2. 运用下法，应中病即止，不可久服。

3. 泻下药一般宜早晚空腹服用。

4. 服药后有轻微的腹痛是正常现象，待通便后腹痛会自然消失。

5. 服药期间应注意严密观察病情及生命体征变化，观察排便次数，排泄物的量、色、质，以及伴随的腹痛等情况。服药后若因泻下太过出现虚脱现象，应及时配合医生积极救治。

6. 服药期间饮食宜清淡，易消化，忌油腻、辛辣、硬固食物及饮酒等，多吃水果和蔬菜。

四、和法的护理

和法，又称和解法，是指通过和解、调和的方法，使半表半里之邪得以解除，或脏腑、阴阳、表里失和之证得以恢复协调的一种护治方法。和法的应用范围较广，不仅用于邪犯少阳的少阳证，也用于肝脾不和、寒热错杂、表里同病、气血营卫失和等内伤杂病。若病邪在表，或邪已入里者，应禁用或慎用和法。临床应用和法施护应注意以下要点：

1. 服用小柴胡汤和解少阳时，要注意观察寒热轻重、持续时间及汗出情况，并忌食萝卜，以防破坏人参的药效。

2. 截疟药物应在疟疾发作前2~4小时服用，并向患者说明有关事项。

3. 服用调和肝脾的药物期间，应加强情志护理，以防情绪波动而加重病情。

4. 用药期间应给予清淡易消化的饮食，以健脾行气消食，忌食油腻及辛辣之品。

五、温法的护理

温法，亦称温阳法，是指通过扶助阳气、温里祛寒以治疗里寒证的一种护治方法。由于里寒证有部位深浅、程度轻重的差别，故温法有温中祛寒、回阳救逆和温经散寒的区别，主要适用于寒邪凝滞经络，或寒邪直中脏腑，或阳虚内寒，或阳气衰微等证。临床应用温法施护应注意以下要点：

1. 运用温法时，要认真辨别寒热真假。真热假寒者禁用，以免妄用温热护法，导致病势逆变。

2. 使用温法时，要因人、因时、因地制宜。如素体火旺或阴虚失血之人、夏季酷暑之季或南方温热之地，用药宜轻，且中病即止；而素体阳虚之人、冬季严寒之季或北方寒凉之地，用药时剂量可适当增加。

3. 服用温中祛寒药治疗久病体虚者，由于药力缓慢，见效时间长，应嘱咐患者要坚持服药。

4. 服用温经散寒药应注意保暖，切忌受凉。

5. 对阳气衰微、阴寒内盛之人，在使用回阳救逆法的同时，要观察患者神志、面色、汗出、脉象及四肢回温情况，对于昏迷患者可通过鼻饲途径给药。

6. 温热药物，药性燥烈，服药中若出现咽喉疼痛、舌红、咽干等情况，应及时停药，避免进一步耗血伤津。

7. 服药期间注意保暖，宜进食温热，忌食生冷寒凉、厚腻之品。

六、清法的护理

清法，又称清热法，是指通过清热、泻火、解毒、凉血等，使邪热外泄，以清除里热的一种护治方法。清法适用于一切里实热证，凡热性病，无论热邪在气、在营、在血，只要表邪已解，进而里热炽盛，又无实结者均可用之。热证容易伤津耗气，故使用清热法时常配伍生津、益气之品。临床应用清法施护应注意以下要点：

1. 运用清法时，要辨清寒热真假。对于真寒假热证，忌用清法，以免误用造成严重后果。

2. 服药后要注意观察病情变化，热邪清除后应及时停药，以免久服损伤脾胃。

3. 清法用于实热证，根据"热者寒之"的原则，护理上必须采用清、寒的护理措施。如饮食、室温、衣被、服药等均宜偏凉，并注意环境安静，以利患者养息。

4. 服药后应注意休息，调畅情志，以助药力发挥作用。

5. 服药期间应给予清淡易消化的流质或半流质食物，并鼓励患者多饮水。

七、消法的护理

消法，又称消导法，是指通过消食导滞、行气活血、化痰利水、驱虫等方法，使气、血、痰、食、水、虫等逐渐结成的有形之邪得以消散的一种护治方法。消法适用于饮食停滞、气滞血瘀、癥瘕积聚、水湿内停、痰饮不化、疳积虫积等证。年老体弱者、脾胃虚弱者、孕妇等禁用或慎用消法。临床应用消法施护应注意以下要点：

1. 服药期间，要加强病情观察。如服用消食导滞剂，应观察患者大便次数、性状等。若泄泻次数频繁或出现伤津脱液表现时，应立即采取相应措施，并告知医生积极治疗。

2. 消导类药物均宜在饭后服用。服用消食剂时不可同时服用补益药、收敛药，以免降低药效。

3. 服药期间控制食量，食用清淡易消化食物。

八、补法的护理

补法，又称补益法，是指通过补益人体气血阴阳，或补益某一脏之虚损，以主治各种虚弱证候，恢复人体正气的一种护治方法。运用补法要注意病情的变化，重视辨证，以避免"闭门留寇""虚不受补"及滥用补药之弊。临床应用补法施护应注意以下要点：

1. 服药期间，注意辨明气、血、阴、阳之别，然后进行调护。如阳虚多寒、阴虚多热，应根据阴、阳之虚的不同，合理安排生活起居护理。

2. 补益药多质重味厚，宜久煎，饭前空腹服用。

3. 补益药见效缓慢，用药时间长，应鼓励患者坚持服药。如感外邪，应停服补益药。

4. 服药期间，饮食宜清淡、易消化，忌食辛辣、油腻、生冷之品。

5. 服药期间忌食萝卜和纤维素含量多的食物，以减缓排泄，增加机体对药物的吸收。

6. 虚证患者大多处在大病初愈或久病不愈等情况，由于病程长，加上疗效不甚理想，常易产生急躁、悲观、忧虑等情绪，应做好开导和劝慰等工作。

案例分析

本案患者长期嗜食辛辣煎炒食物，日久化生内热，足阳明胃经循经齿龈，胃热循经上熏，龈部气血壅滞，则见牙龈肿痛、溃烂；热伤血络，血热妄行，则见出血；胃中浊气上逆，则口中气臭；热盛津伤，大肠失润，则大便秘结；小便化源不足，故小便短赤；舌红苔黄、脉滑数，为胃热炽盛之征。故辨证属胃热炽盛证。

应按照"热者寒之""实者泻之"的正治原则指导临床护理。

临床常用到的泻下法之寒下法的辨证施护，在护理过程中应注意：寒下剂，性寒峻烈，有的药物还有一定的毒副作用，故年老体弱、孕妇、产后、久病体虚、津伤阴亏、血虚者均应慎用。应用时可根据病情及体质的不同，或先予攻下，后顾其虚，或攻补兼施，虚实兼顾。泻下剂易伤胃气，奏效即止，不可久服。服药期间应注意严密观察病情及生命体征变化，观察排泄物质地、量、次数、颜色、腹痛等情况。服药后若因泻下太过出现虚脱现象，应及时配合医生积极救治。服药期间忌食油腻、辛辣和不易消化的食物，以防重伤胃气。

复习与实践

1. 中医护理基本原则包括哪些？
2. 正护法包括哪些具体方法？
3. 请简述中医内治八法的内容。

第八章　中医一般护理方法

1. 能简述生活起居调护的基本内容。
2. 能叙述情志调护的原则和方法。
3. 能叙述煎药的步骤和服药方法。
4. 能初步综合运用中医一般护理方法为患者制定护理方案。

案例导读

王某，女性，78 岁。以心慌胸闷反复发作两年余、加重 1 个月为主诉来就诊。患者两年前无明显诱因出现心慌，偶有胸闷气短，欲深吸气，并经常失眠多梦，未予治疗。近 1 个月来，患者因劳累而出现心慌加重、发作频繁，伴有胸部憋闷，困乏无力，气短，食欲不佳。护理检查：面色无华，舌淡嫩，脉虚数（100 次/分）。心电图示：窦性心律过速。

任务 1：该患者以心慌反复发作为主症，故其中医诊断为心悸。试分析该患者的证型。

任务 2：护理原则是什么？制定该患者的中医护理方案。

中医一般护理的基本方法包括生活起居护理、情志护理、饮食护理、用药护理和运动养生等。这些方法是针对患者的全面护理，更是临床开展辨证施护的重要基础。

第一节　生活起居调护

生活起居调护是指患者在患病期间，护理人员根据其病情给予精心合理的生活照料、环境的特殊安排和相应的指导。其目的是保养患者的正气，调整机体内外阴阳的平衡，增强机体抗御外邪的能力，促进疾病的治疗和康复。

一、起居有常

在生活起居调护方面，应指导患者顺应四时变化、作息规律、适当锻炼，这是强身健体、促进康复的重要条件。若起居作息毫无规律，恣意妄行，会导致适应能力减退、抵抗力下降等现象的出现，以致病情加重。

（一）顺应四时，平衡阴阳

中医学认为，人与自然界是一个有机的整体。自然界一年有四季变化，春夏属阳，秋冬属阴，其气候规律为春温、夏热、长夏湿、秋燥、冬寒。季节的交替变化使人体的生理活动随之变化。故《内经》强调："故智者之养生也，必顺四时而避寒暑。"所以，在护理上要遵循"春夏养阳，秋冬养阴"的原则，即春夏季自然界阳气升发，人体阳气也向外抒发，故人体应顺应阳长的气化趋势充养阳气；秋冬季自然界阴气上升，万物敛藏，故人体应顺应阴长的气化趋势保养阴精。同时做到春防风、夏防暑、长夏防湿、秋防燥、冬防寒。

春季阳气生发，应注意养阳。人们应早睡早起，散步健身，舒缓形体，保持心胸开阔，精神愉快，蓄养生机。春季风寒之邪易为患，故应注意御寒保暖防风，民间谓春季不宜过早减衣，亦即此理，以养人体之阳。

夏季气候炎热，阳气旺盛。人体阳气运行畅达于外，气血趋向体表，腠理开泄则津液外泄，也应注意养阳。人们要顺应自然界养长之势，晚睡早起，不厌日光，保持心情平和欢畅，使气机宣畅。由于暑湿较重，夜间勿贪凉夜露，以免损伤阳气；白天应阴居避暑，以免出汗过多伤及卫阳。此外，还应避免贪饮寒凉，以防损伤脾阳。

秋季阳气渐衰，阴气渐盛。人体阳气逐渐内收，阴气渐长，因此，应注意收敛精气。人们应早睡早起，登高望远，使情志舒畅，保持神志安宁。秋季燥邪较甚，应保养阴津，可多食梨、荸荠、银耳等滋阴之品或搽用滋润护肤之品。保持居室空气湿润，有助于养阴防燥。

冬季气候寒冷，阴气盛极，阳气潜伏。人体阳气内收，阴精内敛，应注意养精固阳。冬季人们要早睡晚起，早睡以养阳气，晚起以养阴气。应防寒保暖，饮食宜热，以保持患者阴精藏而不外泄。对阴虚精亏的患者，应借此季节用食物或药物来填补阴精，使阴精积蓄，才能预防春夏之阳亢。在风和日暖之时，鼓励患者常晒太阳取暖，以补体阳。

"春夏养阳，秋冬养阴"的意义在于利用自然界四时阴阳来调整、充实人体之阴阳，使之恢复阴阳的动态平衡。因此，在护理工作中，应根据四时阴阳变化和自然界的规律指导患者的生活起居。

一般除冬季外，可以在晨起阳光温暖不烈时行日光浴，通过皮肤与寒冷空气的接触，适当锻炼皮肤（以不受凉为宜），可以提高人的防御能力，有利于疾病康复。另外，有些疾病易在季节交替时复发或加重，故此时应加强对患者生活起居各方面的调护。

（二）睡眠充足，适当锻炼

患者应有充足的休息，避免过多的工作和活动，按时就寝，按时起床，生活作息规律。睡眠不足易耗伤正气，故有"服药千朝，不如独眠一宿"之说。重症患者则应卧床休息，一般每日睡眠时间不少于 8～10 小时。同时应避免昼息夜作，阴阳颠倒。

在病情允许的情况下，凡能下床活动的患者每天都应保持适度的活动与锻炼。适度的活动能使气血流畅，筋骨坚实，提神爽志，增强抵御外邪的能力，更有利于机体功能的恢复。如因病而过于安逸，则易使气血瘀滞，不利于病情的康复。

（三）慎避外邪，形神共养

患病之人正气虚弱，易于感受六淫和疫疠之气等外邪的侵袭。在生活起居护理中应遵循"虚邪贼风，避之有时"的原则，指导患者根据四时气候的变化及时添减衣物，在反常气候或遇到传染病流行时，要注意避之有时，或采取其他方式提高机体抗病能力，避免外邪侵袭。

在生活起居护理中，既要注意形的保养，更要注重神的调摄。形是神的物质基础，神是形的外在表现，两者密切相关，相辅相成。所谓养形，是指通过提供充足的营养和医疗条件及适当的休息和活动，对人体的五脏六腑、气血津液、四肢百骸、五官九窍等进行摄养和护理；所谓养神，则是指应用各种方式调节患者的情志活动，使其达到心态平和的精神状态，以利于疾病的康复。

二、环境适宜

（一）病室安排应适宜病情

良好的环境有助于患者的治疗和康复，在护理中应根据患者病证的性质安置合适的病室环境。如实寒证、虚寒证患者，多畏寒怕风，故应安置在向阳温暖的房间，使患者感到温暖舒适；实热证、虚热证患者，多恶热喜凉，可安置在背阳凉爽的房间，使患者感到心静凉爽。同时病室要保持安静，避免噪声，特别是心病的患者更应注意，以免其因突然的声响而引起心悸。

（二）病室应通风整洁

病室的空气要保持流通、清新。病室内常有各种分泌物和排泄物等秽浊之气，会影响患者的食欲和休息。因此，病室要保持清洁，经常通风换气，保持室内空气新鲜，使患者神清气爽，气血通畅，促使疾病康复；但忌强风、对流风，以防感冒。病室的陈设要简单实用，易清洁和搬动，做到定期消毒，保持地面、床、椅等用品的整洁。

（三）病室应温湿度适宜

病室应保持适宜的温度，一般以18℃~22℃为宜。室温过高，会使患者感到燥热难受，又易感暑邪；室温过低，会使患者感到寒凉，易感寒邪。不同的病证要根据具体情况做出相应的调整，如实寒证、虚寒证患者病室的温度应偏高些；实热证、虚热证患者病室的温度可略低。病室湿度以50%~60%为宜。对于阳虚、痰湿较盛的患者，病室的湿度宜偏低；对于阴虚证、燥热证患者，病室的湿度可略高。

（四）病室应保持适度的光线

一般病室要求光线充足而柔和，使患者感到舒适而不刺眼，避免日光直射到患者的面部。患者休息时，光线宜暗，应用窗帘遮挡。对不同病证应适当调节光线。如热证、阳亢患者，病室光线宜暗；痉证、癫狂证患者，应避免强光刺激；寒证、风寒湿痹患者，病室光线要充足。

三、劳逸有节

有劳必须有逸，古人认为劳和逸必须"中和"，有常有节，不偏不过。过度疲倦会损害人体，过度安逸亦可致病。只有动静结合，劳逸适度，才能活动筋骨，通畅气血，强健体魄，增强毅力，保持生命活力的旺盛。

（一）避免过劳

劳动是健康的源泉，合理的体力劳动和脑力劳动可使机体精力充沛而神旺，经络通畅，气血调和，肢节滑利，体质增强，抗病能力提高，但劳动必须适度。中医学认为，过度劳累常常是疾病发生的重要原因之一，能降低机体抵抗力，影响内在脏腑的功能。即使是看上去并不过分用力的日常的坐、卧、立、行，若是持续过久，也会损害机体，即古人所说的"久视伤血""久立伤骨""久行伤筋""久坐伤肉"。

（二）避免过逸

过劳伤人，过度安逸同样可以致病。过逸是指过度空闲，包括体力劳动和脑力劳动两个方面。中医学认为，"逸则气滞"。一旦形体过度安逸，肌肉筋骨活动过少，容易使人气血运行不畅，脾胃消化功能减弱，引起食欲减退，身体疲乏，抵抗力下降。同时筋骨肌肉日久不用，必然会"用进废退"，肢体瘦弱无力或肥胖臃肿，动则气喘心悸。适当的脑力劳动可以预防衰老，尤其是老年人，在日常生活中要尽量避免过度安逸，经常性地合理用脑，以预防老年性痴呆。

第二节　情志调护

情志调护是指以中医基础理论为指导，以良好的护患关系为桥梁，应用科学的护理方法，改善和消除患者不良情绪状态，从而达到预防和治疗疾病目的的一种方法。

一、情志调护的基本原则

（一）诚挚体贴，全面照顾

由于角色、环境改变，患者的情志状态和行为不同于正常人，常常产生焦虑、紧张、悲观、抑郁等情绪。护理人员应运用多学科的知识来处理患者的心理反应，了解患者日常生活情况、对自己疾病的看法、存在的思想问题、家庭角色关系、人际交往等情况，调动其主观能动性和积极性，帮助其树立战胜疾病的信心，以和蔼、诚恳的态度，同情、关怀的心情，协助患者适应新的社会角色。

（二）因人施护，有的放矢

患者由于家庭、职业、年龄、经济条件、知识经验、生活阅历、性格的不同，以及所患疾病和病程长短的不同，其心理状态也不同。因此，在情志护理过程中，应特别强调根据患者的遗传禀赋、性别年龄、自然条件、社会环境、精神因素等特点因人施护。

（三）乐观豁达，怡情养性

修身养性，保持心情舒畅，能使机体气顺神安、气血调和、脏腑功能平衡协调，从而有益于健康。对患者而言，不管其病情如何，乐观豁达的心情均有益于疾病的康复。

（四）避免刺激，稳定情绪

人患病时，适应噪音的能力减弱，而安静的环境则能使患者心情愉快、身体舒适、睡眠充足、饮食增加，有利于疾病的康复。因此护理人员在说话、行动与工作时应特别注意四轻：说话轻、走路轻、操作轻、关门轻。对于前来探视患者的亲朋好友，可根据患者的具体病情，提醒探视者保持言语平和、情绪稳定，以免给患者带来各种不良刺激。

二、情志调护的基本方法

中医情志护理以中医形神理论和藏象五志论为基础。喜、怒、忧、思、悲、恐、惊七情，概括了复杂情感过程的基本状态及情绪、情感等心理活动。要预防七情致病，就必须保持心情舒畅，精神乐观，避免七情过激。

（一）言语开导

中医学应用言语开导方法进行心理治疗历史悠久，早在秦汉时期就已初步形成了较为系统的理论，并运用于临床实践。例如，《灵枢·师传》中指出："人之情，莫不恶死而乐生，告之以其败，语之以其善，导之以其所便，开之以其所苦。虽无道之人，恶有不听者乎？"对本疗法的机理和具体实施作出了原则性的阐述。应用言语开导法，宜针对患者的病情及其心理状态、情感障碍等，采取语言交谈方式进行说理疏导，以消除其致病因素，纠正其不良情绪和情感活动。

（二）以情胜情法

以情胜情法是以中医五行相克理论为依据创立的独特的情志护理方法，即有意识地采用一种情志抑制另一种情志，达到淡化甚至消除不良情绪，以恢复正常精神状态的一种护理方法。根据五行相克的规律，怒胜思，思胜恐，恐胜喜，喜胜悲，悲胜怒。比如：对于突然或过度喜悦所造成的精神散乱施恐怖以治之，即对患者骤然施以平素畏惧的事物，则有以水折火之效。"范进中举"的案例正说明了这一方法的有效性。但应注意，临床运用时并不能完全按照五行制胜的原理简单机械地生搬硬套，而应具体情况具体分析。

（三）移情解惑法

移情，指排遣情思，使思想焦点转移他处。在护理工作中，主要指采取一定的措施，将患者的精神注意力从疾病转移到其他方面。常用的移情方法包括运动、音乐欣赏、书法绘画、读书赋诗、种花养鸟、下棋垂钓及外出旅游等。在这些方法中，音乐欣赏及书法绘画对陶冶情操最为有益。

解惑，是通过一定的方法，解除患者对事物的误解和疑惑，从而恢复健康。俗语说"病者多疑"，特别是性格抑郁、沉默寡言的患者更为突出。患者常常产生各种各样的疑惑或猜测，或小病疑大，或轻病疑重，或久病疑死，最终疑虑成疾。"杯弓蛇影"便是典型的案例。所以，在护理工作中，应经常与患者一起分析病情，阐明机理，以解除其精神负担，使患者从迷惑中解脱出来。

（四）顺情从欲法

顺情从欲法是指顺从患者的意志、情绪，满足患者心身需要的一种情志护理方法。适用于当某种欲望未能得到满足，遂致内怀深忧而生情志病变。护理人员应与患者家属一起，尽量满足患者合理的意愿和需求。例如有的患者想多了解疾病相关知识，护理人员应耐心为其讲解。

（五）情志导引法

中医学认为："心动则神摇，心静则神安。"情志导引法是我国古代医疗与导引融为一体的独特方法，以自我训练为特点，具有调和气血之功。常用的有气功疗法、以意导引法、行动导引法、吐音导引法等。

第三节　饮食调护

饮食调护是指在治疗疾病的过程中，根据辨证施护的原则，利用食物自身的特性，对患者进行营养和膳食方面的护理和指导，以补益脏腑、泻实祛邪、调整阴阳，从而提高患者的抵抗能力，加快疾病的康复。

一、食物的性味与功效

食物同中药一样，具有寒、凉、温、热四性，辛、甘、酸、苦、咸五味，以及升、降、浮、沉等作用趋向，只是其性能一般不如药物强烈。有的食物还兼有食物和药物的双重作用。在中医饮食调护中，一般按照下列方法将常用食物分类，以便辨证选用。

1. 热性食物 具有温里祛寒、益火助阳的作用,适用于阴寒内盛的实寒证。热性食物多辛香炽烈,容易助火伤津,故热证患者应忌用,如白酒、生姜、葱、蒜、辣椒等。

2. 温性食物 具有温中暖胃、通阳散寒等作用,适用于阳气虚弱的虚寒证或实寒证较轻者。这类食物比热性食物平和,但仍有一定的助火、伤津、耗液之势,故热证患者应慎用或忌用,如羊肉、鸡肉、桂圆等。

3. 寒性食物 具有清热、泻火、解毒等作用,适用于发热较高、热毒深重的里实热证。寒性食物易损伤阳气,故阳气不足、脾胃虚弱者慎用,如苦瓜、西瓜、梨等。

4. 凉性食物 具有清热养阴的作用,适用于发热、目赤肿痛、咽喉肿痛及痢疾、痈肿等里热证。凉性食物较寒性食物平和,但久服仍能损伤阳气,故阳虚、脾气虚弱患者慎用,如枇杷、茶叶等。

5. 平性食物 没有明显的寒凉或温热偏性,故不致积热或生寒,为人们日常所习用,也是患者饮食调养的基本食物。但因其味有酸、苦、甘、辛、咸之别,因而其功效也有所不同,应视患者的病情和体质状况灵活选用。如大豆、玉米、猪肉、鸡蛋等。

6. 补益性食物 具有益气、养血、壮阳、滋阴的作用。根据其寒凉温热的不同,分为清补、温补和平补 3 类:

(1) 清补类食物 一般性质寒凉,有滋阴清热的作用,适用于阴虚证或热性病需进行补养和调护者。寒证和素体阳虚者慎用或禁用。清补类食物有鸭肉、甲鱼、豆腐等。

(2) 温补类食物 一般性质温热,有温中助阳、散寒的作用,适用于阳虚证、寒证或久病体弱者。热证和阴虚火旺者慎用或禁用。温补类食物有羊肉、狗肉、桂圆等。

(3) 平补类食物 亦指食物没有明显的寒凉或温热偏性,适用于各类病证,尤其常用于疾病的恢复期,也适用于正常人的补益。如鸡蛋、猪肉、银耳等。

7. 发散性食物 习惯上称为"发物",是中医饮食调护中应十分重视的一类食物。发散性食物多腥、膻、荤、燥,食之易于动风生湿生痰、发毒助火助邪、诱发旧病尤其是皮肤病,或增添新病。常见的发物包括大部分海鲜类,淡水产品中的鲤鱼、虾、蟹,食用菌类,禽畜类中的猪头、鸡头、公鸡、狗肉、各种野味,蔬菜类的生姜、葱、蒜、芫荽、香椿、辣椒等。

常见食物及其性味和功效,见"附录一食物性味功效表"。

二、饮食调护的基本原则

饮食调护并非无限度地补充营养,而须遵循一定的原则,以达到恢复元气、改善机体功能、治疗疾病的目的。

(一) 饮食有节,定时定量

定时,是指进食宜有较为固定的时间。有规律地进食,可以保证消化、吸收功能有节奏地进行,脾胃不受损伤。反之,贪无定时,打乱了胃肠消化的正常规律,则会使脾胃功能失调，消化能力减弱，食欲逐渐减退，损害健康。

定量，是指进食宜饥饱适中，恰到好处。过饥则机体营养来源不足，无以保证营养供给，使机体逐渐衰弱，影响健康；过饱则会加重胃肠负担，使食物停滞于胃肠，不能及时消化，影响营养的吸收和输布。

在护理中，应根据病情指导患者按时、定量进餐，养成良好的饮食习惯，切忌暴饮暴食，以免伤及脾胃。

（二）调和四气，谨和五味

1. 调和四气 饮食物的"四气"，是指寒、热、温、凉4种不同的性质。饮食过寒或过热，会导致人体阴阳失调，而发生某些病变。如多食生冷、寒凉之物，可损伤脾胃阳气，使寒湿内生，发生腹痛、泄泻等病证；多食油煎、温热之物，可耗伤脾胃阴液，使肠胃积热，出现口渴、口臭、便秘等。因此，饮食必须注意寒热适当，不可凭自己的喜恶而偏嗜过寒过热之品。

2. 谨和五味 "五味"一是泛指所有食物，二是指食物的性味。所以"谨和五味"的含义包括两方面：一为多种食物合理搭配，五谷、五畜、五菜、五果等。二为食物的辛、甘、酸、苦、咸五味要调和，不可过酸、过辣等。

不同食物所含的营养成分各有不同，只有做到各种食物合理搭配，才能使人体得到均衡的营养，满足各种生理活动的需要。

（三）重视脾胃，注意卫生

脾胃为后天之本、气血生化之源，是人体消化饮食及化生气血的重要器官，脾胃功能的健全与否直接影响饮食的消化、吸收和输布。在饮食调护过程中，要重视脾胃功能的调理，不能片面追求营养摄入，强进荤腥油腻之品，以免加重脾胃负担，导致病邪滞留，加重病势。

在饮食调护中还应注意食物宜新鲜，忌生冷、不洁的食物，防止病从口入；进食的环境要整洁宁静，气氛要轻松愉快，有助于食物的消化吸收；指导患者饭前洗手、饭后漱口，不能食后即睡，饭后要避免做剧烈运动，养成良好的饮食卫生习惯。

（四）辨证施食，三因相宜

疾病有寒、热、虚、实之分，食物有四性、五味之别。在饮食调护中应根据不同病证及人的年龄、体质、气候等诸多因素，结合食物的性味归经选择食物，注意不同疾病的饮食宜忌，做到因证施食、因时施食、因地施食和因人施食。如体胖者多痰湿，饮食宜清淡，多食蔬菜、瓜果，忌肥甘厚腻、助湿生痰之品；老年人脾胃功能虚弱，运化无力，宜食清淡、温热熟软之品，忌食生冷、黏腻、不易消化之品。

三、饮食调护的种类

食物的品种很多，除某些干鲜果品和蔬菜可以直接食用外，大部分食品均需经过加工和烹调后才能食用，从而形成了种类繁多的食品制作方法和丰富多彩的饮食种类。

1. 汤羹 是由水和食物一同煎煮或蒸炖而成，可根据食物的滋味和性能加入适当的佐料。食用时除饮汤外，同时吃其中的食物。汤羹有汤和羹之分，较稠厚的为羹，较稀的为汤。所用食物主要是有滋补作用的肉、蛋、鱼、海鲜、蔬菜、水果等，以补益为主要用途。

2. 粥食 是以米、麦、豆等粮食单独或同时加入其他食物煮成，为半流质食品。粥食是常用的饮食之一，尤其适用于脾胃虚弱者。

3. 主食 以米、面等富含淀粉的食物为主要原料做成的各种米饭、糕点、小吃等食物。

4. 膏滋 以补益性食物加水煎煮，取汁液浓缩至一定稠度，然后加入蜂蜜、白糖或冰糖制成半固体状的食物，一般以补益为主要用途。

5. 散剂 将干果、谷物等食物晒干或烘干，研磨成细粉末，用时以沸水调食或用开水送服。

6. 菜肴 指各类荤素菜肴的总称，种类繁多，制法各异，有蒸煮、煎炒、炸、烩、烧、炖、煨、腌、凉拌等多种方法。因其性味和制法的差别，各有不同的功效。

7. 饮料 指酒、乳、茶、果汁等，因饮料的性味和调制方法的不同，亦有不同的作用。

四、饮食调护的基本方法

1. 汗法 又称解表法，是一种通过发汗以疏散外邪、解除表证的方法，主要适用于外感初起，病邪侵犯肌表而表现出的一系列病证，症见恶寒发热、头身疼痛等。常用食物为葱、姜、胡椒等。

2. 下法 又称泻下法，是用具有通便作用的食物通泻大便或祛除肠内积滞的方法。主要适用于各种原因所致的便秘患者。常用食物为蜂蜜、桑椹、香蕉、坚果果仁、蔬菜泥等。

3. 温法 又称温里法，是用温热食物振奋阳气、祛除里寒的一种方法。多用于寒证患者，症见四肢不温、腹痛吐泻等。常用食物为辣椒、花椒、姜、羊肉、狗肉、酒等。

4. 清法 又称清热法，是用寒凉性食物清除内热、泻火解毒的一种方法，多用于热证患者，症见发热、烦渴、口舌生疮、小便短赤等。常用食物有西瓜、梨、藕、黄瓜、苦瓜、绿豆等。

5. 消食法 又称消导法，是用消食健胃的食物开胃消食导滞的一种方法，适用于脾胃失运，食积胀满，症见脘腹痞胀、嗳腐吞酸、厌食呕恶等。常用食物有山楂、萝卜、柑橘、醋等。

6. 补法 又称补益法，是用具有补益作用的食物以补气益血、滋阴助阳、扶助正气的一种方法，适用于虚证。根据病情的不同，分为适用于阳虚、气虚的温补，适用于阴虚的清补，以及通用于各类虚证和正常人进补的平补三类。常用食物有羊肉、桂圆肉、甲鱼、鸡肉、鸭肉、海参、鸡蛋、牛奶等。

五、辨证施食

食物有寒热温凉补泻之分，病情也有虚实、寒热之别。选择食物应根据病情的需要，虚证应补益，实证宜疏利，寒证宜温热，热证宜寒凉。

1. 热证　是机体感受热邪或阴虚阳盛而引起的一类病证。阳热偏盛，伤阴耗液，故宜清热生津养阴，宜食寒凉性及平性食物，忌辛辣、温热之品。

2. 寒证　是机体感受寒邪或阳虚阴盛而引起的一类病证。阴寒偏盛，阳气亏虚，故宜温里散寒助阳，宜食温热性食物，忌寒凉生冷之品。

3. 虚证　是指阴阳气血亏虚的一类病证，宜食补益类食物。阳虚者宜温补，忌用寒凉；阴虚者宜清补，忌用温热；气血虚者可随病证的不同，辨证施食。虚证患者多伴有脾胃虚弱，进补时应以清淡而富于营养为宜，不宜食用滋腻、硬固之品。

4. 实证　是指邪气过盛的一类病证。饮食宜疏利、消导，应根据病情之表里寒热和轻重缓急辨证施食，一般不宜施补。

5. 外感病证　指感受六淫之邪或温热疫毒之气所致的病证。宜饮食清淡，可食葱、姜等辛温发散之品，忌油腻厚味。

6. 其他　各类血证、阴虚阳亢证、皮肤病、目疾、疮疖、痈疽、痔等病证忌辛热类食物，如葱蒜、生姜、辣椒、白酒等。患有疔疮、痈疡及各种皮肤病及可能复发的痼疾者，忌食发散类、海腥类食物，如带鱼、黄鱼、虾、蟹、蚌、紫菜、母猪肉、猪头及一切病死兽肉等，以免加重病情，或诱发旧病。

此外，某些药物有特别的饮食禁忌要求。例如，萝卜可降低滋补药物的补性，故服人参时应忌食萝卜。

第四节　中药给药护理

一、中药的性能

中药的性能主要包括四气、五味、升降浮沉、归经及毒性等，是从数千年医疗实践中总结出来的用药规律，是对中药性质和作用的高度概括。

（一）四气

四气，又称四性，是指寒、热、温、凉4种药性，它反映药物影响人体阴阳盛衰、寒热变化方面的作用倾向。温热属阳，寒凉属阴。温次于热，凉次于寒。凡能减轻或消除热证的药物，属于寒凉药，多具有清热、凉血、滋阴等作用；凡能减轻或消除寒证的药物，属于温热药，多具有祛寒、温里、助阳等作用。有些药物在治疗中没有明显的寒热偏向，药性平和，称为"平性"药。

（二）五味

五味，指辛、甘、酸、苦、咸5种药味。有些药具有淡味和涩味，但通常以淡附于甘、涩附于酸，习惯上仍用五味来概括。五味是在药物真实滋味基础上，结合药物的不同功效概括而成的。

1. 辛味 能行，能散，具有行气、活血、发散、开窍、化湿等功效，常用于气滞、血瘀、外感、窍闭、湿停等证。例如，在下列具有辛味的药物中，陈皮能理气、当归能活血、麻黄能发汗、麝香能开窍、乌头能祛风湿等。

2. 甘味 能补，能缓，能和，具有补益、和中、缓急、调和药性等功效，常用于虚证、身体诸痛、脾胃不和等证。例如，味甘的饴糖能补益、缓和脘腹拘挛疼痛，甘草味甘能补气、调和诸药等。

3. 酸味 能收，能涩，具有收敛、固涩等功效，常用于体虚多汗、久泻、遗尿、出血等证。如五味子味酸能敛汗、止泻、缩尿，地榆味酸能止血等。

4. 苦味 能清，能泻，能燥，具有清热、泻下、降泄、燥湿等功效，常用于发热、便秘、哮喘、水湿等证。如在下列具有苦味的药物中，栀子能清热、大黄能泻下、杏仁能平喘、牵牛子能逐水等。

5. 咸味 能软，能下，具有软坚润燥、泻下等功效，常用于痞块、痰核、燥结便秘等证。如昆布味咸能软坚散结、芒硝味咸能泻下通便等。

此外，淡味药能渗、能利，具有渗利水湿等功效，常用于水肿，小便不利等证；涩味药能涩，与酸味药作用相似，具有收敛固涩等功效，常用于虚证、久泻等证。

（三）升降浮沉

升降浮沉是指药物作用于人体后的4种趋势。升浮药物作用趋于向上、向外，具有发表、散寒、升阳举陷、开窍、催吐等功效，能治疗病位在表、在上、病势陷下等病证。沉降药物作用趋于向下、向内，具有平喘、潜阳、渗利、泻下、收敛等功效，能治疗病位在下、在内、病势上逆等病证。

药物的升降浮沉作用趋向，主要与药物本身的性味、质地、药用部位有关：一般而言，质地较轻（如花、叶、嫩枝等）、味辛甘、性温热的药物多升浮；质地重沉（如根、茎、树皮、果实等）、味苦酸咸、性寒凉的药物多沉降。其次，与炮制有关：酒炒多升，盐炒多下行，醋炒能收敛，姜汁炒能发散等。再次，与配伍有关：配伍中升浮药多、量大者，则诸药合而升浮；配伍中沉降药多、量大者，则诸药合而沉降。

（四）归经

归经是指药物对机体脏腑经络病变的治疗具有选择性。药物主要对某经（脏腑及其经络）或某几经发生明显的作用，而对其他经则作用较小或没有作用。归经理论是从疗效观察中总结出来的，明确指出了药效之所在。如：桔梗、杏仁能治疗胸闷、喘咳，则归肺经；茯苓、猪苓能治疗水肿、小便不利，则归肾经等。

（五）毒性

毒性有广义和狭义之分。广义的毒性是指药物的偏性，是古代对于"毒"的概念。狭义的毒性是指药物具有一定的毒副作用，会对人体产生损害，是现代意义上的"毒"的概念。

中药的毒性除了和药物本身有关外，还与剂量过大、服用太久、炮制不当、配伍失度、剂型失宜、煎服法错误、误食误用、药不对证、个体差异等多种因素有关。

二、中药的用法

中药的正确应用，对于充分发挥药效和确保用药安全，具有十分重要的意义。中药的用法，包括配伍、禁忌、剂量等。

（一）配伍

按照病情的不同需要和药物的不同特点，有选择地将两种以上的药物合在一起应用，叫作配伍。药物配合应用，相互之间必然产生一定的作用，有的可以增进原有的疗效，有的可以相互抵消或削弱原有的功效，有的可以降低或消除毒副作用，也有的可以产生毒副作用。《神农本草经》将各种药物的配伍关系归纳为7个方面，即药物的"七情"，下面分述如下：

1. 单行　就是单用一味药来治疗某种病情单一的疾病。对于病情比较单纯的病证，往往选择一种针对性较强的药物即可达到治疗目的。如独参汤，即单用一味人参，治疗大失血所引起元气虚脱的危重病证。

2. 相须　即两种功效类似的药物配合应用，可以增强原有药物的功效。如麻黄配桂枝，能增强发汗解表、祛风散寒的作用。

3. 相使　就是以一种药物为主，另一种药物为辅，两药合用，辅药可以提高主药的功效。如黄芪配茯苓治脾虚水肿，黄芪为健脾益气、利尿消肿的主药，茯苓淡渗利湿，可增强黄芪补气利水的作用。

4. 相畏　就是一种药物的毒副作用能被另一种药物所抑制。如生半夏毒性能被生姜减轻或消除，即生半夏畏生姜。相畏是临床应用有毒副作用或者作用峻猛药物时常用的配伍方法。

5. 相杀　就是一种药物能减轻或者消除另一种药物的毒副作用。如生姜能减轻或消除生半夏的毒性或副作用，即生姜杀生半夏。可见相畏和相杀没有质的区别，是从自身的毒副作用受到对方的抑制和自身能消除对方毒副作用的不同角度提出来的配伍方法，也就是同一配伍关系的两种不同提法。

6. 相恶　就是一种药物能破坏另一种药物的功效。如人参恶莱菔子，是因为莱菔子能削弱人参的补气作用。

7. 相反　就是两种药物同用能产生剧烈的毒副作用。如甘草反甘遂、贝母反乌头等，详见用药禁忌"十八反""十九畏"中若干药物。

上述七情除单行外，相须、相使可以起到协同作用，能提高药效，是临床常用的配伍方法；相畏、相杀可以减轻或消除毒副作用，以保证安全用药，是使用毒副作用较强药物的配伍方法。相恶则是因为药物的拮抗作用，抵消或削弱其中一种药物的功效；相反则是药物相互作用，能产生毒性反应或强烈的副作用，故相恶、相反则是配伍用药的禁忌。

（二）用药禁忌

用药禁忌是指用药时应该避免的事项。为了确保疗效，安全用药，避免毒副作用的产生，必须注意用药禁忌。其主要内容包括配伍禁忌、妊娠禁忌和服药时的饮食禁忌。

1. 配伍禁忌　是指某些药物合用会产生剧烈的毒副作用或降低和破坏药效，应避免配合应用。七情中的相反和相恶是临床配伍中的禁忌，此外还有"十八反""十九畏"。

（1）十八反　乌头反半夏、瓜蒌、贝母、白蔹、白及；甘草反海藻、大戟、甘遂、芫花；藜芦反人参、丹参、玄参、沙参、细辛、芍药。

（2）十九畏　硫黄畏朴硝，水银畏砒霜，狼毒畏密陀僧，巴豆畏牵牛，丁香畏郁金，川乌、草乌畏犀角，牙硝畏三棱，人参畏五灵脂，官桂畏赤石脂。

2. 妊娠用药禁忌　即指妇女妊娠期用药的禁忌。具有损害胎元以致堕胎作用的药物，应作为妊娠禁忌的药物。依据药物对胎元损害程度的不同，一般可分为慎用与禁用两大类。慎用的药物，主要包括有较强攻下、辛热、祛瘀通经、行气、滑利作用的药物，如大黄、桃仁、红花、牛膝、附子、枳实、木通等；禁用的药物，主要包括毒性较强或药性峻烈之品，如巴豆、牵牛、水银、砒霜、麝香等。凡属禁用的药物一般都应避免使用，以免发生事故。

3. 服药时的饮食禁忌　饮食禁忌俗称"忌口"，在服用中药期间，一般应忌食生冷、油腻、腥膻、有刺激性的食物。此外，根据病情的不同，饮食禁忌也有区别。如热性病患者应忌食辛辣、油腻、煎炸性食物；寒性病患者应忌食生冷食物；胸痹患者应忌食肥肉、脂肪、动物内脏及烟、酒等；脾胃虚弱者应忌食油炸黏腻、寒冷硬固、不易消化的食物；疮疡、皮肤病患者应忌食鱼、虾、蟹等腥膻发物及辛辣刺激性食品。

三、常用中药

1. 解表药　凡以发散表邪、解除表证为主要作用的药物，称解表药。根据药性和主治作用的差异，可分为辛温解表药与辛凉解表药两类。

（1）辛温解表药　本类药物性味多属辛温，主要作用为发散风寒，适用于外感风寒表证，常用药物有麻黄、桂枝、紫苏、荆芥、防风、白芷、生姜、葱白等。

（2）辛凉解表药　本类药物性味多属辛凉，主要作用为发散风热，适用于风热表证，常用药物有薄荷、桑叶、菊花、葛根、柴胡等。

2. 清热药　凡以清解里热为主要作用的药物，称为清热药。清热药药性寒凉，主要用于里热证候。清热药又可根据药性和应用的不同，分为以下5种：

（1）清热泻火药　药性寒凉，有泻火泄热的作用，适用于气分实热证。常用药物有石膏、知母、栀子、芦根、天花粉、淡竹叶等。

（2）清热燥湿药　药性苦寒，有清热化湿的作用，用于湿热证或湿邪化热之证。常用药物有黄芩、黄连、黄柏、龙胆草、苦参等。

（3）清热解毒药　药性寒凉，有清热解毒作用，用于治疗各种由于火热壅盛引起的病证，如疮痈肿毒等。常用药物有金银花、连翘、大青叶、板蓝根等。

（4）清热凉血药　药性甘苦咸寒，有凉血清热作用，用于热入营血的病证，如血热出血等。常用药物有生地黄、玄参、牡丹皮、赤芍、水牛角等。

（5）清虚热药　药性甘苦寒，能清虚热、退骨蒸、凉血，常用于阴虚内热证。常用药物有青蒿、地骨皮、白薇、胡黄连、银柴胡等。

3. 泻下药　凡能攻积、逐水，引起腹泻，或润肠通便的药物，称为泻下药。根据泻下作用的不同，一般可分攻下药、润下药和峻下逐水药3类。

（1）攻下药　多性味苦寒，能通便、泻火，适用于大便秘结、宿食停积、实热壅滞之证。常用药物有大黄、芒硝、芦荟、番泻叶等。

（2）润下药　多为植物的种仁或果仁，富含油脂，味甘质润，具有润滑作用，使大便易于排出，适用于血虚津枯所致的便秘。常用药物有火麻仁、郁李仁等。

（3）峻下逐水药　性味苦寒，作用峻猛，能引起强烈腹泻，使体内潴留的水液从大便排出，适用于水肿、鼓胀、胸腹积水等证。常用药物有甘遂、巴豆、大戟、芫花、牵牛子等。

4. 祛风湿药　凡以祛除风湿、解除痹痛为主要作用的药物，称为祛风湿药。此类药物多辛苦温，具有祛风燥湿、散寒止痛、舒筋活络、强筋壮骨等作用，适用于风湿湿痹、风湿热痹。常用药物有独活、威灵仙、木瓜、川乌、白花蛇、雷公藤、桑寄生等。

5. 芳香化湿药　凡气味芳香、以化湿运脾为主要作用的药物，称为芳香化湿药。此类药物性味大都辛温，归入脾胃，且气味芳香。主要适用于湿困脾胃，见身体倦怠、脘腹胀闷、胃纳不馨、口甘多涎、大便溏薄、舌苔白腻之症。此外，对湿温、暑温诸证亦有治疗作用。常用药物有藿香、苍术、厚朴、砂仁、佩兰、白豆蔻等。

6. 利水渗湿药　凡能通利水道、渗除水湿的药物，称为利水渗湿药。此类药物性味多甘淡，具有利尿消肿、利尿通淋的作用，适用于小便不利、水肿、淋证等病证。常用药物有茯苓、泽泻、薏苡仁、车前子、滑石、木通、茵陈等。

7. 温里药　凡能温里祛寒、回阳救逆的药物，称为温里药。此类药物多味辛而性温热，具有温里散寒、温经止痛之功，适用于里寒证及亡阳厥逆证。常用药物有附子、干姜、肉桂、吴茱萸、小茴香、花椒、丁香、高良姜等。

8. 理气药　凡能疏理气机的药物，称为理气药。此类药物多辛苦温而芳香，有理气宽中、疏肝解郁、行气止痛、理气宽胸等作用。常用药物有陈皮、青皮、枳实、木香、香附、沉香、薤白、川楝子、乌药、佛手等。

9. 消食药　凡能消化食积的药物，称为消食药，又称消导药或助消化药。此类药物多性平味甘，具有消化饮食积滞、开胃和中的作用，主要适用于食积停滞所致的消化不良证。常用药物有山楂、莱菔子、鸡内金、神曲、麦芽、谷芽等。

10. 驱虫药 凡能驱除或杀灭人体寄生虫的药物，称为驱虫药。此类药物多具有毒性，对人体内，尤其是肠道内寄生虫，有麻痹、毒杀作用，促使其排出体外，主要适用于肠道寄生虫病。常用药物有使君子、槟榔、苦楝皮、南瓜子等。

11. 止血药 凡能制止体内外出血的药物，称为止血药。此类药物均具有止血功能，因其药性有寒、温、散、敛之异，故又分为凉血止血药、化瘀止血药、收敛止血药、温经止血药4种，主要用于各部位出血病证。常用药物有大蓟、小蓟、槐花、侧柏叶、三七、白及、藕节、艾叶、血余炭等。

12. 活血化瘀药 凡能通利血脉、促进血行、消散瘀血的药物，称为活血化瘀药。此类药物多性味辛苦，通过活血化瘀而产生止痛、调经、疗伤消肿、活血消痈等作用，适用于一切瘀血阻滞之证。常见药物有丹参、益母草、桃仁、红花、乳香、没药等。

13. 化痰止咳平喘药 凡能化除痰涎、制止咳嗽、平定气喘的药物，称为化痰止咳平喘药。用于因痰饮起的咳嗽、气喘，以及瘰疬、瘿瘤、癫痫、惊厥等症。根据药物的特点和药性分为两大类：

（1）**化痰药** 化痰药因药性有温性、凉性之别而又分为温化寒痰药和清热化痰药两类，辨证用于痰饮所致的各种病证。常用药物有半夏、天南星、白芥子、白附子、桔梗、川贝母、瓜蒌、竹茹、海藻、昆布等。

（2）**止咳平喘药** 本类药物或辛或苦或甘，其性有寒有热，分别通过宣肺、清肺、润肺、降肺等作用，起到止咳平喘的功效，适用于咳喘病证。常用药物有苦杏仁、百部、紫苏子、桑白皮、葶苈子、紫菀、款冬花等。

14. 安神药 凡以镇静安神为主要功效的药物，称为安神药。此类药物适用于神志不安的病证。安神药分为两类：属于质重的矿石药及介类药，为重镇安神药，多用于实证；属于植物药而取其养心滋肝的作用，为养心安神药，适用于虚证。常用药物有朱砂、龙骨、磁石、琥珀、酸枣仁、远志、柏子仁、首乌藤、合欢皮等。

15. 平肝息风药 凡具有平降肝阳、息风止痉作用的药物，称为平肝息风药。此类药物入肝经，多为介类、昆虫等动物药、矿石药，以及小部分植物药，具有平肝潜阳、息风止痉及镇静安神等作用，适用于肝阳上亢证及肝风内动证。常用药物有石决明、牡蛎、代赭石、珍珠母、天麻、钩藤、全蝎、地龙、蜈蚣等。

16. 开窍药 凡具有通关开窍回苏作用的药物，称为开窍药。开窍药味辛、芳香，善于走窜，有通窍开闭、苏醒神识的作用，适用于热病神昏，以及惊风、癫痫、中风等病出现猝然昏厥的证候，为临床急救之品。常用药物有麝香、冰片、石菖蒲、苏合香、安息香等。

17. 补虚药 凡具有补虚扶弱作用，能治疗人体虚损不足的药物，称为补虚药，适用于虚证。因虚证分为气虚、阳虚、血虚、阴虚等不同类型，因此，补虚药又分为以下4类：

（1）**补气药** 又称益气药，指能治疗气虚病证的药物。此类药物多味甘性温，具有补肺健脾补肾的功效，适用于脾肺气虚、肾气不足等病证。常用药物有人参、党参、西洋参、黄芪、白术、山药、甘草、大枣、蜂蜜、太子参等。

（2）补阳药　又名壮阳药，指能治疗阳虚病证的药物。此类药物性味多甘温或咸温或辛热，具有温补人体阳气的功能，适用于脏腑阳气不足所致的各类病证。常用药物有鹿茸、杜仲、肉苁蓉、淫羊藿、蛤蚧、冬虫夏草、紫河车、核桃仁等。

（3）补血药　又叫养血药，指能治疗血虚病证的药物。此类药物性味多甘温或甘平，质地滋润，适用于血虚所致的各种病证。常用药物有当归、熟地黄、何首乌、白芍、阿胶、龙眼肉等。

（4）补阴药　又叫滋阴药，指能治疗阴虚病证的药物。此类药物性味多甘寒或偏凉，具有补阴、润燥的功效，适用于阴虚液亏所致的各种病证。常用药物有沙参、麦冬、石斛、枸杞子、龟甲、鳖甲、黄精、天冬、百合、桑椹等。

18. 收涩药　凡以收敛固涩为主要作用的药物，称为收涩药，又叫收敛药。此类药物多酸涩，性温或平，分别具有固表止汗、敛肺止咳、涩肠止泻、固精缩尿止带等作用，主要治疗因正气不固所致气血津液滑脱的病证。常用药物有麻黄根、浮小麦、五味子、乌梅、五倍子、罂粟壳、莲子、芡实、覆盆子等。

19. 杀虫止痒药　凡以攻毒杀虫、燥湿止痒为主要作用的药物，称为杀虫止痒药，可治疗各种皮肤病。常用药物有雄黄、硫黄、白矾、蛇床子、蜂房等。

20. 拔毒生肌药　凡以拔毒化腐、生肌敛疮为主要作用的药物，称为拔毒生肌药，可治疗各种疮疡。本类药物大多有毒，以外用为主，内服入丸散。常用药物有轻粉、斑蝥、蟾酥、铅丹等。

四、方剂的组成

一首方剂的组成必须根据病情辨证立法，选择适宜的药物，妥善配伍而成。组织不同的药物配伍时，应遵循组方的基本原则，即"君、臣、佐、使"。这样可以反映药物之间的关系，使全方主次分明，全面兼顾，扬长避短，从而达到提高临床疗效的目的。君、臣、佐、使的含义如下：

君药：即针对主病或主症起主要治疗作用的药物。其药量、药力居方中之首，是方剂组成中不可缺少的核心药物。

臣药：有两种意义。一是辅助君药加强治疗主病或主症的药物，二是针对重要的兼病或兼证起主要治疗作用的药物。

佐药：有三种意义。一是佐助药，即配合君、臣药以加强治疗作用，或直接治疗次要兼证的药物；二是佐制药，即用以消除或减弱君、臣药的毒性，或能制约君、臣药峻烈之性的药物；三是反佐药，即病重邪甚可能拒药时，配用与君药性味相反而又能在治疗中起相成作用的药物，如温热剂中加入少量寒凉药等，以防寒热相拒、药不能进的现象。

使药：有两种意义。一是引经药，即能引方中诸药到达特定病所的药物；二是调和药，即能调和方中诸药的药物，如临床常用甘草、大枣以调和药性。

以上所论，说明方剂的君、臣、佐、使主要是以药物在方中所起的主次作用为依据。除君药外，臣、佐、使药都具有两种以上的意义。在选药组方时并没有固定的模式，既不是每一种意义的臣、佐、使药都必须具备，也不是每味药只任一职。每首方剂具体药味的多少，以及君、臣、佐、使是否齐备，全视病情需要，因此，它是从属于理法原则之下的。但是，一般来说，在方剂组成中，君药是不可缺少的，且君药的药味较少而用量较大，这是一般情况下对组方基本结构的要求。

五、方剂的剂型

方剂组成以后，还要根据病情的需要、药物的性能及给药途径的不同制成一定的形态，称为剂型。常用剂型的主要特点及制备方法如下：

1. 汤剂 是将药物饮片加水煎煮，去渣取汁饮服的一种液体剂型。汤剂的特点是吸收快、药效发挥迅速，而且可以根据病情的变化随症加减，能较全面、灵活地照顾到每个患者或各具体病变阶段的特殊性；其不足之处是服用量大，某些药的有效成分不易煎出或易挥发散失，不适于大量生产，亦不便于携带。汤剂能内服、能熏洗，广泛适用于一般病情和急性病证。

2. 散剂 是将药物粉碎，混合均匀，制成粉末状制剂，分为内服散剂、外用散剂和内服外用散剂。散剂的特点是制作简便，吸收较快，节省药材，便于服用及携带。内服散剂通过消化道给药，以温开水冲服、直接吞服或水煎服。外用散剂通过皮肤或黏膜给药，可掺撒患病部位，应研成极细粉末，以防刺激创面。内服外用散剂则既可内服又可外用。

3. 丸剂 是将药物研成细粉或取药材的提取物，加适宜的黏合剂制成球形的固体剂型。丸剂与汤剂相比，吸收较慢，药效持久，节省药材，便于服用与携带。适用于慢性、虚弱性疾病，如六味地黄丸等。但也有的丸剂药性比较峻猛，多为芳香类药物与剧毒药物，不宜作汤剂煎服，如安宫牛黄丸、舟车丸等。常用的丸剂有蜜丸、水丸、糊丸、浓缩丸等。

4. 膏剂 是将药物用水或植物油煎熬去渣而制成的剂型，有内服和外用两种。内服膏剂有流浸膏、浸膏、煎膏三种；外用膏剂分软膏、硬膏两种。其中流浸膏与浸膏多数用于调配其他制剂使用，如合剂、糖浆剂、冲剂、片剂等。

5. 酒剂 又称药酒，古称酒醴。它是将药物用白酒或黄酒浸泡，或加温隔水炖煮，去渣取液，供内服或外用。酒有活血通络、易于发散和助长药效的特性，故常在祛风通络和补益剂中使用，如风湿药酒、参茸药酒、五加皮酒等。外用酒剂尚可祛风活血、止痛消肿。

6. 茶剂 是将药物经粉碎加工而制成的粗末状制品，再加入适宜黏合剂制成的固体制剂。用时以沸水疱汁代茶服用。其特点是用量小、贮运服用方便，多用于治疗感冒、食积、腹泻等病证，如午时茶、刺五加茶等。

7. 片剂 是将药物细粉或药材提取物与辅料混合压制而成的片状制剂。味道很苦或具特殊气味的药物压片后可再包糖衣，使之易于服用。如需在肠道吸收的药物，则又可包肠溶衣，使之在肠道中崩解。故片剂的特点是用量准确、体积小、贮运服用方便。

8. 栓剂　古称坐药或塞药，是将药物细粉与基质混合制成一定形状的固体制剂，用于腔道并在其间融化或溶解而释放药物，有杀虫止痒、润滑、收敛等作用。因施用的腔道不同，分为直肠栓、阴道栓和尿道栓等。它的特点是通过直肠、阴道或尿道黏膜吸收，可减少药物的毒副作用，避免药物对胃黏膜的刺激，绝大部分患者可自己独立给药，婴幼儿直肠给药尤为方便。

9. 颗粒剂　是将药物或药材提取物与适宜的辅料或饮片细粉制成的具有一定粒度的干燥颗粒制剂，用时以开水冲服。颗粒剂具有作用迅速、味道可口、体积较小、服用方便等特点，深受患者欢迎，常用的有小儿感冒颗粒、板蓝根颗粒等。

10. 糖浆剂　是含有药物的浓蔗糖水溶液。糖浆剂具有味甜量小、服用方便、吸收较快等特点，适用于儿童服用，如止咳糖浆、桂皮糖浆等。

11. 口服液　是将药物用水或其他溶剂提取，经精制而成的内服液体制剂。该制剂集汤剂、糖浆剂、注射剂的特点于一身，具有剂量较少、吸收较快、服用方便、口感适宜等优点。口服液近年来发展很快，尤其是保健与滋补性口服液日益增多，如人参蜂王浆口服液、杞菊地黄口服液等。

12. 注射液　亦称针剂，是将药物经过提取、精制、配制等制成的灭菌溶液、无菌混悬液或供配制成液体的无菌粉末，供皮下、肌肉、静脉等注射的一种制剂。其特点是剂量准确、药效迅速、适于急救、不受消化系统影响，对于神志昏迷或难于口服用药的患者尤为适宜，如清开灵注射液、生脉注射液等。

以上诸种剂型，各有特点，临证应根据病情与方剂特点酌情选用。此外，尚有胶囊剂、灌肠剂、搽剂、气雾剂等，临床中都在广泛应用，而且还在不断研制新剂型，以提高药效，便于临床使用。

临床常见的中成药及其功效主治，见"附录二常用中成药简表"。

六、中药煎煮法

汤剂是中医学应用最早和最广泛的中药剂型，将饮片制成汤剂的过程需要煎煮，而煎煮的方法影响药效的发挥、用药的安全性等问题。护理人员除了要具备中药的基本知识外，还要掌握正确的中药煎煮方法。

（一）煎煮用具

正确选用煎药用具，可避免中药变性，有利于药物有效成分的煎出。带盖陶瓷砂锅是最佳的煎药容器，因其性质稳定，不易与中药发生化学反应，且受热均匀、易保温。亦可用不锈钢锅代替。煎药忌用铁、铜、铝、锡等金属器具，因这些金属元素容易与药物成分发生化学反应，可能会降低药效，甚至产生毒副作用。

（二）煎煮用水和泡药

1. 煎煮用水

（1）水质　煎煮中药一般用生活饮用冷水即可，以洁净清澈、含矿物及杂质少的水为佳。若水质不好，可先煮沸放冷，使部分矿物质沉淀、气体排出后，再用来煎药。煎药忌用沸水。

（2）水量　用水量应视药量、药物质地的吸水性及煎煮时间而定。第 1 煎用水量为将饮片适当加压后，没过药物的 3～5cm；第 2 煎用水量为将饮片加压后，没过药物2～3cm 为宜。一般将全部用水的 70% 加到第 1 煎中，余下 30% 留待第 2 煎用。煎药加水应一次加足为宜，不可在煎药过程反复加水，更不能把药煎干再添水重煎。

2. 泡药　煎药前，应先用冷水将药材泡透，浸泡 30 分钟左右再煎煮，以利于有效成分的析出，避免直接用快火煎煮，造成药材的淀粉表面糊化，蛋白质凝固，将药材表面毛细管堵塞，阻碍水分渗入药材内部，有效成分很难渗出，使药力受到影响。一般情况下，以花、叶、草类为主的药材需浸泡 20～30 分钟；以茎、种子、果实类为主的药材需浸泡 60 分钟。复方汤剂宜浸泡 30～60 分钟。

（三）煎药

1. 煎药火候　一般先以武火（急火）煮沸，再改成文火（慢火）煎煮。从而保持微沸状态，以利有效成分煎出，避免药液溢出或水分蒸发过快导致熬干。药物煎干、煎糊绝不能服用，以防止药物变性而发生药物不良反应。

2. 煎药时间　根据药材性能及煎药要求酌定，要保证煎出的汤药质量好，药渣煎透。一般药物第 1 煎 20～30 分钟，第 2 煎 10～15 分钟。解表药、芳香药，宜武火快煎，不宜久煎，以防药性挥发，第 1 煎 10～15 分钟，第 2 煎 10 分钟。滋补调理药，宜煮沸后文火缓煎，第 1 煎 40～60 分钟，第 2 煎 30 分钟。有毒性的药物，文火久煎 60～90 分钟。

3. 煎煮次数　每剂药常规煎煮 2～3 次，以重分利用药材。

4. 取药　用纱布将药液过滤取汁。每剂煎出的汤液量在 250mL 左右，小儿减半。

（四）特殊煎煮法

煎煮中药一般情况下药物都是同时入煎，但有些药物因其性质、性能及临床用途的不同，有先煎、后下、包煎、另煎（另炖）、烊化（溶化）、冲服、泡服等特殊煎煮要求。

1. 先煎　矿物、介类等质地坚硬、有效成分不易煎出的药物，宜打碎，先煎 20～30 分钟后再下其他药。常用药有石膏、磁石、寒水石、代赭石、赤石脂、龙骨、牡蛎、石决明等。某些质地较轻、用量多的药物，还有泥沙多的药物，可先煎取汁澄清，然后以其药汁代水煎药，如芦根、竹茹、灶心土等。一些有毒药材久煎可降低其毒性，应先煎 30～40 分钟再加其他药同煎，如生半夏、乌头、附子等。

2. 后下　气味芳香的药物，因其有效成分煎煮时容易挥发影响药效，需在其他药物煎好后再下，煎煮 4～5 分钟即可。如薄荷、香薷、木香、砂仁、钩藤、白豆蔻、大黄、番泻叶、沉香、丁香、佩兰、荆芥、茵陈等。

3. 包煎　某些粉末状、有黏性或绒毛类药物经煎煮后，其药汁浑浊难咽，或对喉咙产生刺激，或易于粘锅，在入药时宜用纱布包裹入煎。如车前子、葶苈子、蒲黄、海金沙、旋覆花、辛夷、赤石脂、滑石等。

4. 另煎（另炖） 某些贵重药材，为避免有效成分被药渣吸附，造成浪费，可单味煎煮，服时再兑入汤内。如人参、鹿茸、羚羊角等。

5. 烊化（溶化） 胶质、黏性较大而且容易溶解的药物，煎煮时容易黏附于药渣及锅底，既浪费药材，又容易熬焦，入药宜单独加温溶化后，置于去渣药液中趁热搅拌或微煮，溶化后趁热服下。如阿胶、鸡血藤、龟板胶、鹿角胶、饴糖、蜂蜜等。

6. 冲服 某些芳香类药物，煎煮则有效成分会全部挥发散失，或某些药物，为节省材料，应研末冲服。如麝香、冰片、苏合香、三七、西洋参、五味子、牛黄等。

7. 泡服 含有挥发油、用量又少的药物，可用刚煮沸的开水浸泡30分钟，或用煮好的一部分药液趁热浸泡，取汁服用。如藏红花、肉桂、番泻叶、胖大海等。

（五）煎药的步骤

1. 核对医嘱，明确用药途径。

2. 打开药包，检查有无需要先煎、后下、包煎、另煎、烊化等特殊处理的中药，如有将其取出，按要求处理。

3. 将全部中药倒入药锅内（特殊药物除外），加入冷水，浸泡30分钟。如以果实、种子为主的药物，可浸泡1小时。冬天可适当延长浸泡时间。

4. 根据药物性质及功能调节煎药时间和火力。煎煮过程中应有专人看守，防止药液溢出，注意不要频繁掀盖搅拌。

5. 煎好的药汁用过滤器去渣倒出后，再放入凉水煎煮第2煎，将第1煎及第2煎药液混合后装入药瓶中。

6. 将药液倒入药瓶或药杯内，加标签注明患者病区、床号、姓名、用法、注意保温。

7. 倒掉药渣，清洗用物，归还原处。

七、中药服用方法

1. 服药时间 一般中药宜在进食前、后2小时服药。因饭前胃肠空虚，避免药物与食物混合，有利于药物吸收，如驱虫药、泻下药、补虚药及治疗胃肠疾病的药物宜饭前服。因饭后胃肠存有食物，可以减少对胃肠道的刺激，故消食健胃药、对胃肠有刺激的药物及毒性较大的药物均宜饭后服用。补心安神、镇静安眠的药物一般在睡前半小时服用；涩精止遗药可在睡前服，以便治疗梦遗滑精；缓下药也宜睡前服用，以便次日排便。

某些疾病定时而发，所以在发病前服药才能发挥药效，如截疟药应在疟疾发作前2小时服用。急性病，为力挫病势，则当不拘时服，随煎随服，使药力持久。

2. 服药次数 一般疾病服用汤药，多每日1剂，分2次服用，早、晚各服1次；或每日3次，分早、中、晚各服1次。病情急重者，可每隔4小时服药1次，昼夜不停；

病情较缓者，可 2 日 1 剂煎汤代茶饮。治疗呕吐的药物宜小量频服，可减少对胃的刺激，避免大量呕吐。

3. 服药温度 一般而言，汤剂宜温服。为增加药效，热证患者用寒药宜冷服，寒证患者用热药宜热服。

第五节 运动养生护理

运动养生是指人体通过自身的姿势调整、呼吸锻炼、意念控制，使身心融为一体，以增强人体功能，调动人体内在潜力，具有运行气血、协调脏腑、疏通经络、强健筋骨、宁神定志的作用，可达到防治疾病、延年益寿的目的。几千年来，我国古代医学家、养生家创造了形式多样的健身运动，逐渐积累了丰富的运动养生保健理论和方法。中医运动养生注重和强调机体内外的协调统一。

一、运动养生的基本原则

疾病恢复后患者体质较弱，全身倦怠乏力，对运动负担的适应能力较差，因此，运动量要缓慢增加，避免用力过猛、动作过快，应选择柔和连贯、缓慢均匀的形式进行锻炼。运动养生注重和强调机体内外的协调统一，和谐适度，运动锻炼应遵循以下原则：

（一）动静结合，形神兼顾

我国传统的运动养生法，非常讲究意识活动、呼吸运动和躯体运动的密切配合，即所谓意守、调息、动形的协调统一。意守是指意识要专注，调息是指呼吸的调节，动形是指形体的运动。调意识以养神，调息以练气，动形以行气血、通经脉，三者在锻炼中协调统一，则能内练精神、脏腑、气血，外练经脉、筋骨、四肢，使内外和谐，气血畅通，形神兼备，从而达到"阴平阳秘"的状态。

（二）强调适度，不宜过量

运动养生是通过锻炼以达到养生延年的目的，因此，要注意掌握运动量的大小，尤其是体质较差的人更要注意。运动量太小，达不到锻炼的目的，不能起到健身作用；运动量太大，则超过机体耐受的限度，反而会使身体因过度疲劳而受损。因此，运动养生强调适量，循序渐进，不可急于求成，否则会欲速则不达。

（三）持之以恒，坚持不懈

运动养生并非一朝一夕之事，贵在持久而不间断。"流水不腐，户枢不蠹"，一方面说明了"动则不衰"的道理，另一方面也强调了持久不间断的重要性。只有持之以恒、坚持不懈地进行适宜的运动，才能收到养生健身的效果。所以运动养生不仅是形体的锻炼，也是意志和毅力的锻炼。

（四）劳逸结合，三因制宜

运动养生，并非是要持久不停地动，而是有张有弛，才能达到养生的目的。因此，紧张有力的运动要与放松、调息等休息运动相交替，长时间的运动应该有适当的休息，否则会降低工作能力，会使人运动不协调，精神不振作。充分而合理的休息和放松，不仅可以恢复体力，而且可以提高运动能力。

三因制宜，即因时、因地、因人制宜，是指治疗疾病时，要根据患者的年龄、性别、体质，时令气候变化及地理环境差异等具体情况来制定适宜的治法。

1. 因时制宜　即根据时令气候节律特点，来制订适宜的治法。

2. 因地制宜　即根据不同地区的地理环境特点，来制订适宜的治法。

3. 因人制宜　即根据患者的年龄、性别、体质等不同特点，来制订适宜的治法。年龄、性别不同，则生理状态、病理特点各有差异，故宜区别对待。由于先天禀赋与后天调养的影响，人的体质亦存在着强弱、寒热等多方面的差异，治疗和护理上也应有区别。

二、气功

中国传统运动养生的方法种类繁多，形式多样，气功、导引、摔跤、杂耍、马球、弈棋等运动，都有强身健体的作用。这里主要介绍中医传统养生方法——气功。

（一）气功锻炼的主要方法

1. 调身　即练功时身体要有一定的姿势或进行一定的动作，使气血流畅、脏腑和调，以达到锻炼心身的目的。调身的基本要求是形正体松，姿势正确。调身的姿势主要有4种，即坐式（平坐式、盘膝坐式）、卧式（侧卧式、仰卧式）、站式和行式。姿势不正确会直接影响练功的效果，前人曾指出："形不正则气不顺，气不顺则意不宁，意不宁则气散乱。"调身总的要求是衣着宽松，舒适自然，形正体松，刚柔相济。

知识链接

中华太极拳

太极拳是我国著名的传统运动养生方法之一，它以太极哲理为依据，以太极图形组编动作，因此而得名。太极拳姿势优美、动作柔和，既能锻炼身体，又能预防疾病，男女老幼皆宜。

中医学认为，太极拳是一种系统的强调平衡协调、内外兼修的健体防身体育运动。太极拳运动有疏通经络、培补元气的功效。西医学认为，打太极拳时，人的思想始终集中在动作上，可改善神经系统的功能，有益于对大脑皮层兴奋、抑制的调节。经常练习太极拳，还有增强呼吸功能、扩大肺活量、降低血压、增加血管弹性等功能，对防治神经衰弱、失眠、头晕、高血压、心脏病等多种慢性疾病有很好的作用。

太极拳含蓄内敛、连绵不断、以柔克刚、行云流水的拳术风格独特，而其对武德修养的要求也使练习者在增强体质的同时，提高了自身素养。太极拳作为中华武术瑰宝，千百年来历代相传、经久不衰。2006 年，太极拳被列入中国首批"国家非物质文化遗产"名录，并正以其特有的魅力受到世界各地越来越多人们的喜爱和推崇。

2. 调息 即调整呼吸，要求呼吸细、长、匀、缓，气道畅通，以达到宁神养气的目的。其基本要求是在自然呼吸的基础上逐步调整到细、长、匀、缓。调息可以起到平衡阴阳、协调脏腑、疏通经络的作用，主要有自然呼吸法和腹式呼吸法两类。

（1）**自然呼吸法** 多为初练者所用，呼吸深度较浅，呼吸做到柔和、均匀、细缓，达到意气相随，要求呼吸自然。

（2）**腹式呼吸法** 以鼻吸气，将气缓缓引至丹田（小腹随着吸气慢慢鼓起），自然地稍做停顿，然后舌体放松，口齿微开，将气慢慢呼出，鼓起的小腹亦慢慢回缩，如此反复进行。

无论自然呼吸还是腹式呼吸，呼吸时，舌体均应轻抵上颚，口齿轻闭，待口中津液盈满时，将津液徐徐咽下，以养肾精。

3. 调心 即意守，是自觉地调整、控制心理活动，排除杂念，入静养神。基本要求可概括为"入静"两个字，即人在思想上进入一种安静状态。在入静的状态下进入"意守"。所谓"意守"，是指在身心放松的状态下，把意念集中到身体的某一部位，部位有下丹田、涌泉、命门等，即气聚丹田。应做到上虚下实，所以不能把意念守在头部，以免造成气血上冲。

（二）气功的种类

1. 静功 以调息、调心、调身为主，即所谓"内练一口气"，也叫内功。内功通过一定的练功姿势、呼吸方法和意守活动等手段，通过"外静内动，静中求动"，使机体的功能在"静"的状态下，进行"内部"的锻炼，进行主动的自我调节，从而对机体起到"自我调整""自我修复"的作用。练功方式可用坐式、站式、卧式等。常见的有放松功、内养功、强壮功、站桩功等。

2. 动功 特点是练功时意念配合肢体的运动，即所谓"外练筋骨皮"，亦叫外功。动功通过调身、调息和调心等锻炼手段，在意念的配合下进行运动锻炼，是一种"外动内静，动中有静"，动静相兼的健身运动。动功的姿势有简有繁，运动量有大有小，各人可根据自身的身体情况和锻炼目的，选择适宜的功法。常见的动功有易筋经、八段锦、太极拳、五禽戏、保健按摩功等。

案例分析

该患者年逾七旬，年老体衰气虚。心主血脉，气为血帅，心气不足，鼓动无力，则心悸怔忡。心位于胸中，胸中宗气不足，运转无力，则胸闷气短。动则气耗，故活动或劳累后诸症加重。气虚不能外固肌表则自汗。舌淡、脉虚均为气虚之象。所以，该案例中患者辨证为心气虚证。

该患者的护理原则：益气养心安神。

护理方案如下：生活起居护理方面，病室宜保持安静温暖，保证患者有充足的休息和睡眠，以卧床休息为主。注意保暖，保持大便通畅。情志护理方面：避免紧张、兴奋、焦虑、抑郁、愤怒等不良情绪刺激，保持情绪稳定，心情舒畅。饮食调护方面：饮食应定时定量，防止过饥过饱。饮食宜清淡、易于消化并富有营养，如牛奶、山药、鸡蛋、海参、鱼虾等；忌食生冷瓜果、油腻荤腥及辛辣刺激性食物，忌浓茶、咖啡等。汤剂宜温服。病情稳定后可以适当练习内养功，以补益心气。

复习与实践

1. 生活起居调护包括哪些内容？
2. 简述情志护理的原则和方法。
3. 饮食调护的原则是什么？
4. 简述煎药的步骤和服药方法。
5. 案例分析：赵某，女，38 岁，农民。以头痛间断发作 15 年余、加重 3 天为主诉就诊。患者 15 年前开始出现头痛反复发作，每遇情绪波动后头痛发作，疼痛剧烈，甚者伴有恶心呕吐，西医诊为"神经性头痛"，曾多次住院治疗。3 天前因与家人生气，头痛再次发作，胀痛欲裂，伴恶心呕吐，口干。检查：舌质淡红，苔薄黄，脉弦数。

任务：该患者以头痛反复发作为主症，故其中医诊断为头痛。请为该患者确定护理原则，并制定中医护理方案。

第九章 常用中医护理技术操作

1. 能简述常用中医护理技术操作的基本内容。

2. 能叙述毫针刺法、灸法、拔罐法、穴位按摩法、刮痧法、熏洗法的基本内容和操作方法。

3. 能初步综合运用各种中医护理操作技术对患者进行护理。

案例导读

吴某，男，58 岁。患者以发热恶寒 1 天为主诉就诊。1 天前因淋雨受凉出现发热，现症见：发热重，恶寒轻，头痛，肢体酸痛，胸闷，汗出不畅，鼻塞，流浊涕，伴咳嗽，痰黏腻，舌苔薄黄而腻，脉数。

任务 1：该患者的中医诊断为感冒，试分析其属于何种证型？

任务 2：请分析护士可以为该患者做哪些中医护理技术操作，以减轻病症。

中医护理技术操作具有独特的方法和显著的疗效，绵延数千年而不衰。其特点是适应范围广、器械简单、操作方便、费用低廉、易学易用、便于普及和推广，因此，在中医临床护理工作中占有非常重要的地位。

第一节 针刺法及护理

针刺法是指采用不同的针具，通过一定的手法或方式，刺激机体的一定部位，以激发经络之气，调整阴阳，扶正祛邪，从而达到治疗疾病的目的。针刺法属于中医外治法范畴，针刺法的护理是中医护理技术中重要的组成部分。

一、毫针刺法

毫针刺法操作是临床护理工作中应用最广泛而疗效迅速的一种技术操作，因针具细如毫毛而得名。

（一）适应证与禁忌证

1. 适应证 毫针刺法适用于内、外、妇、儿、五官等临床各科的多种病证，尤其是头痛、胃痛、牙痛、腰痛等各种痛证，疗效迅速而显著。

2. 禁忌证　孕妇的腹部、腰骶部不宜针刺；三阴交、合谷、昆仑等具有通经活血作用的腧穴，孕妇禁针；小儿囟门未合，其所在部位的腧穴，不宜针刺；凝血功能障碍或损伤后出血不止者不宜针刺；皮肤感染、溃疡、瘢痕或肿瘤的局部，不宜针刺；妇女经期除调经外，慎针；过于饥饿、紧张、疲劳者不宜立即针刺。

（二）操作准备

知识链接

中医护理技术操作的常规准备

　　中医护理的操作准备除了每项技术的特殊准备外，还因大部分操作具有需要暴露受术部位等共同特点，所以有如下常规准备：①操作环境宜光线充足，室温温度应保持在22℃~25℃，保暖，避免空气对流。必要时用屏风遮挡患者，保护患者隐私。②操作者应仪表整洁，洗手，戴口罩。③核对医嘱，向患者做好解释，说明操作的目的、程序，取得配合。

1. 用物准备

（1）毫针　临床普遍采用的毫针是不锈钢针，具有较高的弹性和韧性、耐热、防锈、防止化学腐蚀等特点。毫针的结构分为针尖、针身、针根、针柄和针尾5个部分（图9-1）。毫针的规格以针身的直径和长度来加以区别，以粗细为28~30号（0.32~0.38mm）、长度为1~3寸（25~75mm）者为最常用。

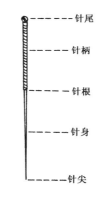

图9-1　毫针的结构

　　针具的选择应根据患者的性别、年龄、形体的胖瘦高矮、体质的强弱、病情之虚实、所取腧穴部位的深浅等因素，选择合适的针具。一般头面部、肌肉浅薄处及体质较弱者多选用短针、细针；臀部、腿部肌肉丰厚处及体质壮实者多选用长针、粗针。

（2）其他物品　治疗盘、皮肤消毒液、棉签、无菌干棉球、镊子、弯盘。必要时备毛毯、屏风等。

2. 患者准备

（1）体位的选择　针刺前，应该选择适当的体位。以能充分暴露针刺部、方便操作，且令患者舒适持久为原则。常用体位如下：①仰卧位：适于取前头、颜面、前身部穴位。②侧卧位：适于取身体侧面部穴位。③俯卧位：适于取后头项、背腰部穴位。④仰靠坐位：适于取头面、颈前、上胸和肢体部的穴位。⑤俯伏坐位：适于取头顶、后项、背部和上肢部分穴位。⑥侧伏坐位：适于取侧头部、面颊、耳部及上肢部分穴位。

（2）心理准备　对初次接受针灸治疗的患者进行针前教育，消除顾虑。告知针刺局部会有酸、麻、胀、重或轻微触电的感觉，属于正常针感。如有头晕、目眩、欲呕等现象，要及时通知护士。

3. 消毒

（1）针具消毒　目前临床上多使用一次性无菌毫针。对反复使用的毫针消毒方式以高压蒸汽灭菌法为佳。

（2）施术者消毒　施术者应用肥皂水洗擦双手，再用皮肤消毒液消毒持针手指。

（3）施术部位消毒　用皮肤消毒液消毒穴位皮肤，从进针的中心点向外扩展绕圈擦拭。

（三）操作方法

1. 进针　进针法指将毫针刺入腧穴的操作方法。一般右手持针，称为"刺手"；左手辅助，称为"押手"。持针姿势主要是以拇、食、中指夹持针柄，拇指指腹与食、中指之间相对，其状如握毛笔。刺手的作用主要是掌握针具和持针姿态，进针时运用指力使针尖快速透入皮肤，行针时捻转提插，进行补泻手法。押手的主要作用是固定经穴，使针身有依靠，不致摇晃和弯曲，减少进针时的疼痛。

（1）进针方法

1）单手进针法　即用刺手的拇、食指持针，中指指端紧靠穴位，中指指腹抵住针身下段，当拇、食指向下用力按压时，中指随势屈曲将针刺入，直刺至所要求的深度（图9-2）。此法用于短毫针进针。

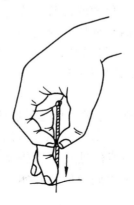

图9-2　单手进针法

2）双手进针法　即刺手与押手互相配合，协同进针。常用的有以下几种：①指切法（图9-3）：临床最为常用。即以左手拇指或食指之指甲掐切穴位上，右手持针将针紧靠左手指甲缘刺入皮下的手法（图9-3）。②夹持法：即左手拇、食两指用消毒干棉球捏住针身下段，露出针尖，右手拇、食指夹持针柄，将针尖对准穴位，当贴近皮肤时，双手协同用力将针刺入皮下。此法多用于长针进针（图9-4）。③舒张法：即左手食、中两指分开置于穴位上，右手持针，针尖从食、中两指间刺入皮下。此法适用于皮肤松弛或有皱纹的部位，如腹部腧穴的进针（图9-5）。④提捏法：即用左手拇、食两指将腧穴部位的皮肤捏起，右手持针从捏起部的上端刺入（图9-6）。此法主要用于皮肉浅薄的穴位，特别是面部腧穴的进针。

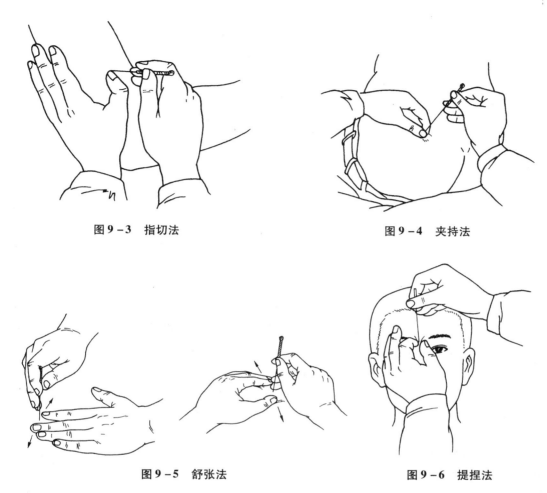

图9-3　指切法

图9-4　夹持法

图9-5　舒张法

图9-6　提捏法

（2）针刺的角度和深度　掌握正确的针刺角度、深度，是增强针感、提高疗效、防止意外事故发生的重要环节。

1）角度　指进针时针身与皮肤表面所形成的夹角。它是根据腧穴所在位置和施术者针刺时所要达到的目的结合而定，一般有以下几种（图9-7）：①直刺：针身与皮肤

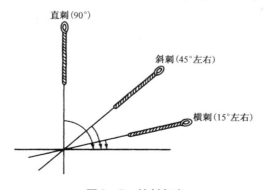

图9-7　针刺角度

表面呈90°角左右垂直刺入。此法适于肌肉较丰厚的大部分腧穴。②斜刺：针身与皮肤表面呈45°角左右倾斜刺入。此法适用于肌肉较浅薄处或内有重要脏器或不宜于直刺、深刺的穴位。③平刺：指针身与皮肤表面呈15°角左右沿皮刺入。此法适于皮薄肉少的部位，如头部的腧穴等。

2）深度　指针身刺入人体内的深浅程度。每个腧穴的针刺深度，在腧穴各论中已有详述，在此仅根据下列情况作介绍。①体质：身体瘦弱者浅刺，身强体肥者深刺。②年龄：年老体弱及小儿娇嫩之体宜浅刺，中青年身强体壮者宜深刺。③病情：阳证、新病宜浅刺，阴证、久病宜深刺。④部位：头面和胸背及皮薄肉少处宜浅刺，四肢、臀、腹及肌肉丰满处宜深刺。

针刺的角度和深度关系极为密切，一般来说，深刺多用直刺，浅刺多用斜刺或平刺。

2. 行针　又称运针，是针刺达腧穴后所施行的进退、捻转、提插等操作方法，目的是促进针刺感应，调整针感强弱及传导方向。

（1）行针的基本手法　主要由提插和捻转动作构成。提插法，是在针刺达到一定深度后，用右手中指指腹扶持针身，指端抵住腧穴表面，拇、食二指捏住针柄，将针由深插至浅层，再由浅层插至深层，如此反复地上提下插。一般以3~5分钟为宜，频率每分钟60~90次，保持针身垂直，不改变针刺角度、方向和深度。捻转法，是在针刺入一定深度后，以右手拇指和食、中二指持住针柄，进行一前一后来回旋转捻动的操作方法。要求指力要均匀，角度适当，角度在180°~360°之间，避免单向捻针。提插和捻转的幅度、频率及时间，应视患者的体质、病情，腧穴的部位及施术者所要达到的目的而定。

得气，又称"气至""针感"，是针刺后局部产生酸、麻、胀、重等经气感应，而施术者针下出现沉重、紧涩或针体颤动。得气是行针的目的与结果。得起与否及气至的迟速，关系到针刺治疗的效果。

知识链接

影响得气的因素

1. 与患者的关系　针刺得气与患者的精神状态、体质强弱和机体阴阳盛衰等情况密切相关。一般来说，新病、体形强壮、病证属实者，针后出现感应较快、较强；久病体衰、病证属虚者，针下出现感应较慢、较弱，甚或不得气；有些患者阳气偏盛、神气敏感，容易得气，并可出现循经感传。

2. 与医者的关系　如取穴不准，操作不熟练，未能正确掌握好针刺的角度、方向、深度和强度，或施术时患者的体位和行针手法选用不当等，都是导致针刺不能得气或得气较慢、较弱的因素。若施术者在施术时精神不集中、注意力分散、不能"治神"，也会影响针刺得气。

3. 与环境的关系　就气候而言，在晴天、气候较温暖时，针刺容易得气；

而阴天、气候较寒冷时，针刺得气较慢或不易得气。此外，还有空气、光线、湿度，以及海拔高度、电磁、音响、气味、卫生等，都会对针刺得气产生直接或间接的影响。

（2）针刺补泻　是通过针刺腧穴，采用适当的手法激发经气以补益正气、疏泄病邪而调节脏腑经络功能，促使阴阳平衡而恢复健康的方法。①补法：是指能鼓舞人体正气，使低下的功能恢复旺盛的方法。要求进针慢而浅，提插轻，捻转幅度小，留针后不捻转，出针后多按揉针孔。适用于虚证患者及重要脏器所在处。②泻法：泛指能疏泄病邪，使亢进的功能恢复正常的方法。要求进针快且深，提插重，捻转幅度大，频率快，留针期间多次捻转，出针时不按针孔。适用于实证患者。③平补平泻法：指补泻力量适中。要求进针得气后均匀地提插、捻动后即可出针。适用于一般患者。

3. 留针　是指针刺得气施行手法后，将针留置于穴中一定时间的过程。留针可以加强针刺感应，延长刺激作用。一般病症留针时间为 10～20 分钟。老人、小儿、危重病症者不宜久留针。

4. 出针　又称退针、起针，在针刺达到预定要求后便可出针。一般以左手执消毒棉球轻压于针刺部位，右手持针轻轻小幅度捻动并顺势提至皮下，迅速拔出，并用棉球按压针孔止血。最后核对针数，防止遗漏。

（四）注意事项

1. 严格执行无菌操作。一穴一针，防止交叉感染。

2. 做好针具的检查工作，采用正确的进针方法，不宜将针身全部刺入皮内，进针行针的方法不宜过猛过速，以免断针、弯针。

3. 对天突、哑门、风府等穴及眼区、胸背和重要脏器如心、肝、肺等部位的腧穴，不宜直刺、深刺，要注意掌握好针刺角度和深度。

4. 对尿潴留患者在针刺小腹部腧穴时，应掌握适当的针刺方向、角度和深度，以防损伤膀胱。

5. 操作中，注意观察有无意外针刺的发生。

（五）常见的针刺意外及护理

1. 晕针　是针刺过程中出现的"昏厥"现象。

（1）临床表现　轻者表现为精神疲倦，头晕目眩，恶心欲吐；重者心慌气短，大汗淋漓，面色苍白，四肢发冷，甚至神志昏迷，血压下降，二便失禁。

（2）原因　多为初次接受治疗的患者，因体质虚弱，精神过度紧张，饥饿、疲劳，大吐泻、大出血后施针所致；或见于体位不当，施术手法过重，诊室内空气闷热、过度寒冷等原因。

（3）处理　立即停止针刺，将针全部取出。使患者平卧，呈头低足高位，注意保暖。轻者仰卧片刻，饮温开水或糖水后，即可恢复。重者在上述处理基础上，可刺水沟、内关、足三里，灸百会、关元、气海等穴，必要时配合其他治疗或采用急救措施。

（4）预防　对于初次接受针刺治疗、精神紧张及体弱者，应先做好解释，消除其对针刺的顾虑，同时选择舒适持久的体位，选穴宜少，手法要轻。若饥饿、疲劳、大渴时，应令患者进食、休息、饮水后再予针刺。注意室内空气流通，避免过热过冷。施术者在针刺治疗过程中，要精神专一，随时注意观察患者的神色，询问患者的感觉，一旦有不适等晕针先兆，可及早采取处理措施。

2. 滞针　是进针后针下沉紧、行针困难的现象。

（1）临床表现　进针后或提插、捻转、进退行针过程中，针下感觉沉重紧涩，捻转进退困难，患者有痛感。

（2）原因　精神紧张，毫针刺入后局部肌肉痉挛，或针后移动体位，或行针时用力过猛，或单向捻针，致肌纤维缠绕针身。

（3）处理　嘱患者消除紧张情绪，放松局部肌肉；体位移动者，使其恢复针前体位后退针；捻针过度者，将针向反方向捻退，并左右轻捻使针松弛，以便退针。

（4）预防　做好针前解释工作，选好适当体位；进针后不可随便移动体位；行针捻转角度不可过大，更不可只朝一个方向强行捻转。

3. 弯针　是针刺过程中针体发生弯曲的现象。

（1）临床表现　针体弯曲，针柄改变了进针时刺入的方向和角度，行针和提插、出针时涩滞困难，患者觉疼痛扭胀。

（2）原因　进针后体位移动；外力碰撞或压迫针柄；操作时用力过猛，针尖碰及坚硬组织；滞针后未做及时处理。

（3）处理　立即停止行针；针身轻度弯曲者可顺着针弯曲的方向慢慢退出；针身弯曲不止一处，须视针柄扭转倾斜的方向逐渐分段退出，切忌猛力抽拔；体位移动所致者，须协助患者恢复进针时体位，使局部肌肉放松后依上法退针。

（4）预防　针刺部位和针柄不得受外物的碰撞和压迫；体位恰当，不可随意移动体位；手法熟练，指力轻巧均匀；及时处理滞针。

4. 断针　是针刺过程中针体离断，部分断端残留体内的现象。

（1）临床表现　针刺过程中，针身折断，残留于体内的针体或部分露于皮肤之外，或全部没于皮肤之下。

（2）原因　使用有损伤剥蚀、质量低劣的针具；患者体位改变，肌肉强力收缩；操作时针身全部刺入穴内，行针时强力提插捻转，或电针时突然加大电流强度，局部肌肉猛烈痉挛；滞针、弯针时强力抽拔。

（3）处理　镇静沉着，嘱患者保持原有体位，切勿惊慌乱动，以防残段针向肌肉深处隐陷；如折针断端露出体表，用手挤压折针周围的皮肤，使断端暴露更多，用镊子取出；如残段完全没于皮下体内，应行手术取出。

（4）预防　针前仔细检查针具；进针、行针时动作轻巧，不可强力猛刺；针刺时不可将针体全部刺入体内，露出皮外部分以防万一断针时便于取出；有滞针、弯针时应及时处理。

5. 血肿　指针刺部位出现皮下出血并引起肿痛的现象。

（1）临床表现　出针后，局部呈青紫色或肿胀疼痛。

（2）原因　针刺时损伤小血管，尤其是针尖弯曲带钩时。

（3）处理　微量的出血或针孔局部小块青紫，一般不必处理，可自行消退。如局部青紫肿痛较甚或活动不便者，先行冷敷止血后，再行热敷，以促使局部瘀血消散。

（4）预防　仔细检查针具，熟悉解剖部位，尽量避免刺中血管；针刺手法要轻巧；眼区穴位针刺时更须注意。

6. 气胸　指针刺时误伤肺脏，空气进入胸腔的现象。

（1）临床表现　患者突然感到胸痛、胸闷、心慌、咳嗽，重者则出现呼吸困难、气促、出汗等现象。X线胸部透视或摄片可发现气管向健侧移位。

（2）原因　针刺胸背部及锁骨附近腧穴时，因针刺深度、角度不当，或患者突然咳嗽，或突遇不当外力等均可误伤肺脏和胸膜，引起气胸。

（3）处理　立即报告医生，严密观察，卧床或半卧床，避免咳嗽。一般少量气体能自行吸收，如有咳嗽等应予对症处理，如给予镇咳、消炎类药物。重者应立即配合医生进行抢救。

（4）预防　针刺时思想必须集中，选好适当体位，根据患者体形的肥瘦，掌握严格掌握针刺的深度和角度，进针的深度、提插手法的幅度不宜过大，胸背部腧穴可采用斜刺、横刺，不宜长时间留针。

二、电针

电针法，是将针刺入腧穴得气后，在针具上通以接近人体生物电的微量电流，利用针和电两种刺激相结合，以防治疾病的一种方法。其优点是能代替人做较长时间的持续运针，节省人力，且能比较客观地控制刺激量。电针可调整人体生理功能，有止痛、镇静、促进气血循环、调整肌张力等作用。

（一）适应证与禁忌证

1. 适应证　电针的适用范围基本与毫针刺法相同，临床常用于各种痛证、痹证和心、胃、肠、膀胱、子宫等器官的功能失调，以及癫狂和肌肉、韧带、关节的损伤性疾病等，并可用于针刺麻醉。

2. 禁忌证　心脏病患者禁用，孕妇慎用。

（二）操作准备

1. 用物准备　治疗盘、电针治疗仪、一次性使用毫针、皮肤消毒液、无菌干棉球、棉签、弯盘。必要时备毛毯、屏风等。

2. 患者准备　同毫针刺法。

（三）操作方法

1. 电针选穴　电针法的处方配穴与针刺法相同。一般选用其中的主穴，配用相应的辅助穴位，多选同侧肢体的 1~3 对穴位为宜。

2. 电针方法　针刺入穴位有得气感应后，将输出电位器调至"0"位，负极接主穴，正极接配穴，也有不分正负极而将两根导线任意接在两个针柄上，然后打开电源开关，选好波型，慢慢调高至所需输出电流量（患者出现酸、胀、热等感觉或局部肌肉做节律性收缩）。通电时间一般在 5~20 分钟，当达到预定时间后，先将输出电位器退至"0"位，然后关闭电源开关，取下导线，最后按一般起针方法将针取出。

（四）护理与注意事项

1. 电针刺激量较大，需要防止晕针，体质虚弱、精神过敏者，尤应注意电流不宜过大。

2. 调节电流时，不可突然增强，以防止引起肌肉强烈收缩，造成弯针或折针。

3. 电针器最大输出电压在 40V 以上者，最大输出电流应限制在 1mA 以内，防止触电。

4. 心脏病患者，应避免电流回路通过心脏。尤其是安装心脏起搏器者，应禁止应用电针。在接近延髓、脊髓部位使用电针时，电流量宜小，切勿通电太强，以免发生意外。孕妇亦当慎用电针。

5. 电针器在使用前须检查性能是否完好，如电流输出时断时续，须注意导线接触是否良好，应检查修理后再用。

6. 其他注意事项同毫针刺法。

三、皮内针

皮内针法，是将特制的小型针具固定于腧穴部位的皮内做较长时间留针的一种方法，又称"埋针法"。它是古代针刺留针方法的发展，《素问·离合真邪论》中有"静以久留"的刺法。针刺入皮肤后，固定留置一定的时间，给皮肤以长时间的刺激，可调整经络脏腑功能，达到防治疾病的目的。

（一）适应证与禁忌证

1. 适应证　临床多用于某些需要久留针的疼痛性疾病和久治不愈的慢性病证，如神经性头痛、面神经麻痹、腰痛、痹证、神经衰弱、高血压、哮喘、痛经、产后宫缩疼痛等。

2. 禁忌证　局部皮肤有炎症、冻伤、外伤或有出血倾向及水肿的患者禁用。有习惯性流产史的孕妇禁用。

（二）操作准备

1. 用物准备

（1）皮内针（图9-8）　皮内针的针具有两种：一种呈颗粒型，或称麦粒型，一般长1cm，针柄形似麦粒，针身与针柄成一直线；一种呈揿钉型，或称图钉型，长0.2~0.3cm，针柄呈环形。针身与针柄呈垂直状。

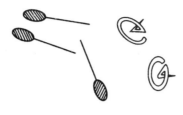

图9-8　皮内针

（2）其他物品　治疗盘、无菌镊子、皮肤消毒液、清洁弯盘、胶布、棉签等。

2. 患者准备　同毫针刺法，一般多选用背俞穴、四肢穴和耳穴等。

（三）操作方法

皮内针、镊子和埋针部皮肤严密消毒后，进行针刺。

1. 颗粒型皮内针　用镊子夹住针柄，对准腧穴，沿皮下横向刺入，针身可刺入0.5~0.8cm，针柄留于皮外，然后用胶布顺着针身进入的方向粘贴固定。

2. 图钉型皮内针　用镊子夹住针圈，对准腧穴，直刺揿入，然后用胶布固定。此针较多用于耳穴。

皮内针可根据病情决定其留针时间的长短，一般为3~5天，最长可达1周。若天气炎热，留针时间不宜过长，以1~2日为好，以防感染。在留针期间，可每隔4小时用手按压埋针处1~2分钟，以加强刺激，提高疗效。

（四）护理与注意事项

1. 关节附近及胸腹部不宜埋针。

2. 埋针后，如患者感觉疼痛或妨碍肢体活动时，应将针取出，改选穴位重埋。

3. 埋针期间，针处不可着水，避免感染。热天出汗较多，埋针时间勿过长，以防感染。发现感染，应及时处理。

四、皮肤针

运用皮肤针叩刺人体一定部位或穴位，激发经络功能，调整脏腑气血，以达到防治疾病目的的方法，称为皮肤针法。

（一）适应证与禁忌证

1. 适应证 皮肤针的适用范围很广，临床各种病证均可运用，如头痛、失眠多梦、顽癣、痛经、肌肤麻木、斑秃、弱智儿童、缺乳、神经性皮炎等。

2. 禁忌证 局部皮肤有破溃、瘢痕及出血倾向者慎用。

（二）操作准备

1. 用物准备

（1）皮肤针（图9-9） 皮肤针由多支不锈钢短针集成一束，又有"梅花针"（五支针）、"七星针"（七支针）、"罗汉针"（十八支针）之分，是以多支短针组成，用来叩刺人体一定部位或穴位的一种针具。

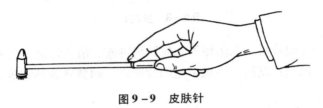

图9-9 皮肤针

（2）其他物品 治疗盘、皮肤消毒液、干棉球、弯盘等。

2. 患者准备 一般多选用背俞穴、四肢穴等。

（三）操作方法

软柄皮肤针的持针是将针柄末端固定在掌心，皮肤常规消毒，针尖对准叩刺部位，使用手腕之力，将针尖垂直叩打在皮肤上，并立刻弹起，反复进行。

1. 叩刺强度 可分轻叩、中叩、重叩。轻叩为补法，重叩为泻法。①轻叩：叩打时使用腕力较轻，冲力也小，患者稍有疼痛感，皮肤局部有潮红，适用于老、弱、幼及初诊患者。②中叩：叩打时用腕力稍大，冲力亦较大，患者有轻度痛感，局部皮肤有潮红、丘疹，但不出血。③重叩：叩打时腕力较重，冲力大，患者有明显痛感，局部皮肤发红，并可有轻微出血。

2. 叩刺部位 可分为循经叩刺、穴位叩刺和局部叩刺3种。①循经叩刺：是沿经脉循行路线进行叩刺的一种方法，最常用的是项背腰骶部的督脉及膀胱经。因督脉能调节一身之阳气，所以其治疗范围颇广。另外，上肢可按手三阴、三阳经，下肢按足三阴、三阳经来循经叩刺。②穴位叩刺：是根据穴位主治来叩刺的一种方法，较常用的是各种特定穴，如华佗夹脊穴、阿是穴、背俞穴、募穴、郄穴、原穴、络穴，如出现敏感点、条索状物、结节等，应做重点叩刺。③局部叩刺：即在患部叩刺，如扭伤局部瘀血肿痛、顽癣、斑秃等，可在局部进行叩刺。

（四）护理与注意事项

1. 操作前应注意检查针具，当发现针尖有钩毛或缺损、针尖参差不齐者须及时给予修理。

2. 叩刺时动作要轻捷，以免造成患者疼痛。

3. 重叩后，局部皮肤须用酒精消毒并注意保持针刺局部清洁，以防感染。局部皮肤有创伤或溃疡者，不宜应用本法。

4. 叩刺时针尖必须垂直而下，避免斜、钩、挑，以减少疼痛。

5. 循经叩刺时，一般每隔1cm左右叩刺一下，可循经叩 8～16 次。

五、耳针法（耳穴埋豆）

（一）概述

1. 概念　耳针法是通过用针刺或其他方法（如耳穴埋豆）对耳郭特定区域进行刺激，从而诊治疾病的一种方法。在针灸学的各种刺灸方法中，耳针是较为独特的疗法。

2. 耳郭的主要结构　耳郭是外耳的一部分，耳穴则是耳郭上一些特定的诊治点，其体表解剖如下（图9－10）：

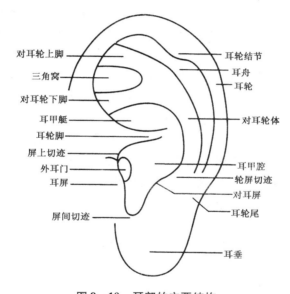

图 9 – 10　耳郭的主要结构

（1）耳轮　耳郭边缘向前卷曲的部分。

（2）耳轮脚　耳轮前上端伸入耳腔内的横行突起。

（3）耳轮结节　耳轮外上方稍肥厚的小结节。

（4）耳轮尾　耳轮末端，与耳垂相交处。

（5）对耳轮　耳郭边缘内侧与耳轮相对的、上有分叉的平行隆起部分。

（6）对耳轮上、下脚　分别指对耳轮上端分叉的上支和下支。

（7）三角窝　对耳轮上、下脚构成的三角形凹窝。

（8）耳舟　耳轮与对耳轮之间的凹沟。

（9）耳屏　耳郭外面前缘的瓣状突起。

（10）对耳屏　耳垂上部，与耳屏相对的隆起部。

（11）屏上切迹　耳屏上缘与耳轮脚之间的凹陷。

（12）屏间切迹　耳屏与对耳屏之间的凹陷。

（13）轮屏切迹　对耳轮与对耳屏之间的凹陷。

（14）耳甲　由对耳屏和弧形的对耳轮体部及对耳轮下脚下缘围成的凹窝。其中，耳轮脚以上部分的耳甲称耳甲艇，以下部分称耳甲腔。

（15）耳垂　耳郭最下部的无软骨的皮垂。

（16）外耳道口　耳甲腔内，被耳屏遮盖的孔。

（17）耳轮背面　因耳轮向前卷曲，此面多向前方，又称耳轮外侧面。

（18）耳舟后隆起　耳舟背面。

（19）对耳轮后沟　同对耳轮相对应的背面凹沟处。

（20）三角窝后隆起　三角窝的背面隆起处。

3. 耳穴　耳穴的分布，特别是在耳郭前面，有一定的规律性，就像一个头部朝下、臀部朝上的胎儿（图9-11）。也就是说，与头面部相应的耳穴分布在耳屏和耳垂，与上肢相应的耳穴分布在耳舟，与躯干相应的耳穴分布在对耳轮，与下肢及臀部相应的耳穴分布在对耳轮上、下脚，与盆腔相应的耳穴分布在三角窝，与消化道相应的耳穴分布在耳轮脚周围，与腹腔相应的耳穴分布在耳甲艇，与胸腔相应的耳穴分布在耳甲腔，与鼻咽部相应的耳穴分布在耳屏等。现将临床上最为常用穴的具体分布部位说明如下。

（1）耳中　耳轮脚。主治呃逆、荨麻疹、小儿遗尿。

（2）外生殖器　耳轮上，与对耳轮下脚上缘相平处。主治睾丸炎、外阴瘙痒症等。

（3）坐骨神经　对耳轮下脚的前2/3处。主治坐骨神经痛。

（4）交感　对耳轮下脚的末端与耳轮内缘交界处。主治胃肠痉挛、心绞痛、胆绞痛、输尿管结石、植物神经功能紊乱。

（5）眼　即耳垂正面中央部。主治急性结膜炎、麦粒肿、假性近视及其他眼病。

（6）神门　在三角窝后1/3的上部，即对耳轮上、下脚分叉处稍上方。主治失眠、多梦、痛证、戒断综合征等。

（7）内生殖器　三角窝前1/3的下部。主治痛经、月经不调、白带过多、功能性子宫出血、遗精、早泄。

（8）肾上腺　耳屏下部隆起的尖端。主治低血压、感冒、风湿性关节炎。

（9）心　耳甲腔正中凹陷处。主治心律不齐、心绞痛、神经衰弱。

（10）肺　耳甲腔中央周围处。主治咳喘、皮肤病、便秘、戒烟。

（11）脾　耳甲腔的后上方。主治腹胀、腹泻、便秘、食欲不振、功能性子宫出血。

（12）内分泌　耳甲腔的前下，在耳屏屏间切迹内。主治痛经、月经不调、更年期综合征。

（13）肝　耳甲艇的后下部。主治胁痛、眩晕、月经不调、高血压。

（14）肾　在对耳轮下脚下方后部，即对耳轮上、下脚分叉处下方。主治遗尿、腰痛、肾炎、月经不调、遗精、早泄。

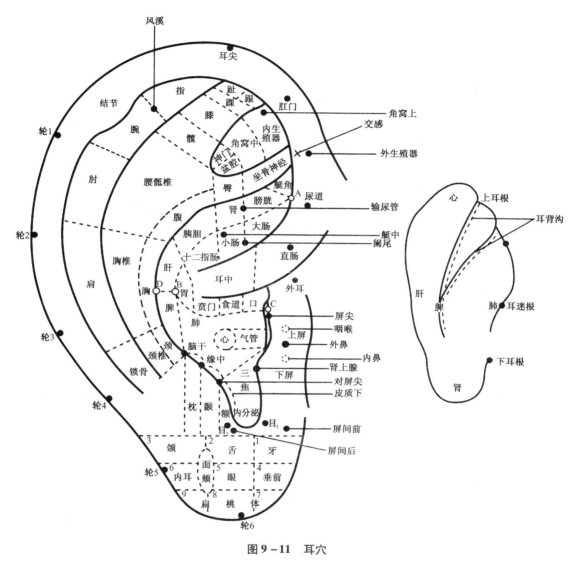

图 9 – 11　耳穴

4. 耳穴的探查方法　人体有病时，往往会在耳郭的相应穴区内出现反应。由于各人耳郭的形状和大小不一样，故临床上使用耳穴时，不能只根据所规定的部位，还要进一步在此部位内探查出反应点的位置，这就叫耳穴探查方法。耳穴探查法常用的有以下3种：

（1）直接观察法　用肉眼或借助放大镜，在自然光线下，观察耳郭各穴区有无变形、变色的征象。

（2）电测定法　以特制的电子仪器测定耳穴皮肤电阻、电位等变化。

（3）压痛法　最常用。先根据患者病情，选取耳穴，然后用探针或棉签进行探压。

探压时压力要均匀，从穴区周围向中间按压。当探棒压迫到痛点时，患者会出现皱眉、呼痛等反应。此时可稍用力按压一下，作一个标记，以便针刺。少数患者的耳郭上一时测不到压痛点，可先按摩一下该区域，再行测定。

5. **耳针法配穴方法**　主要有以下4种方法：

（1）按脏腑辨证配穴　就是根据中医的传统理论来选穴组成处方。如中医学认为"肺主皮毛"，故可取肺穴治疗皮肤病；肾，"其华在发"，故可取肾穴治疗斑秃等。

（2）按西医学理论配穴　耳穴中有不少是按西医学的名称命名的，如皮质下、交感、肾上腺、内分泌等。这些穴位的功能和西医学所说的基本一致，如肾上腺穴有近似调节肾上腺的功能，故可按西医学理论配穴。

（3）按相应部位配穴　此法最为简单，临床上用得也最广泛。即根据病变所在，在耳郭对应的部位取穴配方。如肩周炎取肩穴、胃炎取胃穴等。

（4）按临床经验配穴　指对临床中发现的，对某一或某些病证有独特作用的穴位进行组方。如耳尖穴治高血压、耳中穴治膈肌痉挛等。

（二）适应证与禁忌证

1. **适应证**　适用于头痛、腹痛、痛经、胆囊炎、颈椎病、失眠、高血压、便秘、哮喘等疾病。

2. **禁忌证**　耳部炎症、冻伤的部位，以及习惯性流产史的孕妇禁用。

（三）操作准备

1. **用物准备**　治疗盘、皮肤消毒液、毫针（也可用皮内针或磁珠、王不留行籽）、探针、胶布、弯盘等。必要时备耳穴电针仪。

2. **患者准备**　取坐位或仰卧位。

（四）操作方法

耳穴刺激方法较多，现介绍最常用的3种方法。

1. **毫针法**　针具多用26～30号、0.3～0.5寸的不锈钢毫针。一般采用坐位。首先定准耳穴，在穴区内寻找反应点，然后对耳穴进行安尔碘消毒。进针时，用左手拇、食指固定耳郭，中指托着针刺部耳背，这样既可掌握针刺深度，又可减轻针刺疼痛。然后用右手拇、食、中三指持针，在反应点进针。针刺深度视耳郭不同部位厚薄而定，以刺入耳软骨（但不可穿透）且有针感为宜。针感多表现为疼痛，少数亦有酸、胀、凉、麻的感觉。留针时间为20～30分钟。起针时左手托住耳背，右手起针，并用消毒干棉球压迫针眼，以防出血。

2. **埋针法**　即将皮内针埋入耳穴。多用图钉型皮内针。先定准耳穴，将穴区皮肤按上法严格消毒，左手固定耳郭，绷紧埋针处的皮肤，右手持镊子夹住消毒皮内针的针环，轻轻刺入所选穴区内，再用胶布固定。每天自行按压3～4次。留针时间为2～4日。夏天宜短，冬季可长些。埋针处不要淋湿浸泡，局部胀痛不适要及时检查。如耳部皮肤有炎症或局部有冻疮时，不宜埋针。

3. 耳穴埋豆法　又称耳穴压豆、耳穴贴压法，是一种简便安全的耳穴刺激法。压豆的材料用得较多的是王不留行籽、绿豆及磁珠。选定穴位后，先消毒耳郭皮肤，用镊子将中间粘有压物的小方胶布（面积为 7mm×7mm）置于穴区，并粘牢贴紧。待各穴贴压完毕，即予按压，直至耳郭发热潮红。按压时宜采用拇、食指分置耳郭内、外侧，夹持压物，行一压一松式按压，反复对压，每穴持续半分钟左右。每日按压 3~4 次，每周换贴 1~2 次。图 9-12 为常用的耳穴埋豆板。

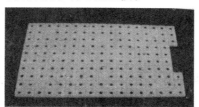

图 9-12　耳穴埋豆板

（五）护理与注意事项

1. 严格消毒，防止感染。由于耳郭血液循环差，一旦感染，如处理又不及时，即可以波及耳软骨，严重的会出现耳郭肿胀、软骨坏死而造成耳郭萎缩、畸形。

2. 外耳如有明显炎症或病变，包括冻疮破溃、感染、溃疡及湿疹等，不宜采用本法。

3. 妇女怀孕期，尤其是有习惯性流产史者不可用耳针。

4. 耳穴埋豆应注意防水，以免脱落。

第二节　灸　法

灸法，是一种用以艾绒为主要成分的艾条或艾炷温熨、熏灼体表一定部位，借助灸火的热力和药物作用，以调整经络脏腑功能的一种方法。灸法的作用包括温经散寒、调和气血、消瘀散结、回阳救逆和防病保健等。常用灸法有艾条灸、艾炷灸和温针灸。

一、艾条灸

艾条灸又称艾卷灸，用纸把艾绒裹起来成为艾条，点燃其一端，悬放于穴位或病变部位上进行烧灼、熏烤。操作常分温和灸、雀啄灸、回旋灸等。主要用以治疗寒湿痹证及其他多种虚寒性疾患。

（一）适应证与禁忌证

1. 适应证　经络闭阻引起的风寒湿痹，寒凝血滞引起的痛经、胃脘痛、闭经、腹痛等；阳气下陷而引起的遗尿、脱肛、带下、久泻等；乳痈初起、瘿瘤等病证；防病保健。

2. 禁忌证 凡实热证、阴虚发热者不宜施灸；颜面部、大血管处、孕妇腹部和腰骶部不宜施灸。

（二）操作准备

1. 用物准备 治疗盘、艾条、火柴或打火机、小口瓶、纱布、弯盘等。按需要可备艾灸器、浴巾、屏风等。

2. 患者准备 协助患者取适宜体位，暴露施灸部位，注意保暖。

（三）操作方法

1. 温和灸 施术者手执点燃艾条，对准需灸的穴位或患部，其距离以患者感到温热、舒适无灼痛为度（图9-13）。一般距皮肤1.5~3cm，每穴灸10~15分钟，灸到皮肤产生红晕为止。此为灸法中最常用的一种。

2. 雀啄灸 施术者手持点燃艾条，对准穴位，并不固定在一定的距离，如鸟雀啄食状，一起一落断续施灸，可灸3~5分钟。此法多用于小儿、晕厥急救、胎儿不正、无乳等。此法热感较强，注意防止烧伤皮肤。

3. 回旋灸 施术者用点燃的艾条在皮肤上保持一定的距离，但不固定，而是向左右方向或反复旋转施灸。一般每穴灸10~15分钟。用于面积较大的肢体麻木、皮肤病。

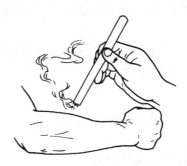

图9-13 温和灸

（四）护理与注意事项

1. 施灸方向应该先上后下，先阳后阴，先灸头顶、腰背部，后灸胸腹、四肢部。

2. 极度疲劳、过饥、过饱、酒醉、大汗淋漓、情绪不稳者，或妇女经期忌灸。

3. 施灸过程中要密切观察患者的病情、生命体征及对施灸的反应。

4. 要注意室内温度的调节，冬季保暖，夏季防暑；同时注意开换气扇，及时换取新鲜空气。

5. 施灸时一定要注意防止燃烧的艾绒脱落，烧伤皮肤和衣服。

6. 施灸后，若出现水疱，小者可任其自然吸收，大者可用消毒针挑破，将其液体挤干，涂以碘伏，并盖上消毒纱布，保持干燥，防止感染。

7. 一旦出现头晕、眼花、恶心、面色苍白、心慌、汗出等晕灸现象后，要立即停灸。轻者躺下静卧休息片刻，或饮温开水后即可恢复；重者可掐水沟、内关、足三里，严重时按晕厥处理。

二、艾炷灸

艾炷灸是把艾绒放在平板上，用手指搓捏成大小不等的圆锥形的艾炷，直接或间接置于腧穴部位或患处，点燃后进行烧灼的一种治疗方法（图9-14）。艾炷灸施灸时每燃一个艾炷，称为一壮。本疗法临床运用广泛，既可保健，亦可治病，尤其适用于虚寒证，如哮喘、胃脘痛、痛经久泻等。

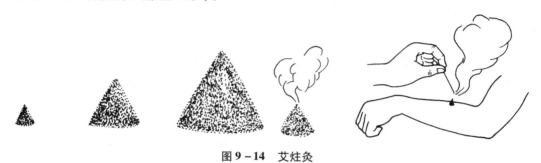

图9-14 艾炷灸

（一）适应证与禁忌证

同艾条灸。

（二）操作准备

1. 用物准备 治疗盘、艾炷、火柴或打火机、小口瓶、凡士林、纱布、镊子、纱布等。按需要可备姜、蒜、盐、浴巾、屏风等。

2. 患者准备 协助患者取适宜体位，暴露施灸部位，注意保暖。

（三）操作方法

1. 直接灸 是将大小适宜的艾炷，直接放在皮肤上施灸，即将艾炷直接放在穴位皮肤上燃烧的一种方法。根据刺激量的大小和瘢痕形成与否，分为瘢痕灸和无瘢痕灸。若施灸时需将皮肤烧伤化脓，愈后留有瘢痕者，称为瘢痕灸；若不使皮肤烧伤化脓，不留瘢痕者，称为无瘢痕灸。

（1）瘢痕灸 又名化脓灸。施灸时先将所灸腧穴部位涂以少量的大蒜汁，以增加黏附和刺激作用，然后将大小适宜的艾炷置于腧穴上，用火点燃艾炷施灸。每壮艾炷必须燃尽，除去灰烬后，方可换炷继续再灸，一般灸7~9壮。施灸时由于火烧灼皮肤，因此可产生剧痛，此时可用手在施灸腧穴周围轻轻拍打，借以缓解疼痛。在正常情况下，灸后1周左右，施灸部位化脓形成灸疮，5~6周后灸疮自行痊愈，结痂脱落后而留下瘢痕。临床上常用于治疗哮喘、肺结核、瘰疬、慢性胃肠炎等慢性疾病。

（2）无瘢痕灸　施灸时先在所灸腧穴部位涂以少量的凡士林，以使艾炷便于黏附，然后将大小适宜的艾炷置于腧穴上点燃施灸，当灸炷燃剩 1/2 或 2/5 而患者感到微有灼痛时，施术者可用镊子将艾炷夹去，即可易炷再灸。一般灸 3～7 壮，应灸至局部皮肤红晕而不起疱为度。因其皮肤无灼伤，故灸后不化脓，不留瘢痕。一般虚寒性疾患，如哮喘、风寒湿痹、慢性腹泻等均可应用此法。

2. 间接灸　用药物或某种物品将艾炷与皮肤隔开，进行施灸的方法。如隔姜灸、隔蒜灸、隔盐灸、隔附子饼灸等。

（1）隔姜灸　是用鲜姜切成直径 2～3cm、厚 0.2～0.3cm 的薄片，中间以针刺数孔，然后将姜片置于应灸的腧穴部位或患处，再将艾炷放在姜片上点燃施灸。当艾炷燃尽，再易炷施灸。一般灸 5～10 壮，以使皮肤红润而不起疱为度。常用于因寒而致的呕吐、腹痛、腹泻及风寒痹痛等。

（2）隔蒜灸　用鲜大蒜头，切成厚 0.2～0.3cm 的薄片，中间以针刺数孔，然后置于应灸腧穴或患处，然后将艾炷放在蒜片上，点燃施灸。待艾炷燃尽，易炷再灸，一般灸 5～7 壮。此法多用于治疗瘰疬、肺结核及初起的肿疡等病证。

（3）隔盐灸　本法只用于脐部，又称神阙灸。用纯净干燥的食盐填敷于脐部，或于盐上再置一薄姜片，上置艾炷施灸，一般灸 5～9 壮。多用于治疗伤寒阴证或吐泻并作、小便不利、中风脱证等。

（4）隔附子饼灸　将附子研成粉末，用酒调和做成直径约 3cm、厚约 0.8cm 的附子饼，中间以针刺数孔，放在应灸腧穴或患处，上面再施艾炷施灸，直到灸完所规定的壮数为止。多用治疗命门火衰而致的阳痿、早泄、宫寒不孕或疮疡久溃不敛等病证。

（四）护理与注意事项

1. 瘢痕灸在其化脓期间，要加强营养，注意适当休息，戒辛辣食物，注意保护痂皮，防止感染。

2. 间接灸时，由于姜或蒜容易对皮肤刺激起疱，可在患者有痛灼感时用镊子将姜片或蒜片提起，稍等片刻后继续施灸，余同艾条灸。

三、温针灸

温针灸是一种艾灸与针刺相结合的方法。即在留针过程中，将艾绒搓团捻裹于针柄上点燃，通过针体将热力传入穴位。本法具有温通经脉、行气活血的作用。适用于寒盛湿重、经络壅滞之证，如关节痹痛、肌肤不仁等。

（一）适应证与禁忌证

同毫针刺法及艾条灸。

（二）操作准备

1. 用物准备　治疗盘、艾条或艾绒、火柴或打火机、小口瓶、无菌持物钳、皮肤消毒液、无菌棉球、镊子、无菌毫针等。

2. 患者准备 协助患者取适宜体位，暴露施灸部位，注意保暖。

（三）操作方法

先将毫针刺入穴位得气后，在留针过程中，于针柄上或裹以纯艾绒的艾团，或取约2cm长的艾条一段，套在针柄之上，再从其下端点燃施灸，热力逐渐传于穴位，每次可灸3~5壮。

（四）护理与注意事项

1. 温针灸要严防艾火脱落灼伤皮肤。可预先用硬纸剪成圆形纸片，并剪一至中心的小缺口，置于针下穴区上。
2. 向针尾包艾绒时要捻紧，并嘱咐患者不要任意移动肢体，以防灼伤。
3. 艾条应从下端点燃，可使热力直接向下传导，加强疗效。
4. 防止晕灸现象的发生，一旦发现，立刻按晕针处理。

第三节 拔罐法

拔罐法，是以罐为工具，利用燃烧或其他方式，排除罐内空气造成负压，使之吸附于皮肤穴位上，造成局部皮肤充血、瘀血，以达到防治疾病目的的一种操作技术。拔罐法有通经活络、行气活血、消肿止痛、祛风散寒等作用。

一、适应证与禁忌证

1. 适应证 其适用范围较为广泛，如风湿痹痛、各种神经麻痹，以及一些急慢性疼痛，如腹痛、腰背痛、痛经、头痛等，还可用于感冒、咳嗽、哮喘、消化不良、胃脘痛、眩晕等脏腑功能紊乱所致的病证。丹毒、红丝疔、毒蛇咬伤、疮疡初起未溃等外科疾病亦可用拔罐法。此外，拔罐疗法还可用于预防保健。

2. 禁忌证 高热抽搐、各种出血性疾病及凝血功能障碍者不宜拔罐；皮肤过敏、溃疡、水肿及大血管处不宜拔罐；孕妇腹部、腰骶部不宜拔罐。

二、操作准备

1. 用物准备 治疗盘、罐具、止血钳、打火机、95% 酒精棉球或纸片、小口瓶、纱布等。必要时备凡士林、屏风、浴巾、枕垫。

罐具的种类很多，目前临床常用的有竹罐、陶罐、玻璃罐和抽气罐等（图9-15）。

（1）**竹罐** 用直径3~5cm坚固无损的竹子，截成6~8cm或8~10cm长的竹管，一端留节作底，另一端作罐口，用刀刮去青皮及内膜，制成形如腰鼓的圆筒，用砂纸磨光，使罐口光滑平整。竹罐的优点是取材容易，经济轻巧，不易摔碎。缺点是容易裂爆漏气。

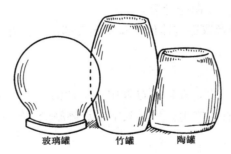

图 9 - 15　常用罐具

（2）陶罐　用陶土烧制而成，罐的两端较小，中间略向外凸出，状如瓷鼓，底平，口径大小不一，口径小者较短，口径大者略长。这种罐的优点是吸力大，但质地较重，容易摔碎损坏。

（3）玻璃罐　采用耐热的玻璃加工而成，其形如球状，罐口平滑，分大、中、小三种型号。其优点是质地透明，使用时可直接观察局部皮肤充血、瘀血的程度，便于掌握时间，临床应用较普遍。其缺点也是容易破碎。

（4）抽气罐　是用透明塑料制成的抽气罐，上面加置活塞，便于抽气。新型的抽气罐具有方便、吸附力强、不易破碎等优点，但不具热力效应。

2. 患者准备　患者取合理体位，体位应舒适并能持久，松开衣着，充分暴露受术部位。

三、操作方法

（一）拔罐方法

拔罐的方法多种，可分为火罐法、水罐法、抽气罐法等。

1. 火罐法　利用燃烧时火的热力排出罐内空气，形成负压，将罐吸在皮肤上。常用的操作有以下两种：

（1）闪火法　用镊子或止血钳夹95%的酒精棉球，点燃后在罐内绕1～3圈再抽出，并迅速将罐扣在应拔的部位上（图9－16）。这种方法比较安全，是常用的拔罐方法。但须注意的是，点燃的酒精棉球切勿将罐口烧热，以免烫伤皮肤。

（2）投火法　将酒精棉球或纸片燃着后投入罐内，乘火最旺时迅速将罐扣在应拔的部位上即可吸住。这种方法吸附力强，但由于罐内有燃烧物质，火球落下很容易烫伤皮肤，故宜在侧面横拔。

2. 水罐法　此法一般是先将5～10枚完好无损的竹罐放在沸水或药液中，煮沸1～2分钟，然后用镊子夹住罐底，倒提出水面，甩出水液，迅速用凉毛巾紧扣罐口，立即将罐扣在应拔部位，即能吸附在皮肤上。煮罐时放入适量的祛风活血药物，如羌活、独活、当归、红花、麻黄、艾叶、川椒、木瓜、川乌、草乌等，即称药罐，多用于治疗风寒湿痹等病证。

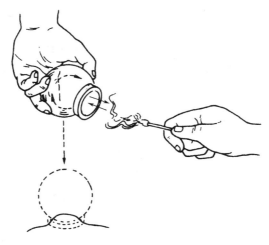

图 9 - 16　闪火法

3. 抽气法　此法是将罐紧扣在穴位上，用抽气筒套在塑料罐活塞上，将空气抽出，使之吸拔在选定的部位上。

以上各种方法，一般留罐 10 ~ 15 分钟，待施术部位的皮肤充血、瘀血时，将罐取下。若罐大吸拔力强时，可适当缩短留罐时间，以免起疱。

（二）拔罐法的应用

临床可根据不同病情和治疗目的，选用不同的拔罐应用方法。

1. 留罐　又称坐罐，即拔罐后将罐留置于施术部位 10 ~ 15 分钟，然后将罐起下。此法一般疾病均可应用，而且单罐、多罐皆可应用。

2. 走罐　又称推罐，可选用口径较大的玻璃火罐，罐口要平滑。先在罐口或欲拔罐部位涂一些凡士林油膏等润滑剂，再将罐拔住，然后，施术者用右手握住罐，向上、下、左、右需要拔罐的部位往返推动，至所拔部位的皮肤潮红、充血甚或瘀血时，将罐起下。此法一般用于面积较大、肌肉厚的部位，如腰背部、大腿部等。

3. 闪罐　采用闪火法将罐拔住后，又立即起下，再迅速拔住，如此反复多次地拔上起下，起下再拔，直至皮肤潮红为度。此法适用于肌肉比较松弛、吸拔不紧或留罐有困难处，以及局部皮肤麻木或功能减退的虚证患者。需要注意的是，闪罐大多采用火罐法，且所用的罐不宜过大。

4. 留针拔罐　此法是将针刺和拔罐相结合应用的一种方法。即先针刺得气后留针，再以针为中心点将火罐拔上，留置 10 ~ 15 分钟，然后起罐拔针。

5. 刺血拔罐　又称刺络拔罐。即在应拔部位的皮肤消毒后，用三棱针点刺出血或用皮肤针叩打后再行拔罐，使之出血，以加强刺血治疗的作用。一般针后拔罐留置10 ~ 15 分钟。此法多用于丹毒、扭伤、乳痈。

（三）起罐方法

起罐时，一般先用左手握住火罐，右手拇指或食指在罐口旁边按压一下，使空气进入罐内，即可将罐取下。若罐吸附过强时，切不可强行上提或旋转提拔，以轻缓为宜，以免擦伤皮肤。

四、护理与注意事项

1. 拔罐时要选择适当的体位和肌肉丰满的部位，骨骼凹凸不平、毛发较多的部位不宜拔罐。拔罐前，要根据所拔部位的面积选择大小适宜的罐。

2. 操作必须迅速，才能使罐拔紧，吸附有力。棉球不要蘸太多酒精，以防酒精滴下烧伤皮肤。

3. 用火罐时应注意勿灼伤或烫伤皮肤。若烫伤或留罐时间太长而皮肤起水疱时，小的无须处理，仅敷以消毒纱布，防止擦破即可。水疱较大时，用消毒针将其刺破放出水液，涂以甲紫药水，或用消毒纱布包敷，以防感染。

4. 凡使用过的罐具均用高效广谱消毒液浸泡消毒后清洗，擦干备用。

5. 拔罐后，不宜立即洗澡，以免受凉和引起拔罐局部皮肤的破损。

知识链接

拔罐疗法的原理

负压作用：人体在火罐负压吸拔时，皮肤表面有大量气泡溢出，从而加强局部组织的气体交换。负压使局部毛细血管通透性发生变化，毛细血管破裂，少量血液进入组织间隙，作为良性刺激可促进正常功能的恢复。

温热作用：温热刺激能使血管扩张，促进局部血液循环，改善充血状态，加强新陈代谢，加速体内废物、毒素的排出；改变局部组织的营养状态，增强血管壁通透性，增强白细胞和网状细胞的吞噬力，增强局部的耐受性和机体的抵抗力。

第四节　推拿疗法（穴位按摩法）

推拿疗法在我国历史悠久，具有经济简便、平稳可靠、易学易用等特点，故在临床护理中应用广泛。所谓推拿，又称按摩，是指操作者运用各种手法作用于人体经络、穴位或特定部位，以防病治病的一种外治方法。其中单作用于人体腧穴，是为穴位按摩法，是推拿疗法的一种。

推拿疗法通过局部刺激和调动机体的抗病能力，起到疏通经络、行气活血、扶伤止痛、调整脏腑和扶正祛邪的作用。

一、适应证与禁忌证

1. 适应证　骨伤科疾病，包括软组织劳损、软组织挫伤、落枕、肩周炎、颈椎病、腰椎间盘脱出症等；内科疾病，包括胃脘痛、胃肠功能紊乱、头痛、失眠、呃逆、面瘫、中风后遗症等；妇科疾病，包括月经不调、痛经、闭经等；儿科疾病，包括厌食、疳积、腹泻、便秘、遗尿肌性斜颈等；五官科疾病，鼻炎、耳聋、斜视、近视等病证。

2. 禁忌证　各种出血疾患、急性传染病、骨折移位或关节脱位、内脏器质性病变、妇女月经期、孕妇腰骶部、皮肤破损及瘢痕等部位禁用。

二、操作准备

1. 用物准备　床、凳子、靠背椅、枕头、大毛巾等。必要时可备推拿介质。

推拿介质：推拿时，为了减少对皮肤的摩擦损害，或者为了借助某些药物的辅助作用，可在推拿部位的皮肤上涂些液体、膏剂或撒些粉末，这种液体、膏剂或粉末统称为推拿介质。常用的推拿介质包括滑石粉、生姜水、麻油、冬青膏、薄荷水、红花油等。

2. 患者准备　安排患者取适宜体位，协助患者松开衣着，并以大浴巾保暖。

三、常用推拿手法

推拿手法，是操作者用手或肢体其他部分刺激治疗部位或活动患者肢体的规范化技巧动作。手法的基本要求是持久、有力、均匀、柔和。常用手法及动作要领如下：

（一）摆动类手法

以指或掌、腕关节做协调的连续摆动，称为摆动类手法。

1. 一指禅推法

（1）动作要领　用大拇指指端、罗纹面或桡侧偏峰着力于一定部位或经络穴位上，沉肩、垂肘、悬腕，肘关节略低于手腕，以肘部为支点，前臂主动摆动，带动腕关节的摆动和大拇指关节的屈伸活动。腕部摆动时，尺侧低于桡侧，使产生的力持续不断地作用于治疗部位上。手法频率为120～160次/分钟。

（2）临床应用　适用于全身各部穴位，常用于头面部、胸腹部、肩背部及四肢关节处。本法具有舒经活络、祛瘀消积、健脾和胃的作用，可治疗头痛、失眠、胃脘痛、腹痛及关节筋骨酸痛等病证。

2. 揉法

（1）动作要领　用手掌的大小鱼际、掌根部或手指指腹，吸定于一定部位或穴位上，腕部放松，以肘部为支点，前臂做主动摆动，带动皮下组织做环形的摆动。手法要轻重适宜，动作协调而有节律。手法频率为120～160次/分钟。

（2）临床应用　适用于全身各部。本法具有宽胸理气、活血化瘀、消肿止痛的作用，常用于治疗肠胃疾患和外伤肿痛，如胃脘痛、腹痛、便秘、腰肌劳损等疾病。

（二）摩擦类手法

以掌或指贴附在体表做直线或环形移动，称摩擦类手法。

1. 摩法

（1）动作要领　用手掌掌面或食指、无名指指面贴于患处，以腕关节为中心，连同前臂做有规律的环形运动。摩动时，肘关节自然屈曲，腕部放松，动作协调，缓急适宜，以患者感到舒适为度。手法频率为 120 次/分钟。

（2）临床应用　此法轻柔缓和，常用于胸腹、胁肋部。本法具有理气和中、消积导滞、调理脾胃的作用，适用于胃脘痛、胁痛、久泄、疳积等病证。

2. 擦法

（1）动作要领　用手掌的大、小鱼际或掌根附着在一定部位上，做直线往返摩擦动作。操作时，腕关节伸直，手与前臂基本相平，以肩关节为支点，上臂主动，带动手掌做前后或上下往返移动。掌下的压力不宜过大，但推动的幅度要大，速度先慢后快，以局部深层得热为度。手法频率为 100～120 次/分钟。

（2）临床应用　可用于胸腹、腰背和四肢部。本法具有疏通经络、温中散寒、行气活血、消肿散结的作用，临床常用于内脏虚损及气血功能失调，如外感风寒、腰痛、小腹冷痛、月经不调等病证。

3. 推法

（1）动作要领　用手指、手掌或肘部着力于治疗部位上，做单方向的直线移动。操作时，指、掌或肘要紧贴体表，用力均匀，不可左右滑动，不能损伤皮肤。操作速度缓慢而均匀。

（2）临床应用　适用于全身各部位。本法可舒筋活络，常用于治疗高血压、头晕、头痛、腰腿痛、颈椎病及肌腱周围炎等。

4. 搓法

（1）动作要领　用两手掌面夹住一定部位，相对用力做快速揉搓，同时上下往返移动。手法力度宜由轻到重，再由重到轻；双手用力要对称，搓动要快，移动要慢。

（2）临床应用　主要用于四肢，尤其是上肢。本法具有调和气血、舒筋通络的作用，常作为治疗结束时的手法，也适用于肢体酸痛、关节活动不利等。

5. 抹法

（1）动作要领　用双手拇指罗纹面在体表做上下、左右或弧线动作，呈单向或往返的移动。操作时用力轻而不浮，重而不滞。

（2）临床应用　适用于头面部、颈项部、手背和足背等部位。本法具有开窍镇静、醒脑明目的作用，可治疗头痛、失眠、面瘫、近视、感冒、指掌麻木等病证。

（三）振动类手法

以较高频率的节律性轻重交替刺激，持续作用于人体的手法，称振动类手法。

1. 抖法

（1）动作要领　用双手握住患者肢体远端，用力做连续的小幅度上、下抖动，使关节有松动感。操作时，抖动幅度要小，频率要快。

（2）临床应用　多用于四肢部，尤其是上肢，常作为治疗的结束手法。本法适用于肢体麻木、屈伸不利等疾患。

2. 振法　分为掌振与指振法两种。

（1）动作要领　以手掌或手指在体表、前臂和手部肌肉强力地静止性用力，产生震颤动作，使受术部位有被振动感，或有温热感。操作时力量集中于手掌或指端。振动的频率较高，着力稍重。

（2）临床应用　适于全身各部位和穴位。本法具有祛瘀消积、和中理气、消食导滞、温补阳气等作用。

（四）挤压类手法

用指、掌或肢体其他部位按压或对称性挤压体表的手法，称挤压类手法。

1. 按法

（1）动作要领　用拇指端、指腹或手掌（单掌或双掌）按压一定部位，前臂静止发力，按而不动，使患者有一定的压迫感。用力由轻至重，不可暴力按压。

（2）临床应用　按法在临床上常与揉法相结合，组成"按揉"复合手法。本法有放松肌肉、活血止痛、疏通闭塞的作用，可用于全身各部穴位、腰背部与胸腹部，治疗腰背酸痛、胃脘痛、头痛、偏瘫等病证。

2. 点法　分为拇指点和屈指点两种。屈指点又分为屈拇指点和屈食指点。

（1）动作要领　拇指点是手握空拳，以拇指端点压治疗部位。屈拇指点是手握拳，拇指屈曲抵住食指中节的桡侧面，以拇指指间关节桡侧点压治疗部位。屈食指点是以手握拳并突出食指，用食指近侧指间关节点压治疗部位。

点法与按法的区别：点法作用面积小，因此刺激量更大。

（2）临床应用　适用于全身各部位，尤适用于四肢远端小关节的压痛点。本法具有开通闭塞、活血止痛的作用，可治疗腰腿痛、脘腹挛痛等病证。

3. 捏法

（1）动作要领　用大拇指与食、中二指，或大拇指与其余四指夹住受术部位，相对用力挤压。

（2）临床应用　多用于头颈部、四肢及背脊处。本法具有舒筋通络、行气活血等功能，可治疗四肢麻木、腰腿酸痛、肩背酸痛等病证。

4. 拿法

（1）动作要领　捏而提起谓之拿。用大拇指与食指、中指，或大拇指与其余四指相对用力，在一定部位或穴位上进行有节律的一松一紧的提捏。施用此法动作要和缓，不可突然用力，力量要由轻到重，有连贯性。

（2）临床应用　适用于颈项部、肩部、四肢部。本法具有疏通经络、祛风散寒的作用，多用于治疗颈椎病、落枕、肩周炎、腰背肌劳损、梨状肌损伤综合征等。

5. 捻法

（1）动作要领　用拇指和食指相对，捏捻患处。操作时，宜用力缓和、持续，灵活、快速。

（2）临床应用　本法常用于四肢小关节，具有疏经通络、通利关节、软坚散结等作用，可用于治疗指（趾）关节扭挫伤、肿胀疼痛或屈伸不利等病证。

（五）叩击类手法

用手掌、拳背、手指、掌侧面或桑枝棒等叩打体表的手法，称为叩击类手法。

1. 击法

（1）动作要领　以双掌相合，五指自然微分，用小鱼际桡侧和小指桡侧为着力点去击打治疗部位，称合掌侧击法。

（2）临床应用　适用于腰背部、四肢部。本法常作为放松肌肉或结束手法，亦可用于腰背肌肉痉挛疼痛、风湿痹痛。

2. 拍法

（1）动作要领　五指自然并拢，掌指关节微屈，使掌心空虚，然后以虚掌有节律地拍击治疗部位。

（2）临床应用　适用于肩背、腰骶、股外侧、小腿外侧诸部，治疗风湿酸痛、重着麻木、肌肉痉挛等症。

（六）运动关节类手法

运动关节类手法是使关节做被动活动的一类手法。

摇法　护理工作中最常用的是摇法，是使关节被动做环转活动的手法。

（1）动作要领　用一手握住关节近端的肢体，另一手握住远端的肢体，做和缓回旋的转动。操作时应动作缓和，用力要稳，摇动方向及幅度应在患者生理许可范围内进行，幅度由小到大。

（2）临床应用　适于四肢关节及颈部、腰部等处。本法具有滑利关节、增强关节活动功能的作用，可治疗关节僵硬、屈伸不利等症。

四、推拿疗法在护理中的应用

1. 失眠

（1）取穴　印堂、太阳、头维、百会、神门、足三里、风池。

（2）操作手法　施术者以右手食、中两指点按睛明 3～5 次，以一指禅推法或双拇指推法自印堂向两侧沿眉弓、前额、两太阳穴处推 5～10 分钟。重点推揉印堂、太阳、头维等穴；再以双拇指指腹自印堂穴沿眉弓分别推至两侧太阳穴。其余四指搓推脑后部，沿风池至颈部两侧。重复 2～3 次。点按百会、神门、足三里各 2 分钟。

2. 头痛

（1）取穴　太阳、印堂、头维、百会、鱼腰、风池、风府、天柱等穴。

（2）操作手法　施术者用一指禅法从印堂向上至头维、太阳，往返 3~4 遍，并配合按揉印堂、鱼腰、百会、太阳等穴。再用拿法从头顶到风池，往返 4~5 次。最后用弹法从前发际至后发际两侧，往返 2~3 遍。

3. 便秘

（1）取穴　中脘、天枢、关元、肾俞、大肠俞、支沟、足三里等。

（2）操作手法　患者取仰卧位，施术者以左掌压右手背，在患者脐部摩运，顺时针、逆时针各摩 5 分钟。再取俯卧位，以两手拇指指腹推揉肾俞、大肠俞各 3 分钟。患者坐起，点按支沟、足三里穴。

4. 牙痛

（1）取穴　合谷、颊车、内庭、下关。

（2）操作手法　患者取坐位，施术者在其颊车、下关处用一指禅推法治疗 3~4 分钟；再结合揉、掐合谷、内庭，治疗 3~4 分钟。

5. 腹胀

（1）取穴　脾俞、胃俞、大肠俞、关元、气海等穴。

（2）操作手法　患者取仰卧位，施术者以掌面摩法，沿升结肠、横结肠、降结肠的顺序推摩 3 分钟，再在脐部用环摩法摩运 3 分钟，点按关元、气海穴各 2 分钟。患者俯卧，施术者点按两侧脾俞、胃俞、大肠俞。

6. 纳差

（1）取穴　气海、天枢、足三里、脾俞、胃俞、肾俞穴。

（2）操作手法　患者取仰卧位，施术者先以拇指指腹轻推中脘穴，再以掌面摩法摩运上腹部、下腹部各 3 分钟；点按气海、天枢、足三里各 3 分钟。再让患者俯卧，沿第 1 胸椎至第 2 腰椎旁开 0.5 寸处做揉法，重点揉脾俞、胃俞、肾俞穴。

五、护理与注意事项

1. 饭后 30 分钟、空腹及劳累后，均不宜进行推拿。
2. 推拿前要修整指甲，去除手、腕部首饰，洗净手，避免损伤患者皮肤。
3. 推拿手法要轻重合适，并随时观察患者表情，使患者有舒服感。
4. 应根据病情变换手法，掌握适当强度，防止擦伤，手法要轻缓。
5. 室内空气要流通，温度要适宜，冬季注意保暖。

第五节　刮痧疗法

刮痧疗法是传统的自然疗法之一，它是以中医经络腧穴理论为基础，用边缘钝滑的器具，如牛角、玉石、瓷勺等在皮肤相关部位刮拭，使皮肤局部出现红色粟粒状或暗红色出血点等"出痧"变化，以达到疏通经络、活血化瘀之目的。

一、适应证与禁忌证

1. 适应证 适用于各科疾病，应用范围比较广泛。治疗的主要病证有感冒咳嗽、体虚易感、自汗盗汗、发热中暑、头晕头痛、纳差不寐、牙痛口疮、月经不调、子宫脱垂、关节肿痛、跌打损伤、小儿厌食、遗尿流涎等。

2. 禁忌证

（1）孕妇的腹部、腰骶部，妇女的乳头禁刮。心脏病出现心力衰竭者、肾功能衰竭者及肝硬化腹水、全身重度浮肿者禁刮。

（2）凡刮治部位的皮肤有溃烂、损伤、炎症都不宜用此种疗法。

（3）大病初愈、重病、气虚血亏及饱食、饥饿状态下也不宜刮痧。

二、操作准备

（一）用物准备

治疗盘、刮具、治疗碗内放润滑剂（水、油等）、干棉球、纱布、弯盘，必要时备大毛巾、屏风。

常用刮具（图9-17）：硬币、瓷勺、小蚌壳、牛角刮痧板、瓷酒杯等。

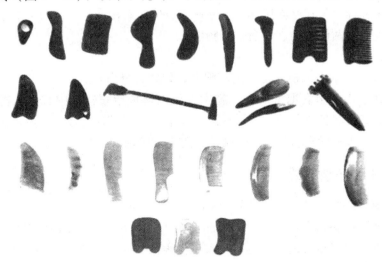

图9-17 刮痧常用器具

（二）患者准备

1. 刮痧常用体位

（1）仰卧位 适用于头面部、胸腹部、四肢内外侧的刮痧；

（2）侧卧位 适用于四肢外侧及胁肋部的刮痧；

（3）俯卧位 适用于头后、项背、腰部及四肢后侧面的刮痧；

（4）俯伏坐位 适用于颈项部、肩背部及上肢外侧、后侧部的刮痧。

2. 刮痧常用部位　主要在背部，亦可在头部、颈部、前胸、四肢部操作。

三、操作方法

1. 患者取舒适体位，充分暴露其施治部位，并做适当清洁。

2. 施术者手持刮痧工具，蘸取植物油或清水后，在确定的体表部位，轻轻向下顺刮或从内向外反复刮动，力度逐渐加重。

3. 刮时要沿同一方向，力量要柔和均匀，应用腕力，一般刮 10～20 次，以出现紫红色斑点或斑块为度。

4. 一般要求先刮颈项部，再刮脊椎两侧部，然后再刮胸部及四肢部位。

5. 每一部位可刮出 8～10 条"痧痕"，每条长 6～15cm。按部位不同，"痧痕"可刮成直条或弧形。

6. 刮痧时间一般为 20 分钟左右，或以患者能耐受为度。

四、护理与注意事项

1. 刮痧时手法要均匀一致，力度轻重适中，由上而下顺刮，并时时蘸植物油或清水保持肌肤润滑，不能干刮，以免刮伤皮肤，引起感染。

2. 刮痧过程中，边刮痧边询问患者的感觉情况，以便随时调整患者体位和改进施术的手法。

3. 刮完后，应擦净局部皮肤的油渍或水渍。最好令患者饮用一杯温开水（淡盐水为佳），30 分钟内忌洗澡。

4. 刮痧后 1～2 天内刮痧部位出现疼痛（不剧烈）、痒、虫行感、冒冷或热气，以及皮肤表面出现风疹样变化等现象，均为正常。

知识链接

扯痧、放痧

1. 扯痧　扯痧疗法在我国民间流传久远，是指在患者的一定部位或穴位上，用手指扯起皮肤，直至局部出现痧血为止的治疗方法。本方法简便，容易掌握，容易施用，效果较好。主要包括挤痧和拧痧两种。

（1）挤痧　施术者用两手大拇指与食指互相挤压皮肤。适用于患者头额部疾病，如头痛、脑胀等。

（2）拧痧　施术者用屈曲的食指和中指，张开如钳形，蘸取温水后，夹持肌肤反复扭提至局部出现紫红色为度。此手法比挤痧稍重。常施用于眉心、颈项等处，适用于感冒、中暑、恶心、呕吐、头昏头胀、胸闷、腹泻、食积、晕车、晕船、晕机、水土不服等。

2. 放痧　针刺静脉或点刺穴位出血，以清泄热毒。此法不同于刮痧和扯痧手法，相当于针灸学中的刺络法，即放血疗法。

第六节 熏洗法

熏洗法是将药物煎汤，趁热在患处熏蒸，待药液稍温后，再淋洗患部的一种操作技术。本法利用中草药剂的药力或蒸汽渗入人体皮肤毛窍、经络，以达到温通经络、疏散风寒、祛风除湿、清热解毒、杀虫止痒、消肿祛瘀等目的。

一、适应证与禁忌证

1. 适应证 本法适用于风湿、痹证、湿疹、疥癣、目赤肿痛、阴痒带下、肛肠科疾病、会阴部手术后等病证。

2. 禁忌证 眼部出血性疾病、成脓的病灶，或对所用药物有过敏史者禁用。月经期、孕妇及盆腔器官急性炎症期禁用坐浴。

二、操作准备

1. 用物准备 治疗盘、药液、熏蒸盆（根据熏蒸部位的不同，也可备坐式便椅、有孔木盖浴盆或治疗碗等）、水温计、浴巾、小毛巾、弯盘、镊子。必要时备屏风。

2. 患者准备 协助患者取安全、舒适的体位，并使烟气能够到达皮肤疾患部位。

三、操作方法

1. 眼部熏洗 将煎好的药液趁热倒入治疗碗，测量药液温度适宜后，置有孔盖，患眼对准碗口进行熏蒸。待药液温度适宜时，用镊子夹取纱布蘸药液洗患眼，稍凉即换。

2. 四肢熏洗 将药液趁热倒入盆内，测量药液温度适宜后，患肢架于盆上，用浴巾围盖患肢和盆，使蒸汽熏蒸患部。待药液温度适宜时，可将患肢浸于药液中泡洗，用镊子夹纱布蘸药液频频淋洗患处。

3. 坐浴 将药液趁热导入盆内，放于坐浴椅上，置有孔木盖，待量药液温度适宜后，协助患者脱去内裤，坐在木盖上熏蒸。待药液温度适宜时，移去木盖，坐入盆中泡洗。

四、护理与注意事项

1. 熏洗时关闭门窗，冬季注意保暖，夏季宜避风寒，暴露部位尽量加盖衣被，以防着凉感冒。熏洗后应立即将皮肤拭干。

2. 熏蒸药液温度不宜过热，一般为 50℃～70℃，以防烫伤，儿童、老人尤应注意。

3. 在伤口部位进行熏蒸时，按无菌技术操作进行。包扎部位熏蒸时，应揭去敷料，熏洗完毕后更换消毒敷料。

4. 所用物品需清洁消毒，用具每人1套，避免交叉感染。

5. 熏蒸一般每日1次，每次20～30分钟，视病情也可1日2次。

6. 颜面部熏蒸者，操作后半小时才能外出，以防感冒。

第七节　湿敷法

湿敷法是指将无菌纱布用药液浸透，敷于局部，以达到疏通腠理、清热解毒、消肿散结的作用，减轻局部肿胀、疼痛、瘙痒等症状为目的的一种操作方法。

一、适应证与禁忌证

1. 适应证　主要适用于丹毒、皮炎、烧伤、疮疡肿痛、急性湿疹、皮癣、冻疮、外伤等病证。

2. 禁忌证　疮疡脓肿迅速扩散者不宜湿敷。

二、操作准备

1. 用物准备　治疗盘、遵医嘱配制好的药液、敷布数块（无菌纱布制成）、凡士林、镊子、弯盘、橡胶单、中单、纱布等。

2. 患者准备　协助患者取安全、舒适的体位。

3. 施术者准备　询问患者既往史及药物过敏史；评估患者的体质及湿敷部位的皮肤状况。

三、操作方法

1. 帮助患者解开衣服，暴露湿敷部位，其下垫橡胶单和中单，置弯盘于中单上，湿敷部位用棉签涂凡士林，确定治疗范围应稍大于疮面。注意局部保暖。

2. 将药液倒入盆内，置敷布于药液中浸湿，用无菌镊子拧干，以不滴水为度；抖开，用前臂内侧测试温度，以不烫手为宜，折叠后敷于患处。

3. 每10分钟左右用无菌镊子夹取纱布在药液中浸湿，保持敷布的温度和不滴水的湿润状态，以保证药效发挥。每次湿敷时间为30~40分钟。

4. 操作完毕，擦净局部皮肤上残留的药液，取下弯盘、中单、橡胶单，协助患者穿衣，整理床单。

四、护理与注意事项

1. 药液温度不宜过热，避免烫伤，老人、儿童使用的药液不得超过50℃。

2. 做好消毒隔离工作，避免交叉感染。

3. 治疗过程中观察患者局部皮肤反应，如出现红斑、痒痛、苍白、水疱或破溃等症状时，立即停止治疗，报告医生，对症治疗、处理。

第八节　热熨法

热熨法是将药物或其他物品加热后，置于人体的局部或一定穴位，来回熨烫，借助温热之力，使药性通过体表毛窍透入经络、血脉，从而起到温经通络、活血行气、散热止痛、祛瘀消肿作用的一种操作方法。常用的热熨法有药熨法、坎离砂熨法、葱熨法、盐熨法等。

一、适应证与禁忌证

1. 适应证

（1）*药熨法与坎离砂熨法* 常用于风寒湿痹引起的关节冷痛、麻木、酸胀，跌打损伤引起的局部肿胀疼痛，脾胃虚寒引起的胃脘疼痛、泄泻、呕吐等。

（2）*葱熨法* 可消除腹水，通利小便，多用于癃闭，亦可用于痿证、瘫痪。

（3）*盐熨法* 常用于寒湿痹证，瘀血阻络之各种痛证，脾胃虚寒之泄泻、呕吐、呃逆、便秘、癃闭，风寒感冒之头身疼痛等。

2. 禁忌证 各种原因导致的实证、热证禁用此法。体表大血管处、损伤早期、皮肤有破溃或炎症、局部感觉功能障碍，以及孕妇腹部、腰骶部等禁用此法。

二、操作准备

1. 用物准备 药物（遵医嘱准备药物，或坎离砂熨剂、陈醋，或大葱白250g、白酒30mL，或粗盐500g）、治疗盘、治疗碗、凡士林、棉签、双层纱布袋2个、竹铲或竹筷、炒锅、电磁炉、温度计、大毛巾。必要时备屏风。

2. 患者准备 嘱患者排空大、小便，根据病情协助其取合适体位，注意保暖。必要时用屏风遮挡。

三、操作方法

（一）药熨法

1. **制作热熨袋**：将所备药物置于炒锅中，用文火炒，炒时用竹铲或竹筷不断翻动，待药物温度达到60℃~70℃时，将其取出，装入双层布袋中，外裹大毛巾保温备用。

2. 协助患者解开衣服，暴露药熨部位。

3. 先在局部皮肤上涂一层凡士林，再将药熨布袋置于药熨部位或相应穴位，来回推熨或回旋运转，用力要均匀。温度较高时，用力要轻，速度稍快；温度降低后，用力稍大，速度减慢。

（二）坎离砂熨法

1. **制作热熨袋**：将所备坎离砂置于碗中，倒入适量食醋，以坎离砂湿润为度，用竹筷搅拌均匀后装入布袋，用力揉搓，待温度升高至45℃~50℃，即可使用。

2. 协助患者解开衣服，暴露热熨部位。

3. 局部皮肤上涂凡士林，将发热的坎离砂布袋放置患处皮肤上，来回推熨，温度以患者耐受为度。冬季可用浴巾或棉被裹住保温。

（三）葱熨法

1. 制作热熨袋：炒锅加热后倒入葱白（切成 2～3cm 长），用竹筷不断翻动，炒至葱白半熟时再倒入白酒进行翻炒，待温度达到 60℃～70℃时，用竹筷将葱白装入双层布袋中备用。

2. 患者取平卧位，暴露腹部。

3. 在患者腹部涂凡士林，再将葱熨布袋置于腹部，从脐周右侧向左侧进行上下滚熨，以达到右升左降、通利大小便的目的。

（四）盐熨法

1. 制作热熨袋：炒锅加热后倒入粗盐，用竹筷不断进行翻炒，待温度达到 60℃～70℃时，将其装入双层布袋中备用。

2. 帮助患者解开衣服，暴露患处或腹部。

3. 先在患者腹部涂凡士林，再将盐熨袋置于患处来回滚熨。如慢性虚寒性胃痛、腹痛患者可将盐熨袋放在胃脘部或腹部进行滚熨；痿证、瘫痪、痹证、筋骨疼痛者将盐熨袋放在患处或疼痛部位进行滚熨；癃闭者将盐熨袋置于神阙穴或小腹部进行滚熨。

四、护理与注意事项

1. 药熨操作过程中，应保持布袋内药物的温度，冷却后立即更换或加热。注意观察熨包是否破漏。

2. 热熨袋温度宜保持在 50℃～60℃，一般不超过 70℃，年老体弱、婴幼儿、高血压、心脏病、感觉功能障碍者不超过 50℃。操作过程中，注意观察局部皮肤的颜色情况，同时询问患者对温度的反应，防止烫伤。

3. 布袋用后清洗消毒备用。

4. 熨后指导患者应慎避风寒，饮食清淡，不宜过度劳累。

5. 一般热熨时间为 20～30 分钟，每天 1～2 次。

第九节 其他护理技术

一、敷药法

敷药法是将药物敷布于患处或穴位的一种治疗方法。应用时，将新鲜中草药切碎、捣烂，或将干药物研成细末加赋形剂（如水、酒、醋、鸡蛋清、蒜汁等）调匀成糊状，敷于患处或穴位。本法具有通经活络、活血化瘀、消肿止痛、清热解毒等功效。

（一）适应证与禁忌证

1. 适应证 本法适用于临床多科疾病，如外科的疖、痈、疽、疔疮、流注、跌打损伤、肠痈等，内科的哮喘、肺痈、高血压、头痛、盗汗等，儿科的感冒、高热、咳嗽、百日咳、腮腺炎等。

2. 禁忌证 皮肤过敏者慎用。

（二）操作准备

1. 用物准备 治疗盘、弯盘、药物（遵医嘱）、0.9％生理盐水、油膏刀、棉垫或敷料、棉纸或薄胶纸、胶布或绷带、一次性治疗巾。必要时备屏风。调制新鲜中草药需另备切刀、切板；调制中药末需另备清水、醋、蜜、麻油、饴糖等赋形剂。

2. 药物准备 将中药药末加适量赋形剂（如清水、醋或蜜等）调制成糊状，或将新鲜中草药捣烂备用。

3. 患者准备 根据病情选择合适体位，注意保暖。必要时用屏风遮挡。

（三）操作方法

1. 协助患者取合理体位后，铺治疗巾，暴露并清洁敷药部位皮肤。

2. 按病灶范围，选择大小适宜的棉质或薄胶纸，用油膏刀将所需药物均匀地平摊于大小合适的棉纸或薄胶纸上，厚薄适中。

3. 将摊好药物的棉纸或薄胶纸四周向内反折后，敷于患处或穴位上，以免药物受热后溢出污染衣被，再加盖敷料或棉垫后用胶布或绷带固定，松紧适宜。

4. 若为疮疡者，敷药面积应超出疮疡范围，既可防止毒邪扩散，又可通过药物作用达到拔毒排脓的目的。

5. 协助患者穿衣及取舒适体位，整理床单。

（四）护理与注意事项

1. 敷药摊制厚薄要均匀，固定松紧适宜。

2. 敷药面积应大于患处，但对皮肤有腐蚀的药物应仅限于病变部位以内。

3. 药物较干时，可应用所需的药汁、酒、醋、水等进行湿润后，重新再敷。

4. 用饴糖调敷的药物，热天易发酵，可每日更换药物或加适量防腐剂。

5. 注意观察局部及全身情况。敷药后，若出现红疹、瘙痒、水疱等过敏现象时，及时停止使用，并报告医生，配合处理。

6. 敷药法一般1~2天更换1次，亦可敷数小时即取下，如哮喘膏等。

知识链接

伏九贴敷

中医学将"三九贴"和"三伏贴"统称为"伏九贴敷疗法"。它是根据中医"冬病夏治、夏病冬防"治未病和"子午流注，适时开穴"的传统理论，在"三伏天"和"三九天"将特制的中药膏贴敷于人体特定穴位上，以鼓舞正气，增强机体抗病能力，达到防治疾病目的的一种外治法。本法常用于治疗支气管哮喘、慢性支气管炎、肺气肿、慢性阻塞性肺病、反复感冒、过敏性鼻炎等阴寒盛者。

"三伏天"是一年中最炎热的时候，此时人体阳气旺盛，中药贴敷最易刺激穴位、激发阳气，使药物通过皮肤渗透吸收，促进经络畅通、气血调和。"三九天"是一年中最寒冷的时候，此时人体阳气敛藏，气血不畅，以辛温中药贴敷于特定穴位，可益肺理气、宣肺豁痰、健脾温肾、驱散寒邪。"三九贴"是对"三伏贴"的有效延续和重要补充，与"三伏贴"配合，起到阴阳并调及"夏养三伏、冬补三九"之目的。

二、贴药法

贴药法，又称薄贴法，是将膏药或植物鲜叶等贴附于患处或穴位上的一种外治法。本法具有舒筋通络、活血祛瘀、散结止痛、消肿拔毒等作用。

贴药法的常见剂型较多，如膏贴、饼贴、叶贴、皮贴、花贴、药膜贴等，其中临床应用最多的是膏贴。常用的膏贴有黑膏药、白膏药、狗皮膏药、红膏药、松香膏药等，其具有遇热软化、黏性强、敷贴部位固定、应用方便、药效持久等优点。

（一）适应证与禁忌证

1. 适应证　适用于临床各科的多种疾病，如疔肿、疮疡、痹证、哮喘、胸痹、偏头痛、跌打损伤、月经不调、痛经、产后瘀血等。其中黑膏药多用于疮毒未溃、乳核等；白膏药多用于外科痈疡疖脓已成而未溃，或已溃而毒未尽者；狗皮膏药多用于风湿痹证及跌打损伤等。

2. 禁忌证　皮肤过敏者慎用。

（二）操作准备

1. 用物准备　治疗盘、药物（遵医嘱）、酒精灯、火柴、剪刀、镊子、纱布、棉签、胶布、绷带、一次性治疗巾。必要时备屏风。

2. 患者准备　选择合适体位，注意保暖，必要时用屏风遮挡。

（三）操作方法

1. 为患者铺治疗巾，暴露并清洁贴药部位皮肤。必要时剃去局部毛发（范围大于贴药面积）。

2. 贴药：

（1）膏贴　根据贴药面积，取大小合适的膏药，剪去膏药周边四角，将其背面置于酒精灯上加温，使之烊化后揭开。先用背面接触患者皮肤，当患者感觉不烫时将膏药贴于患处，再将棉花在膏药外缘环绕一周，必要时加纱布，以胶布或绷带固定，松紧适宜。

（2）叶贴　将鲜植物叶（如苦瓜叶、玉簪叶）洗净贴附于患处，必要时用纱布覆盖，以胶布或绷带固定，松紧适宜。

3. 协助患者整理衣服，安排舒适体位，整理物品。

（四）护理与注意事项

1. 烘烤膏药以柔软能揭开为度，过久烘烤易烫伤皮肤及使膏药外溢。掺有麝香药末时，不宜久烤，以免香气散失。

2. 贴药的时间一般视病情而定。病在里或肿疡，可用厚型膏药，宜少换；病在浅表或溃疡，则用薄型膏药，宜勤换。

3. 使用膏药后，若见局部皮肤发红、瘙痒，或起丘疹、水疱等，多为过敏所致，应立即取下膏药停贴，及时报告医生，配合处理。

4. 溃疡生肌收口所贴膏药不可过早去之，以免创面受伤，再次感染，复发溃烂。

5. 取下膏药后，随即用松节油擦拭干净，以免沾污衣服。

三、全身药浴法

全身药浴法是将药物煎汤进行全身性熏洗、浸渍，借药浴水的温热之力及药物本身的功效，以促进周身经络疏通、气血调和，从而达到防病治病、强身健体目的的一种外治法。

（一）适应证与禁忌证

1. **适应证**　适用于各种皮肤病、痹证、筋骨疼痛、疮疡等病证。
2. **禁忌证**　妇女月经期、孕妇禁用。本法一般适用于能自行活动者，年老、体弱、婴幼儿，以及饥饿、精神欠佳者慎用。

（二）操作准备

1. **用物准备**　药液、浴盆、浴巾、毛巾、拖鞋、衣裤、水温计、坐架等。
2. **患者准备**　脱去外衣，注意保暖。

（三）操作方法

1. 关好门窗，调节浴室内温度至 22℃ ~24℃。
2. 遵医嘱配制药液倒入浴盆内，加开水调至温度为 38℃ ~45℃。
3. 协助患者将躯体及四肢全部浸泡于药液中，必要时协助患者搓洗局部或四肢关节。一般药浴时间为 20~30 分钟。
4. 药浴后用温水冲去药液，擦干，协助患者穿衣。

（四）护理与注意事项

1. 室温、水温均应适宜，以防烫伤或受凉。

2. 全身药浴的水位应在膈肌以下，以免引起胸闷、心慌。

3. 不宜在空腹及饱腹状态下进行全身药浴。

4. 药浴过程中，注意观察患者面色、脉搏和呼吸，随时询问患者有无心慌、胸闷、汗出不止等症状，以防虚脱或休克的发生。一旦出现不适，立即停止药浴，并及时报告医生，配合处理。

5. 对于年老体弱或有心肺疾患者，不宜单独洗浴，应有家属助浴，且洗浴时间不宜过长。

知识链接

坐药法的起源与发展

　　坐药法最早源于东汉，张仲景在《金匮要略》中载蛇床子散："温阴中坐药，蛇床子仁末之，以白粉（即铅粉）少许，和令相得，如枣大，绵裹内之，自然温。"此后历代医家都沿用此法，并逐步有所发展。清代《理瀹骈文》中则收载了5张坐药方，分别用于治疗阴痒、阴痛、转胞、带下，以及经闭、干血痨等病证。同时代的《医宗金鉴·妇科心法》用蛇床子、吴茱萸、远志、干姜等分为末，绵裹纳阴中治妇人阴冷、寒湿带下作痒。当代医生研制出了多种药物配方，应用坐药法治疗阴道炎、宫颈糜烂等疾病，效果甚佳。

四、坐药法

坐药法，又称坐导法，是将药物置入阴道内，以起到清热解毒、杀虫止痒、行气活血作用的一种治疗方法。

（一）适应证与禁忌证

1. **适应证**　常用于妇科疾病，如阴道炎、宫颈糜烂、带下病、痛经等。
2. **禁忌证**　未婚者禁用此法，妇女妊娠期、月经期停用。

（二）操作准备

1. **用物准备**　治疗盘、药物（遵医嘱配制的）、无菌带线棉球或纱布块（要求线头长约15cm）、冲洗液和容器、无菌妇检包（窥阴器、镊子、棉球、妇科刮板等）、一次性治疗巾、卫生纸、屏风。
2. **患者准备**　嘱患者排空大、小便，用屏风遮挡。

（三）操作方法

1. 协助患者脱去衣裤，取截石位，充分暴露会阴部。铺治疗巾于臀下，冲洗、消毒外阴。

2. 打开无菌妇检包，检查带线棉球或纱布块符合要求后放入无菌妇检包中。

3. 术者戴无菌手套，放置窥阴镜，擦洗阴道和宫颈，将带线棉球或纱布蘸上药粉，用镊子轻轻纳入阴道深部或子宫颈处，留线头于阴道外，退出窥器。

4. 检查药物棉球有无脱出，线头是否留在阴道外。了解患者有无不适。

5. 擦干会阴，撤去治疗巾，脱去手套。协助患者穿好衣裤，安置休息。

（四）护理与注意事项

1. 严格执行无菌技术操作，防止交叉感染。

2. 定时检查药物棉球有无脱出，线头是否留在阴道外。

3. 遵医嘱定时更换药物棉球，取出时可轻轻牵拉线头。如患者自行取出时，嘱其取下蹲位，轻拉线头即可取出。

4. 阴道坐药数天后，阴道内有坚韧的块状物脱落，属正常现象。

5. 坐药治疗期间严禁性生活。

6. 关心患者，注意保暖，注意保护隐私。

五、中药灌肠法

中药灌肠法，是将中草药水煎剂经肛管由肛门灌入结肠，将药液保留在肠道内一定时间，通过肠黏膜的吸收，达到治疗疾病目的的一种治疗方法。常用的方法有中药直肠滴注法和中药直肠注入法两种，有导便通腑、清热解毒的作用。

（一）适应证与禁忌证

1. **适应证** 多用于内科肠道疾病（如慢性结肠炎、慢性痢疾等）、高热不退，以及妇科慢性盆腔炎、盆腔包块、带下病等。

2. **禁忌证** 直肠、结肠和肛门手术后及肛周脓肿、排便失禁者，禁用此法。

（二）操作准备

1. **用物准备** 治疗盘、灌肠筒或注洗器1套、中药灌肠液（遵医嘱准备）150～200mL、弯盆、肛管（14～16号）、液状石蜡、棉签、止水夹、水温计、输液架、一次性或无菌手套、橡胶单、治疗巾、小垫枕、卫生纸、量杯、屏风、便盆及便盆巾。

2. **患者准备** 选择合适体位，注意保暖，嘱患者排空大小便。用屏风遮挡。

（三）操作方法

1. **直肠滴注法**

（1）协助患者取左侧或右侧卧位，脱裤至膝部，双腿屈曲，臀部移至床沿，将小垫枕置于臀下，铺橡胶单和治疗巾，抬高臀部约10cm。

（2）水温计测好药液温度（39℃～40℃），将药液倒入灌肠筒内，挂于输液架上，液面距离肛门40～50cm。连接肛管，肛管前涂液状石蜡，排尽管内空气，用止水夹夹紧肛管。

（3）施术者左手持卫生纸分开患者臀部，暴露肛门，嘱患者深呼吸，放松肛门括约肌，右手持肛管沿肛门缓缓插入直肠 10～15cm，固定肛管。打开止水夹缓缓滴入药液。

（4）待药液即将流尽时，关闭止水夹，轻轻拔出肛管，放入弯盘内，用卫生纸轻揉肛门片刻。嘱其保留药液 0.5～1 小时，再排便，以利于药物的吸收。

2. 直肠注入法　直肠注入法与直肠滴入法大致相同，区别在于，直肠注入法是用注洗器抽吸药液备用，待将肛管插入肛门后，直接缓缓推注药液，而不是滴入药液。

（四）护理与注意事项

1. 灌肠前向患者说明灌肠的目的及操作方法，消除顾虑。

2. 保留灌肠前应先了解患者的病变部位，以便掌握灌肠时的卧位和肛管插入的深度。

3. 插管时动作应轻柔，不可用力过猛，以免损伤肠道黏膜。

4. 灌肠液温度应保持在 39℃～41℃，温度过低可使肠蠕动加强，腹痛加剧；温度过高则引起肠黏膜烫伤或肠管扩张，产生强烈便意，缩短药液在肠道内停留时间，影响疗效。灌肠液一般不超过 200mL。

5. 灌肠过程中，药液滴入不畅时，可轻轻转动肛管或挤压肛管前端或抬高灌肠筒；患者出现便意时，降低灌肠筒高度，同时嘱患者深呼吸，减轻腹压。

6. 操作后注意观察大便次数、颜色、质量，如有特殊臭味或夹有脓血者，应及时处理。

7. 关心患者，注意保护隐私，注意保暖。

案例分析

该患者辨证属于风热感冒。

护士可为患者做刮痧、拔罐、穴位按摩、艾灸等技术操作以减轻病情。

通过背部刮痧法，可促使周身气血流畅，祛邪外出，缓解外感时邪引起的高热头痛、胸闷欲呕；通过拔罐、走罐足太阳膀胱经等方法，可提高机体免疫能力，促进感冒的痊愈；通过推拿印堂、头维、太阳、鱼腰、风池、天柱等穴可缓解头痛；还可通过艾灸肺俞、天突等穴缓解咳嗽症状。

复习与实践

1. 常见的针刺意外有哪些？如何处理？

2. 如何运用推拿方法来处理失眠？

3. 拔罐方法有哪些？

4. 间接灸的种类有哪些？

第十章 临床常见病证护理

1. 能解释临床常见疾病的概念，明确与之相关的西医疾病。
2. 能简述临床常见疾病的辨证分型和证候特点。
3. 能运用生活护理、饮食护理、情志护理、用药护理和中医护理技术为临床常见病患者进行护理和健康教育。

案例导读

李某，女性，38岁，已婚，职员。盛夏暑热季节去外地出差后起病，2天前出现小便频数，排尿时出现灼热刺痛感，小腹胀满，小便点滴不畅，色赤似浓茶，伴有口渴不多饮、腰痛，舌红苔黄腻，脉滑数。

任务1：试分析该患者的病情，做出中医诊断（病名、证型）。

任务2：为该患者制定护理原则及护理措施。

第一节 内科病证护理

一、感冒

感冒是因感受风邪，引起肺卫功能失调，出现以鼻塞、流涕、打喷嚏、头痛、恶寒、发热、全身不适等为主要临床表现的常见外感病证。感冒一年四季均可发病，以冬、春两季为多。如在一个时期内广泛流行，证候重且多相似者，称为时行感冒。一般来说，病程较短而易愈。西医学的上呼吸道感染、流行性感冒表现为感冒症状者，均可参照本病辨证施护。

本病病因为风邪致病，病位在肺卫，总的病机为邪犯肺卫、卫表不和。临床应根据恶寒发热程度、汗出及口渴情况、舌脉等，来区别风寒、风热、暑湿之证。

【辨证施护】

1. 风寒感冒

（1）证候表现　恶寒重，发热轻，无汗，鼻塞声重，鼻流清涕，头痛，肢节酸痛，咽痒咳嗽，痰稀薄色白，舌质淡润，苔薄白，脉浮紧。

（2）护治法则　辛温解表。

（3）护理措施

生活起居：病室温度宜偏高，安静清洁，注意防寒保暖。

饮食护理：食辛味发散食物，以祛邪外出，忌油腻、生冷之品。可饮生姜葱白饮，生姜 10g，葱白 3 根，红糖适量煎汤热服。多喝热粥、热水或香菜粥等以助散寒解表。

用药护理：荆防败毒散加减。汤药宜热服，服后应卧床休息，稍加衣被，使微微汗出。汗后勿当风，以防复感外邪。

技术操作：用闪火拔罐法以散寒，督脉、膀胱经走罐，之后在大椎、肺俞穴留罐 10 分钟；艾条灸法，取大椎、风门、肺俞穴，每穴灸 20 分钟左右，每日 2～3 次；鼻塞、流涕者可按摩迎香穴。

2. 风热感冒

（1）证候表现　身热重，微恶风寒，或有汗出，头痛，鼻塞流浊涕，口干渴，咽喉肿痛，咳嗽痰稠，舌苔薄白或微黄，脉浮数。

（2）护治法则　辛凉解表。

（3）护理措施

生活起居：病室宜通风、凉爽，汗出后及时用毛巾擦干汗液，防止汗出当风。

饮食护理：饮食宜凉润，忌辛辣刺激之品，如葱、姜、蒜等。可多食蔬菜、瓜果等，多饮水及清凉饮料，可食绿豆粥等。口渴者，可用鲜芦根煎汤代茶饮。

用药护理：银翘散加减。汤药宜温服。咽喉肿痛者，可用金银花、桑叶、麦冬、甘草煎汤代茶饮。

技术操作：可配合按摩印堂、太阳、迎香、风池、曲池、合谷等穴。高热无汗者可针刺十宣穴放血以退热。

3. 暑湿感冒

（1）证候表现　身热微恶风，无汗或少汗，肢体酸重疼痛，头昏重胀痛，咳嗽痰黏，鼻流浊涕，心烦，口渴，或口中黏腻，渴不多饮，胸闷，脘痞，泛恶，小便短赤，大便稀溏，舌苔薄黄而腻，脉濡数。

（2）护治法则　清暑祛湿解表。

（3）护理措施

生活起居：病室宜凉爽、通风。

饮食护理：饮食宜清淡，易消化。忌生冷、甜、黏腻、油炸之品。可多食清热解暑之品，如绿豆粥、薏米粥、西瓜等。

用药护理：新加香薷饮加减。汤药宜温服。暑湿头痛者，可用藿香、佩兰、薄荷各 10g，煎汤代茶饮，以清暑利湿。

技术操作：头身疼痛者，可选背部两侧膀胱经腧穴进行刮痧。

【健康教育】

1. 起居有常，慎避外邪。劳逸适度，睡眠充足，注意四时天气变化，根据天气变化及时增减衣被，冬季防寒保暖，夏季不可贪凉露宿，切忌坐卧湿地，汗出勿当风。

2. 加强锻炼，增强体质。可每日以冷水洗脸，增强机体耐寒能力。按摩大椎、迎香穴，可贯通阴阳，强壮机体。方法：先将双手搓热，再用手掌搓擦大椎穴，直至发热为止，配合揉按迎香穴，每日早晚各 1 次。

3. 感冒流行期间少去公共场所，室内定期通风消毒。可服板蓝根冲剂、贯中汤，以预防感冒。

二、中暑

中暑是由于酷暑高温所引起的病证，临床以头晕、汗出、泛恶，甚则高热、神昏、抽搐为主要特征。中暑程度有轻重之分，轻者称伤暑，可见头晕、口渴、恶心、乏力、汗出等症；重者称中暑，可见高热、神昏、抽搐等危候。西医学本病亦称中暑，可参照本病辨证施护。

本病多因在盛夏烈日或高温环境下工作，感受暑热邪气，致清窍闭塞、升降失常、阴阳气血失和而发病。临床应根据发热、汗出、口渴、乏力、神志、舌脉等情况，来区别伤暑、中暑。

【辨证施护】

1. 伤暑

（1）证候表现　发热，汗出，烦渴，胸闷，乏力，脉虚数。

（2）护治法则　清热生津。

（3）护理措施

生活起居：病室宜凉爽通风。

饮食护理：饮食宜选凉润解暑之品，可饮绿豆汤、西瓜汁、酸梅汤、冰淡盐水等。

用药护理：可选藿香正气水，或金银花 100g、绿豆 100g，水煎服。

技术操作：可配合刮痧疗法，选脊背两侧、颈部、胸胁间隙及肩、臂、肘窝、腘窝处。

2. 中暑

（1）证候表现　高热，头晕，恶心呕吐，脉洪数，甚则晕厥、抽搐，面色苍白，皮肤湿冷，脉细弱无力。

（2）护治法则　清心开窍，养阴息风。

（3）护理措施

生活起居：将患者迅速移至凉爽通风处，高热者可使用物理方法降温。

饮食护理：神志清醒者，可频饮绿豆汤、西瓜汁、酸梅汤、冰淡盐水等。

用药护理：高热、晕厥者，可选用安宫牛黄丸、至宝丹或紫雪丹。

技术操作：神昏者，可掐按水沟穴，重症加刺内关、十宣穴；肢冷脉微者可灸百会、神阙、关元穴。

【健康教育】

1. 尽量避免长时间暴露于酷暑及高温环境中，注意自我防暑保护，暑热季节注意室内通风，有条件者保持室温 20℃ ~25℃。

2. 暑热季节可多食西瓜，多饮绿豆汤、酸梅汤等预防中暑。

3. 暑热季节汗出过多者应及时补充淡盐水，有中暑先兆者应及时就医。

三、咳嗽

咳嗽是指肺气上逆作声，或咳吐痰液的一种病证。有声无痰为咳，有痰无声为嗽，有痰有声为咳嗽，一般多为痰、声并见，故统称咳嗽。咳嗽既是肺系多种疾病的一个症状，又是独立的病证。西医学的急慢性支气管炎、急慢性咽炎、支气管扩张、肺炎等，以咳嗽为主要表现者，均可参照本病辨证施护。

本病病因有外感六淫和内邪干肺两大类，总的病机为邪气犯肺，肺失宣降，肺气上逆。临床应根据病势、病程、咳嗽及痰液特点、舌脉等情况，来区别外感内伤及证候虚实。

【辨证施护】

1. 风寒袭肺

（1）证候表现　咽痒气急，咳嗽声重有力，痰稀色白，头痛，肢体酸楚，鼻塞流清涕，或见恶寒发热无汗，苔薄白，脉浮紧。

（2）护治法则　疏风散寒，宣肺止咳。

（3）护理措施

生活起居：病室宜温暖，保持空气清新，切勿当风受凉，患者宜戒烟。

饮食护理：饮食宜清淡、温热，忌生冷、油腻。可用葱白 3 根、生姜 3 片、炒杏仁 10g，水煎服。咳嗽剧烈时，亦可饮热梨汁、枇杷汁等以止咳化痰。

用药护理：止嗽散加减。汤药宜热服，服药后加盖衣被或同时进服热饮以助药力。

技术操作：可配合拔火罐法，选背部大椎、肺俞、风门等穴。

2. 风热犯肺

（1）证候表现　咳嗽气粗，或咳声嘎哑，喉燥咽痛，咯痰不爽，痰黏色白或黄稠，口渴，鼻流黄涕，头痛，恶风身热，汗出，苔薄黄，脉浮数。

（2）护治法则　疏风清热，宣肺止咳。

（3）护理措施

生活起居：病室内应凉爽通风，保持空气清新，衣被适中，不宜过暖。

饮食护理：饮食宜清淡、易消化，忌烟酒。可食白萝卜、梨、枇杷、甘蔗等。痰少难咳者可用生梨 1 只，去皮心，川贝母 10g，加适量冰糖蒸服，以润肺化痰。

用药护理：桑菊饮加减。汤药宜温服。

技术操作：痰黏难咳者，可配合指压肺俞、脾俞、太渊、尺泽、曲池、丰隆等穴。

3. 风燥伤肺

（1）证候表现　干咳，连声作呛，口鼻干燥，无痰或痰少而黏难咳，或痰中带血丝，初起或伴鼻塞、头痛、微寒、身热等症，舌质红干而少津，苔薄白或薄黄，脉浮数。

（2）护治法则　疏风清肺，润燥止咳。

（3）护理措施

生活起居：病室内湿度宜稍高，可使用加湿器，或常在地面洒水。

饮食护理：宜食清凉润肺之品，可多食藕或藕粉、梨、荸荠、西瓜、蜂蜜等。

用药护理：桑杏汤加减。汤药可少量多次频服。

技术操作：痰黏难咳者，可配合指压肺俞、脾俞、太渊、尺泽、曲池、丰隆等穴。

4. 痰湿蕴肺

（1）证候表现　咳嗽反复发作，咳声重浊，痰黏腻，或稠厚成块，量多易咳，早晨或进食后咳甚痰多，进肥甘食物加重，胸闷脘痞，呕恶，食少，体倦，大便时溏，苔白腻，脉濡滑。

（2）护治法则　健脾燥湿，化痰止咳。

（3）护理措施

生活起居：病室内湿度宜偏低，注意休息，避免忧思过度伤脾生痰。

饮食护理：饮食宜清淡，忌生冷、辛辣、肥腻等助湿生痰之物，戒烟酒。可常食薏苡仁、山药、赤小豆、白扁豆等健脾化痰之品。

用药护理：二陈汤合三子养亲汤加减。汤药宜温服。

技术操作：可取中脘、丰隆、肺俞等穴，用闪火法拔罐，以健脾利湿。

5. 痰热郁肺

（1）证候表现　咳嗽气粗，或喉中有痰声，痰多质黏或稠黄，或有热腥味，难咯，或咯血痰，胸胁胀满，面赤，或有身热，口干而黏欲饮，舌质红，苔薄黄腻，脉滑数。

（2）护治法则　清热化痰，肃肺止咳。

（3）护理措施

生活起居：病室内空气清新，温度宜偏低，汗多者应及时擦汗更衣。

饮食护理：饮食宜清淡，忌辛辣、肥腻、香燥之品，戒烟酒。可选用新鲜蔬菜水果，如梨、枇杷、荸荠、冬瓜等以清热化痰止咳。

用药护理：清金化痰汤加减。汤药宜稍凉服。

技术操作：可取大椎、尺泽、委中穴点刺放血，以泻热止咳。

6. 肺阴亏耗

（1）证候表现　干咳，咳声短促，痰少黏白，或痰中带血，口干咽燥，或手足心热，午后潮热，颧红，盗汗，形瘦神疲，舌红少苔，脉细数。

（2）护治法则　养阴清热，润肺止咳。

（3）护理措施

生活起居：病室内温度宜偏低、湿度可偏高，患者应注意休息，根据体质情况适当运动。

饮食护理：饮食宜清淡而富有营养，忌辛辣、肥腻、香燥之品，戒烟酒。可选用梨、枇杷、蜂蜜、甲鱼、木耳等；亦可用沙参、麦冬煎汤代茶饮。

用药护理：沙参麦冬汤加减。汤药可少量多次温服。

技术操作：可配合指压肺俞、太渊、膻中、膏肓俞、尺泽、复溜等穴位。

【健康教育】

1. 起居有常，注意四时气候变化，随时增减衣被，防寒保暖，避免外邪侵袭。

2. 饮食有节、富营养，忌辛辣香燥肥甘之品，戒烟酒。

3. 加强锻炼，增强体质。体质虚弱者可做呼吸操、打太极拳、游泳等以提高抗病能力。有鼻部病史者可做鼻部保健按摩。方法：每日按摩迎香、素髎穴各 20～40 次。

四、胃痛

胃痛，又称胃脘痛，是以上腹胃脘部近心窝处疼痛为主要表现的病证。西医学的急慢性胃炎、消化性溃疡、胃下垂、胃神经官能症、胃癌等疾患以上腹部疼痛为主要表现者，均可参照本病辨证施护。

本病病因主要有外邪犯胃、饮食不节、情志失调及脾胃虚弱，总的病机为胃失和降，不通则痛。临床应根据病因、病程、疼痛特点及舌脉等情况，来区别证候的寒热虚实。

【辨证施护】

1. 寒邪客胃

（1）证候表现　胃痛暴作，甚则拘急作痛，恶寒喜暖，得温则痛减，遇寒则加重，口淡不渴，或喜热饮，舌淡，苔薄白，脉弦紧。

（2）护治法则　温胃散寒，行气止痛。

（3）护理措施

生活起居：病室宜温暖向阳，注意保暖，可用热水袋热敷胃脘部。

饮食护理：饮食宜温热、易消化，忌生冷、油腻之品。可用姜、葱、胡椒、大蒜等作调料以增强食物的温热属性，可热服生姜红糖汤。

用药护理：良附丸加减。汤药宜热服。

技术操作：可在中脘、足三里、梁门、脾俞、胃俞等穴艾灸或拔火罐，以温中止痛。

2. 饮食停滞

（1）证候表现　胃痛拒按，胀满不适，嗳腐吞酸，食后痛剧，恶心，吐后痛减，不思饮食，大便不爽，矢气及便后稍舒，舌苔厚腻，脉弦滑。

（2）护治法则　消食导滞，和胃止痛。

（3）护理措施

生活起居：病室宜通风，保持空气清新。

饮食护理：痛剧时可暂禁食，病情缓解时可给予清淡流质或半流质，多食有宽中理气、和胃消食作用的食物，如萝卜、山楂、金橘、佛手等。也可以神曲 30g 煎药取汁，加入 100g 粳米煮粥服食，连服 1~2 天。

用药护理：保和丸加减。大便不畅者可用番泻叶泡水代茶饮。

技术操作：胃脘胀满欲吐者，可用探吐法催吐；亦可采用顺时针方向按摩腹部，或按摩中脘、气海、关元、天枢、足三里、脾俞、胃俞等穴。

3. 肝气犯胃

（1）*证候表现*　胃脘胀痛，痛连两胁，遇烦恼郁怒则痛作或痛甚，脘闷嗳气，善太息，大便不畅，苔薄白，脉沉弦。

（2）*护治法则*　疏肝理气，和胃止痛。

（3）*护理措施*

生活起居：病室宜凉爽通风，安静整洁。

饮食护理：饮食宜清淡，少食生冷及甜黏食品，可食用萝卜、柑橘等行气解郁之品；亦可用佛手 10g 煎水代茶饮。郁怒悲伤时暂禁食，防止气食交阻。

用药护理：柴胡疏肝散加减。汤药可温服。

情志护理：指导患者重视情志调节，多参加文体活动，如下棋、听轻音乐等，保持心情愉悦，减少发作机会。

技术操作：可配合按摩中脘、气海、关元、天枢、足三里、脾俞、胃俞、肝俞、膻中等穴。

4. 瘀血阻滞

（1）*证候表现*　胃脘疼痛，如锥刺刀割，痛有定处，拒按，入夜尤甚，或见呕血、黑便，舌质紫黯或有瘀斑瘀点，脉弦涩。

（2）*护治法则*　活血化瘀，理气止痛。

（3）*护理措施*

生活起居：病室温暖，安静整洁，注意休息，避免劳累过度。

饮食护理：饮食应以流食或半流食为主，忌食粗糙、坚硬、煎炸之品，呕血、便血者应暂时禁食。可食山楂、果茶等行气活血之品。

用药护理：失笑散合丹参饮加减。汤药宜温服。痛如针刺者，可给三七粉、延胡索粉各 1.5g，温开水送服。

技术操作：可按摩中脘、气海、关元、天枢、足三里、脾俞、胃俞、肝俞等穴。

5. 脾胃虚寒

（1）*证候表现*　胃痛隐隐，绵绵不休，喜温喜按，空腹痛甚，得食则缓，劳累或受凉后疼痛发作或加重，泛吐清水，神疲纳少，四肢倦怠乏力，手足不温，大便溏薄，舌淡，脉虚弱或迟缓。

（2）*护治法则*　温中健脾，和胃止痛。

（3）*护理措施*

生活起居：病室宜温暖向阳，注意防寒保暖。

饮食护理：饮食宜温热、富营养，忌生冷、寒凉、肥甘之品，可多食温中健脾之品，如桂圆、牛奶、大枣、瘦肉、鸡蛋等。可将饴糖温水化服，每次 1~2 勺，每日

3 次。

用药护理：黄芪建中汤加减。汤药宜温热服，服药后宜进热粥、热饮，以助药力。

技术操作：痛时可热熨胃脘部，或艾灸中脘、足三里、神阙等穴。

6. 胃阴亏虚

（1）证候表现　胃脘隐隐灼痛，饥而不欲食，口干咽燥，消瘦乏力，大便干结，五心烦热，舌红少津，脉细数。

（2）护治法则　养阴益胃，和中止痛。

（3）护理措施

生活起居：病室宜湿润凉爽，患者应注意休息。

饮食护理：宜多食润燥生津之品，忌辛辣、肥腻、香燥之品及浓茶、咖啡等。可食雪梨、莲藕、百合、银耳、蜂蜜等；多饮水及果汁，可用石斛、麦冬煎汤代茶饮。胃酸缺乏者，可饭后吃山楂、梅子等以酸甘化阴。

用药护理：一贯煎合芍药甘草汤加减。汤药可少量多次偏凉服。

技术操作：可配合按摩中脘、气海、关元、天枢、足三里、脾俞、胃俞等穴。

【健康教育】

1. 慎起居，适寒温；注意劳逸结合，加强身体锻炼，增强体质；平时注意调摄情志，避免精神刺激。

2. 饮食有节，养成良好的饮食习惯，定时定量，少食生冷、辛辣、肥甘之品，戒烟酒；并注意饮食卫生；不在饭后做剧烈运动，悲伤郁怒时勿进食。

3. 及时查明胃痛原因，积极治疗原发疾病。

五、便秘

便秘是指大便秘结不通，排便周期延长，或粪质干结，难以排出，或虽有便意，而艰涩不畅的一种病证。便秘是一个独立的病证，也是临床多种疾病的常见症状。西医学的功能性便秘、肠易激综合征、肠炎等各种急、慢性疾病以便秘为主要临床症状者，均可参照本病辨证施护。

本病病因多与饮食不节、情志失调、年老体虚、感受外邪、劳逸失宜等有关，总的病机为邪滞大肠，腑气闭塞不通或肠失温润，推动无力，导致大肠传导功能失常。临床应根据排便周期、粪质及舌脉等情况，来区别证候的寒热虚实。

【辨证施护】

1. 实热便秘

（1）证候表现　大便干结，腹胀腹痛，面红身热，口干口臭，心烦不安，小便短赤，舌红，苔黄燥，脉滑数。

（2）护治法则　泻热导滞，润肠通便。

（3）护理措施

生活起居：病室宜凉爽、安静。培养定时排便的习惯。

饮食护理：饮食宜清淡、凉润，忌食辛辣肥甘，多饮水。可多食用蜂蜜、西瓜、苦瓜、核桃、松子、香蕉等；亦可用鲜菠菜250g，沸水烫3分钟后取出，麻油15g拌食，每日2次。

用药护理：麻子仁丸加减。中药偏凉服。亦可用番泻叶10g或生大黄6g，水煎代茶饮。

技术操作：可顺时针按摩腹部，亦可按揉天枢、大横、大肠俞、足三里等穴。

2. 气滞便秘

（1）证候表现　大便干结，或不甚干结，欲便不得出，或便而不畅，肠鸣矢气，腹中胀痛，胸胁满闷，嗳气频作，食少纳呆，苔薄腻，脉弦。

（2）护治法则　顺气导滞。

（3）护理措施

生活起居：病室内应通风，保持空气清新。养成定时排便的习惯。

饮食护理：饮食宜清淡，忌食肥甘、生冷、辛辣、不易消化之品。多食调气之品，如萝卜、柑橘、佛手等，可适当多食富含纤维素的粗粮、蔬菜、水果等以促进排便。

用药护理：六磨汤加减。汤药温服。另可用槟榔或佛手泡水代茶饮；亦可用决明子20g打碎，泡水代茶，以行气通滞。

情志护理：注意患者的情志变化，向其讲明情志与病情的关系，避免不良情绪的影响，保持心情舒畅。

技术操作：可按揉中脘、天枢、大横、大肠俞、足三里、长强等穴。

3. 气虚便秘

（1）证候表现　粪质不干，虽有便意，需努挣方出，便后乏力，面白神疲，肢倦懒言，舌淡苔白，脉弱。

（2）护治法则　益气润肠。

（3）护理措施

生活起居：劳逸结合，适当锻炼，增强体力。

饮食护理：饮食宜清淡、易消化、富营养，忌生冷瓜果。宜食益气润肠食物，如黄芪粥、山药粥、人参茶等；可用茯苓15g，水煎去渣取汁，加入适量粳米，煮粥服用。

用药护理：黄芪汤加减。汤药温服。

技术操作：可配合一指禅推中脘、天枢、大横、大肠俞、八髎、长强穴，按揉足三里、支沟穴。无力排便时，可顺时针按摩腹部10~15分钟。

4. 血虚便秘

（1）证候表现　大便干结，排出困难，面色无华，失眠多梦，心悸气短，健忘，口唇色淡，苔白，脉细。

（2）护治法则　养血润肠。

（3）护理措施

生活起居：病室温暖、安静整洁，适当参加体育锻炼，促进胃肠蠕动。

饮食护理：宜食易消化、补益之品，如饴糖、花生、大枣、芝麻、桑椹等。可用当归大枣粥：以当归 12g 水煎去渣取汁，入大枣 10 枚、粳米适量，煮粥服食；或用黑芝麻 60g，捣碎，用蜂蜜调食，每天 1~2 次。

用药护理：润肠丸加减。汤药宜温服。

技术操作：可按摩中脘、天枢、大横、大肠俞、长强、足三里、支沟等穴。

5. 寒积便秘

（1）证候表现　大便艰涩难出，腹痛拘急，胀满拒按，四肢不温，呃逆呕吐，小便清长，舌苔白腻，脉弦紧。

（2）护治法则　温里散寒，通便导滞。

（3）护理措施

生活起居：病室宜温暖向阳，多加衣被，适度参加体力劳动。

饮食护理：饮食宜温热，富营养，忌寒凉、生冷之品，可食肉苁蓉羊肉粥、肉桂炖猪肾等；可用松子仁、胡桃肉、黑芝麻各等分，共研细末，每次 10g，蜂蜜水调服。

用药护理：大黄附子汤加减。汤药宜热服。

技术操作：可用吴茱萸 500g，加生盐 100g 炒热，热熨腹部，以温暖下焦，散寒止痛。

【健康教育】

1. 起居有常；注意劳逸结合，适当运动，避免久坐少动；保持心情舒畅，忌忧思恼怒。

2. 饮食有节，平日宜多吃蔬菜、粗粮等含纤维素较多的食物，多食水果，多饮水。

3. 养成定时排便的习惯，便秘时，掌握简单处理便秘的方法，尽量避免依赖药物通便，可每日顺时针方向按摩腹部 100 次，以促进结肠蠕动，帮助排便。

六、泄泻

泄泻是以大便次数增多，粪质稀薄，甚至泻出如水样为特征的一种病证。泄泻一年四季皆可发病，以夏秋季为多见。西医学的急慢性肠炎、胃肠功能紊乱等以泄泻为主症者，均可参照本病辨证施护。

本病病因主要为感受外邪、饮食所伤、情志失调、脾胃虚弱、肾阳虚衰等，总的病机为脾虚与湿盛致肠道功能失司。临床应根据诱因、起病、泄泻特点、兼症及舌脉等情况，区别证候的寒热虚实。

【辨证施护】

1. 寒湿泄泻

（1）证候表现　泻下清稀，甚则如水样，肠鸣腹痛，脘闷食少，或兼恶寒发热，头身疼痛，苔薄白或白腻，脉濡缓。

（2）护治法则　芳香化湿，解表散寒。

（3）护理措施

生活起居：病室宜温暖向阳，安静整洁，多加衣被，做好腹部保暖，重者宜卧床休息。

饮食护理：饮食宜温热、易消化，忌食生冷寒凉、肥甘厚味。可食炒米粉、炒面粉以燥湿止泻。

用药护理：藿香正气散加减。汤药宜热服。服药后加盖衣被。

技术操作：可艾灸或隔姜灸中脘、天枢、上巨虚、下巨虚、阴陵泉、足三里等穴，也可予拔火罐，以疏散寒湿之邪。

2. 湿热泄泻

（1）证候表现　腹痛即泻，泻下急迫，或泻而不爽，粪色黄褐而臭，肛门灼热，或烦热口渴，小便短赤，苔黄腻，脉滑数或濡数。

（2）护治法则　清热利湿。

（3）护理措施

生活起居：病室宜通风，凉爽干燥，及时清理排泄物，更换衣被。

饮食护理：饮食宜清淡凉润，忌肥甘辛辣之品。可多饮果汁以清热利湿。可选用马齿苋粥：马齿苋60g，水煮去渣取汁，入粳米50g，煮粥服食。

用药护理：葛根芩连汤加减。汤药宜凉服。

技术操作：可按揉中脘、天枢、气海、关元、脾俞等穴。

3. 食滞肠胃

（1）证候表现　肠痛肠鸣，泻后痛减，泻下粪便臭如败卵，夹有未消化食物，不思饮食，脘腹痞满，嗳腐酸臭，舌苔垢浊或厚腻，脉滑。

（2）护治法则　消食导滞。

（3）护理措施

生活起居：病室宜安静整洁，空气新鲜。

饮食护理：严重者暂禁食，待宿食泻净后可进流食或半流食，少食多餐，可给山楂、麦芽、酸梅等以消食化滞。可食萝卜粥：白萝卜1个，粳米适量，煮粥服食。

用药护理：保和丸加减。汤药可少量多次温服。泻下不畅时用大黄、枳实、神曲煎水内服，以使积食尽快排出。

技术操作：可按揉中脘、天枢、气海、关元、大肠俞等穴。

4. 肝气乘脾

（1）证候表现　每因抑郁恼怒，或情绪紧张之时，即发生腹痛泄泻，便后痛缓，矢气频作，胸胁胀闷，嗳气食少，舌苔薄白，脉弦。

（2）护治法则　抑肝扶脾。

（3）护理措施

生活起居：病室宜凉爽通风，安静整洁。

饮食护理：饮食宜易消化、富营养，忌辛辣、煎炸、油腻及烟酒等，可常食金橘饼、陈皮等，以疏肝理气。可服莱菔子粥：莱菔子10g，粳米适量，煮粥服食。

用药护理：痛泻要方加减。汤药宜温服。

情志护理：注意患者的情志变化，嘱其保持心情舒畅，避免忧思恼怒。

技术操作：可按摩中脘、天枢、气海、关元、脾俞、胃俞、大肠俞、长强、太冲、肝俞、章门、期门等穴。

5. 脾胃虚弱

（1）证候表现　大便时溏时泻，饮食稍有不慎则便次增多，甚则夹有不消化饮食，饮食减少，食后脘闷不舒，面色萎黄，神疲倦怠，舌淡苔白，脉细弱。

（2）护治法则　健脾益胃。

（3）护理措施

生活起居：病室宜温暖向阳，注意休息，避免劳累。

饮食护理：饮食宜温热，富营养，易消化，少食多餐，忌生冷、肥甘之品，可多食牛羊肉、鸡蛋、牛奶、山药等；可以莲子、芡实、山药、白扁豆各10g，加水适量煮熟，喝汤吃药。

用药护理：参苓白术散加减。汤药宜温服。

技术操作：可灸脾俞、章门、中脘、天枢、足三里、关元等穴。亦可采用捏脊法：双手拇指桡侧缘抵住骶尾部皮肤，与食、中指同时用力捏拿皮肤，沿督脉双手交替捻动至大椎，中间可捻3下、提1下皮肤，重复3～5遍。

知识链接

捏脊疗法

捏脊是按摩方法名。本法有调整阴阳、通理经络、促进气血运行、改善脏腑功能等作用，常用于食欲不振、消化不良、腹泻、失眠及小儿疳积、感冒、发烧等病症。

具体操作方法：患者以俯卧位或半俯卧位为宜，施术者两手沿脊柱两旁，自尾骶部长强穴开始，由下而上连续地夹提肌肤，边捏边向前推进，一直捏到大椎穴，在捏脊的过程中，用力拎起肌肤，称为"提法"。每捏3次提1下，称"捏三提一法"；每捏5次提1下，称"捏五提一法"；也可以单捏不提。其中，单捏不提法刺激量较轻，"捏三提一法"最强。重复3～5遍后，再按揉肾俞穴2～3次。一般每天或隔天捏脊1次，6次为1个疗程。慢性疾病在1个疗程后可休息1周，再进行第2个疗程。

人体背部的正中为督脉，督脉的两侧均为足太阳膀胱经的循行路线。督脉和膀胱经是人体抵御外邪的第一道防线。因此，通过捏脊疗法，可以疏通经络，起到调整脏腑的作用。

6. 肾阳虚衰

（1）证候表现　黎明之前脐腹作痛，肠鸣即泻，泻后则安，形寒肢冷，腹部喜暖，腰膝酸软，舌淡苔白，脉沉弱。

（2）护治法则　温肾健脾，固涩止泻。

（3）护理措施

生活起居：病室宜温暖向阳，多着衣被，冬日多晒太阳，以振奋阳气。

饮食护理：饮食宜细软温热，易消化，忌生冷、肥甘之品，可适当食用狗肉、牛羊肉、胡桃、山药等；可用山药15g，芡实10g，粳米适量，煮粥服食。

用药护理：四神丸加减，中药宜热服。

技术操作：可艾灸脾俞、肾俞、命门、关元、足三里等穴以温补脾肾。

【健康教育】

1. 饮食有节，不可过食生冷，避免食入不洁及腐败食物。

2. 生活起居有常，慎防外邪，加强身体锻炼，增强脾胃运化功能，保持心情舒畅，忌忧思伤脾。

3. 讲究个人卫生，饭前便后洗手，防止"病从口入"。

七、不寐

不寐又称失眠，是以经常不能获得正常睡眠为特征的一类病证。其主要表现为睡眠时间、深度的不足及不能消除疲劳、恢复体力与精力。轻者入睡困难，或寐而不酣，时寐时醒，或醒后不能再寐，重者彻夜不眠。不寐者醒后常见神疲乏力、头晕头痛、心悸健忘及心神不宁。西医学的神经官能症、更年期综合征等凡以失眠为主症者，均可参照本病辨证施护。

本病病因多与情志失调、饮食不节、劳逸失度、病后体虚等因素有关。总的病机为阳盛阴衰，阴阳失交。临床应根据诱因、失眠特点、兼症及舌脉等情况，来区别证候的虚实寒热。

【辨证施护】

1. 肝火扰心

（1）证候表现　心烦不寐，多梦，急躁易怒，头晕头胀，目赤口苦，便秘溲赤，舌红苔黄，脉弦而数。

（2）护治法则　疏肝泻火，镇心安神。

（3）护理措施

生活起居：病室宜凉爽安静，避免强光、噪音，为患者创造良好的睡眠环境。

饮食护理：饮食宜清淡、易消化，忌辛辣、肥甘之品，忌烟酒。入睡前忌饮浓茶、咖啡等。可食芹菜、菊花、金橘等疏肝理气泻火之品。

情志护理：避免焦虑、郁怒等不良情绪的干扰，通过与患者聊天了解其心理状态，适时开导，鼓励其多参加一些文体活动，保持心情愉悦。

用药护理：龙胆泻肝汤加减。汤药宜温服。大便秘结者可用番泻叶 10g，泡水代茶饮。

技术操作：可用王不留行籽耳穴贴压额、脑、肝、脾、神门、心、皮质下等穴，每次选 3~5 个穴，每天睡前揉按 3~5 分钟，以宁心安神，促进睡眠。

2. 痰热内扰

（1）证候表现　心烦不寐，胸闷泛恶，嗳气，头重目眩，口苦，舌红苔黄腻，脉滑数。

（2）护治法则　清热化痰，和中安神。

（3）护理措施

生活起居：病室内应凉爽通风，安静整洁，光线柔和。

饮食护理：饮食宜清淡凉润，忌肥甘厚味助湿生痰之品。可多食海带、鲜竹笋、山药、薏苡仁等清热化痰健脾之品。

用药护理：温胆汤加减。汤药可少量多次凉服。

技术操作：可用王不留行籽耳穴贴压肝、脾、神门、心、皮质下等穴，每天睡前揉按 3~5 分钟。

3. 阴虚火旺

（1）证候表现　心烦不寐，心悸不安，头晕耳鸣，健忘，腰酸梦遗，五心烦热，口干津少，舌红少苔，脉细数。

（2）护治法则　滋阴降火，清心安神。

（3）护理措施

生活起居：病室宜凉爽通风，安静整洁，空气新鲜，作息规律。

饮食护理：宜食滋阴降火之品，忌辛温香燥、易耗津液之品。可服枸杞百合粥：枸杞子30g，百合30g，粳米200g，加水煮粥，入冰糖适量，每次1碗，每日1~2次。

用药护理：黄连阿胶汤加减。汤药可稍凉服。

技术操作：可用王不留行籽耳穴贴压肝、肾、神门、皮质下等穴，每天睡前揉按 3~5 分钟。

4. 心脾两虚

（1）证候表现　多梦易醒，心悸健忘，头晕目眩，神疲食少，四肢倦怠，腹胀便溏，面色少华，舌质淡，脉细无力。

（2）护治法则　补益心脾，养心安神。

（3）护理措施

生活起居：病室宜安静整洁，温暖向阳，作息规律，劳逸结合。

饮食护理：饮食宜易消化、富营养，忌辛辣、煎炸、黏腻及烟酒等，可食莲子粥、黄芪大枣粥、龙眼粥等健脾养心之品。

用药护理：归脾汤加减。汤药宜温服。

技术操作：可在睡前用中药汤液泡足，以促进睡眠；或在睡前用双手揉按对侧涌泉穴 60 次。

5. 心胆气虚

（1）证候表现　心烦不寐，多梦易醒，触事易惊，胆怯心悸，伴气短自汗、倦怠乏力，舌淡，脉弦细。

（2）护治法则　益气镇惊，安神定志。

（3）护理措施

生活起居：病室宜整洁清静，避免嘈杂。

饮食护理：饮食宜清淡，富营养，忌食辛辣、肥甘之品，戒烟酒。可食大枣粥、莲子粥、黄芪粥等。亦可用酸枣仁 10g，泡水当茶饮。

用药护理：安神定志丸合酸枣仁汤加减。汤药宜温服。

技术操作：可用王不留行籽耳穴贴压心、胆、神门、皮质下等穴，每天睡前揉按 3～5 分钟。

【健康教育】

1. 起居有常，养成良好的生活习惯；适当参加体力活动及户外运动；睡前用热水泡脚。

2. 饮食有节，晚餐勿过饱，睡前避免饮用浓茶、咖啡等使人兴奋的饮料，睡前可喝一杯热牛奶，有促进睡眠作用。

3. 避免七情刺激，保持心情愉悦。

4. 不易入睡时可听舒缓的音乐，或揉按双侧涌泉穴 60 次，以促进睡眠。

八、胸痹

胸痹是以胸部闷痛，甚则胸痛彻背，喘息不得卧为主症的一种病证。轻者仅感胸闷如窒，呼吸欠畅，重者则有胸痛，严重者心痛彻背、背痛彻心，或发展为真心痛。西医学的冠状动脉粥样硬化性心脏病、心肌炎、心包炎等以膻中及左胸部发作性憋闷疼痛为主要表现者，均可参照本病辨证施护。

本病病因主要与年老体虚、饮食不当、情志失调、寒邪内侵等因素有关，总的病机为心脉痹阻。临床应根据诱因、胸痛发作特点、兼症及舌脉等情况，来区别证候的虚实寒热。

【辨证施护】

1. 阴寒凝滞

（1）证候表现　突然胸痛彻背，背痛彻胸，感寒痛甚，胸闷气短，心悸，气短，面色苍白，四肢厥冷，苔薄白，脉沉紧或沉细。

（2）护治法则　辛温通阳，开痹散寒。

（3）护理措施

生活起居：病室宜温暖向阳，安静整洁，多加衣被，畏寒甚者可用热水袋保暖。

饮食护理：饮食宜温热，忌生冷寒凉之品，忌烟酒。饮食可加入少量干姜、川椒等增加温热属性，可热饮姜糖水以温阳散寒。

用药护理：瓜蒌薤白白酒汤加减。汤药宜热服。服药后观察疼痛缓解程度及患者的反应。

技术操作：可艾灸心俞、厥阴俞、膏肓俞、关元、气海等穴，每日或隔日1次，10次为1个疗程。

2. 心血瘀阻

（1）证候表现　胸部刺痛，固定不移，入夜尤甚，时有心悸不宁，舌质紫黯，脉沉细涩。

（2）护治法则　活血化瘀，通脉止痛。

（3）护理措施

生活起居：病室安静，注意休息，加强巡视，密切观察病情变化。

饮食护理：饮食宜温热，可食瘦肉、鱼类、水果、蔬菜等，忌肥甘厚味、浓茶、咖啡等。可酌情少量饮用山楂酒、红花酒、丹参酒等，以助气血运行。

用药护理：血府逐瘀汤加减。汤药宜热服，密切观察服药后反应。

技术操作：可用王不留行籽贴压耳穴的交感、心、皮质下等穴，每天睡前揉按3~5分钟。

3. 痰浊壅塞

（1）证候表现　胸闷如窒而痛，或痛引肩背，气短喘促，肢体沉重，形体肥胖，痰多，苔浊腻，脉滑。

（2）护治法则　通阳泄浊，豁痰开结。

（3）护理措施

生活起居：病室宜凉爽通风，安静整洁。

饮食护理：宜食健脾化痰之品，忌肥甘，戒烟酒。可食竹笋、海蜇、山药、荸荠、白萝卜等。可常食荷叶粥：荷叶1张煎汤，再加粳米100g煮粥，早晚服用。

用药护理：瓜蒌薤白半夏汤加减。汤药宜温服。

技术操作：可按摩内关、神门、膻中、中脘、丰隆、太渊、心俞、脾俞等穴。

4. 气阴两虚

（1）证候表现　胸闷隐痛，时作时止，心悸气短，倦怠乏力，面色少华，头晕目眩，遇劳则甚，舌偏红或有齿痕，脉细弱无力或结代。

（2）护治法则　益气养阴，活血通络。

（3）护理措施

生活起居：患者注意休息，减少体力耗损，病情允许时可做适当锻炼。

饮食护理：宜食益气健脾养阴之品，忌生冷、油腻。可食用黄芪粥、山药粥、百合粥、木耳等食物，或可以西洋参9g水煎代茶饮。

用药护理：生脉散合人参养荣汤加减。汤药宜温服。

技术操作：可用王不留行籽贴压耳穴的心、冠状动脉区、小肠、皮质下等穴，每天睡前揉按 3~5 分钟。

5. 心肾阴虚

（1）证候表现　胸闷且痛，心悸盗汗，心烦不寐，头晕耳鸣，腰膝酸软，潮热盗汗，舌红少津，少苔或剥苔，脉细数或结代。

（2）护治法则　滋阴益肾，养心安神。

（3）护理措施

生活起居：病室内温度不宜过高，光线宜稍暗。

饮食护理：饮食宜清淡、滋润之品，忌食辛辣、肥甘，戒烟酒。可食银耳粥、莲米粥、百合粥等。可常食首乌芹菜粥：何首乌 50g，芹菜 100g，瘦猪肉末 50g，粳米 100g，盐和味精适量，煮粥食用。

用药护理：左归饮加减。汤药宜稍凉服。

技术操作：可用王不留行籽耳穴贴压心、肾、神门、皮质下等穴，每天睡前揉按 3~5 分钟。

6. 阳气虚衰

（1）证候表现　胸闷气短，甚则胸痛彻背，心悸怔忡，畏寒肢冷，神疲乏力，自汗，舌质淡胖，苔白腻，脉沉细或沉微欲绝。

（2）护治法则　益气温阳，活血通络。

（3）护理措施

生活起居：病室宜温暖向阳，注意防寒保暖。

饮食护理：饮食宜温热，忌食生冷、寒凉之品。可食牛肉汤、羊肉汤、大蒜、韭菜、薤白等。

用药护理：参附汤合右归饮加减。汤药宜热服。

技术操作：可艾灸心俞、厥阴俞、膏肓俞、关元、气海等穴，每日或隔日 1 次，10 次为 1 个疗程。

【健康教育】

1. 起居有常，劳逸适度，适当进行体育锻炼，如散步、打太极拳等；注意寒温变化，适时增减衣被，防止外邪入侵。

2. 合理调整饮食，宜低盐、低脂、低胆固醇，多食蔬菜水果，忌烟酒；肥胖者应控制食量，适当减肥。保持大便通畅，避免因便秘诱发胸痛。

3. 避免七情刺激，保持心情愉悦，避免情志过激引起胸痛。

4. 指导患者及家属在病情发作时的简易应急措施，随身携带急救药如硝酸甘油、速效救心丸等，定时复诊。

九、中风

中风又名卒中，是以猝然昏仆、不省人事、口眼㖞斜、半身不遂、语言謇涩，或仅见口眼㖞斜为主要表现的病证。根据患者有无神志改变而分为中经络和中脏腑。中经络者，一般无神志改变而病轻；中脏腑者，常有神志不清而病重。中风一年四季皆可发病，但以冬春两季好发，多见于中老年人。西医学中凡以急性起病、突然昏仆、半身不遂、口眼㖞斜、言语障碍、偏身麻木为主要临床表现的脑血管疾病，均可参照本病辨证施护。

本病病因主要是积损正衰，劳欲过度，饮食不节，情志所伤和气虚邪中，总的病机为阴阳失调，气血逆乱。临床应根据发病特点、神志改变、病位、病情及舌脉等情况，来区别中经络、中脏腑及证候的虚实。

【辨证施护】

（一）中经络

1. 风痰入络

（1）证候表现 口眼㖞斜，语言不利，口角流涎，舌强语謇，甚则半身不遂，头晕目眩，舌质暗淡，苔薄白或白腻，脉弦滑。

（2）护治法则 祛风化痰通络。

（3）护理措施

生活起居：病室宜安静，空气清新，眩晕重者宜卧床休息。长期卧床者要防止褥疮的发生。密切观察病情变化。

饮食护理：饮食宜清淡易消化，忌辛辣、肥甘之品，忌烟酒。可多食芹菜、冬瓜、黄瓜、木耳、香菇、梨等。

用药护理：化痰通络汤加减。汤药宜温服。

技术操作：使瘫痪肢体处于功能位置，指导和帮助患者进行肢体功能锻炼，半身不遂者可按摩肩髃、曲池、外关、合谷、阳陵泉、足三里、下关、委中、阴陵泉、三阴交等穴。

2. 风阳上扰

（1）证候表现 素有头晕头痛，突然发生口眼㖞斜，舌强语謇，甚则半身不遂，口苦咽干，心烦易怒，尿赤便干，舌质红，苔薄黄，脉弦有力。

（2）护治法则 平肝潜阳，息风通络。

（3）护理措施

生活起居：病室宜安静整洁，空气新鲜，光线柔和，温湿度适宜，做好口腔护理，可用生理盐水或金银花煎水漱口，保持大便通畅。长期卧床者，注意防止褥疮的发生。

饮食护理：饮食宜清淡凉润，易消化，忌辛辣炙煿、肥甘厚味。可多食芹菜、菠菜、丝瓜、冬瓜、黄瓜、木耳、绿豆、梨等。

用药护理：天麻钩藤饮加减。

技术操作：参见"风痰入络"证。

3. 阴虚风动

（1）证候表现 突然发生口眼㖞斜，言语不利，甚或半身不遂，伴有烦躁不眠，头晕耳鸣，腰膝酸软，盗汗，舌质红绛，少苔或无苔，脉弦细数。

（2）护治法则　滋阴潜阳，息风通络。

（3）护理措施

生活起居：病室宜凉爽通风，安静整洁，忌冷风直接吹入。

饮食护理：饮食宜清淡凉润，易消化，忌辛辣炙煿、肥甘厚味。可多食芹菜、菠菜、冬瓜、黄瓜、木耳、梨等，或百合莲子苡仁粥、银耳羹等。

用药护理：镇肝熄风汤加减。

技术操作：参见"风痰入络"证。

（二）中脏腑

1. 痰热腑实

（1）证候表现　素有头痛眩晕、心烦易怒、痰多而黏、便秘等症，突然发病，昏仆不省人事，半身不遂，口舌歪斜，语言不利，肢体强硬拘急，舌质黯红，苔黄腻，脉弦滑或弦涩。

（2）护治法则　通腑泄热，息风化痰。

（3）护理措施

生活起居：病室宜安静整洁，空气新鲜，光线柔和，温湿度适宜，保持大便通畅。长期卧床者，注意防止褥疮的发生。密切观察病情变化。

饮食护理：饮食宜清淡，易消化，忌辛辣炙煿、肥甘厚味。可多食绿豆粥、小米粥、芹菜汤、白菜汤、萝卜汤、西瓜汁等。

用药护理：桃仁承气汤加减。必要时鼻饲，服药后观察泻下情况。

技术操作：参见"风痰入络"证。

2. 痰火瘀闭

（1）证候表现　突然昏仆，不省人事，牙关紧闭，口噤不开，肢体强痉拘急，面赤身热，躁扰不宁，气粗口臭，大小便闭，舌质红，苔黄腻，脉弦滑数。

（2）护治法则　息风清火，豁痰开窍。

（3）护理措施

生活起居：病室宜安静、凉爽，空气新鲜，绝对卧床休息，翻身时尽量减少头部活动。加强口腔护理，烦躁不安者宜加床栏，防止坠床。密切观察病情变化。

用药护理：羚角钩藤汤加减，或安宫牛黄丸或至宝丹，服药时要防止呛咳，必要时采取鼻饲给药法。

技术操作：参见"风痰入络"证。高热神昏者可十二井穴点刺放血。

3. 痰浊瘀闭

（1）证候表现　突然昏仆，不省人事，半身不遂，口眼㖞斜，痰涎壅盛，肢体强痉，面白唇暗，四肢不温，甚则四肢厥冷，大小便闭，舌质淡，苔白腻，脉沉滑。

（2）护治法则　化痰息风，醒神开窍。

（3）护理措施

生活护理：病室宜安静、温暖，空气新鲜，长期卧床者防止褥疮、肺炎等并发症，神志不清者防止坠床。密切观察病情变化。

用药护理：涤痰汤加减，另可用苏合香丸，必要时鼻饲给药。

技术操作：不省人事者可十二井穴点刺放血。

4. 脱证（阴竭阳亡）

（1）证候表现　突然昏仆，不省人事，肢体软瘫，半身不遂，口眼㖞斜，目合口张，鼻鼾息微，手撒肢冷，冷汗淋漓，二便自遗，舌痿软，脉微欲绝。

（2）护治法则　益气回阳，救逆固脱。

（3）护理措施

生活护理：病室宜安静、温暖，空气新鲜，注意保暖，增加衣被。加强皮肤护理，防止褥疮的发生。密切观察病情变化。

用药护理：参附汤合生脉散加减。亦可用参附注射液、生麦注射液静脉滴注。

技术操作：艾灸关元、神阙、气海等穴，每穴 20～30 分钟，以回阳固脱。

【健康教育】

1. 慎起居，避风寒。劳逸适度，适当进行体育锻炼。中老年人更要重视体育锻炼，如慢跑、打太极拳等。

2. 合理调整饮食，饮食宜清淡，忌辛辣刺激、肥甘厚味，戒烟酒。

3. 避免烦劳、恼怒等不良情绪刺激，保持心情愉悦，气血调畅。

4. 平时血压高者应遵医嘱服用降压药。出现头晕、头痛、肢麻、言语不清等中风先兆症状时，应及早就医。

十、黄疸

黄疸是以身黄、目黄、小便黄为主症的一种病证，其中目睛黄染为本病的主要特征。黄疸临床有阳黄、阴黄之分，急黄乃阳黄之重症。西医学中病毒性肝炎、肝硬化、胆囊炎、某些消化系统肿痛等以黄疸为主要临床表现者，均可参照本病辨证施护。

本病病因主要与感受外邪，饮食不节，脾胃虚寒，积聚转化，砂石、虫体阻滞胆道等因素有关。总的病机为湿浊阻滞，肝胆疏泄失常，胆汁外溢。临床应根据黄疸色泽，结合病势、病程、兼症及舌脉等情况，来区别阳黄、阴黄。

【辨证施护】

（一）阳黄

1. 热重于湿

（1）证候表现　身目俱黄，黄色鲜明，发热口渴，心烦欲呕，脘腹胀满，口干苦，小便短赤，大便秘结，舌红，苔黄腻，脉弦数或滑数。

（2）护治法则　清热利湿，通腑泻下。

（3）护理措施

生活起居：病室宜凉爽干燥，通风良好，空气新鲜。

饮食护理：饮食宜偏凉润，忌辛辣、油腻之品。可多食西瓜、雪梨、薏苡仁、赤小豆等。可食栀子仁粥：栀子仁 5g，粳米 60g，煮粥。

用药护理：茵陈蒿汤加减，汤药宜温服。伴恶心呕吐者，中药汤剂可加姜汁兑服。

技术操作：可用大黄 15g 煎水，待凉后灌肠，以排毒泄浊。

2. 湿重于热

（1）证候表现　身目俱黄，但其色不如热重者鲜明，头身困重，胸脘痞满，恶心呕吐，腹胀，小便短黄，大便溏垢，舌苔厚腻微黄，脉弦滑或濡缓。

（2）护治法则　利湿化浊，清热退黄。

（3）护理措施

生活起居：病室宜温湿度适宜，通风整洁。

饮食护理：饮食宜清淡，易消化，可选用利水之品，如泥鳅炖豆腐：泥鳅去内脏100g，鲜豆腐 100g，加入适量调料炖熟食用。亦可用芹菜煮汁饮服。

用药护理：茵陈五苓散加减。汤药宜温服，恶心呕吐者可少量多次服。

技术操作：可用鲜茵陈 1 把，生姜 1 块，捣烂，敷于胸前四肢处，每日擦之，有助于退黄。

3. 急黄

（1）证候表现　黄疸急起，迅速加深，其色如金，高热烦渴，神昏谵语，烦躁抽搐，或见衄血、便血，或肌肤瘀斑，舌红绛，苔黄而燥，脉弦滑数或细数。

（2）护治法则　清热解毒，凉血开窍。

（3）护理措施

生活起居：病室宜安静凉爽，绝对卧床休息。做好口腔及皮肤护理。传染性患者注意隔离消毒。密切观察病情变化。

饮食护理：饮食予以流质，好转后可予半流食，高热者可给予梨汁、藕汁等以清热生津，神昏者予以鼻饲。

用药护理：犀角散加减，中药宜浓煎，少量频服，或鼻饲灌入。

技术操作：可用通关法：苦瓠 1 枚开孔，以水煮之，取汁滴入鼻中。

（二）阴黄

1. 寒湿阻遏

（1）证候表现　身目俱黄，黄色晦暗如烟熏，脘闷腹胀纳少，大便溏薄，畏寒神疲，口淡不渴，舌淡，苔白腻，脉濡缓或沉迟。

（2）护治法则　健脾和胃，温化寒湿。

（3）护理措施

生活起居：病室宜温暖向阳，注意防寒保暖。

饮食护理：饮食宜温热，忌生冷、油腻之品。可食干姜粥、薏苡仁粥等以利湿退黄。

用药护理：茵陈术附汤加减，汤药宜温服。

技术操作：可艾灸胆俞、脾俞、阴陵泉、三阴交等穴。

2. 脾虚湿滞

（1）证候表现　面目及肌肤发黄，其色浅淡，甚则晦暗无泽，伴心悸气短，肢软乏力，纳呆便溏，尿黄，舌淡，苔薄，脉濡细。

（2）护治法则　健脾温中，补气养血。

（3）护理措施

生活起居：病室宜温暖向阳，注意防寒保暖。

饮食护理：饮食宜温热、富营养、易消化，忌坚硬、生冷、油腻之品。可多食鱼、肉、禽、蛋等，以助补养正气，祛邪外出。可予茵陈附子粥：茵陈 15g，制附子 6g，生姜 15g，大枣 10 枚，水煎，去渣取汁，另以水煮粳米 100g，等粥将熟时加入药汁，煮熟后食用。

用药护理：黄芪建中汤加减。汤药宜温热服。

技术操作：可艾灸足三里、三阴交、关元、气海等穴。

【健康教育】

1. 慎起居，节饮食，劳逸适度，保持心态平和，忌恼怒抑郁。

2. 积极治疗原发病，肝炎病流行期间可注射疫苗或预防给药。预防给药可予土茯苓 30g，鲜马齿苋 60g，生姜 6g，水煎服。

十一、鼓胀

鼓胀是指腹部胀满如鼓，皮色苍黄，脉络显露的病证。因本病仅腹部胀大而肢体无恙，故又名单腹胀。西医学中的肝硬化腹水、结核性腹膜炎、腹腔肿瘤、心肾疾病等凡以鼓胀为主症者，均可参照本病辨证施护。

本病病因多与酒食不节、情志刺激、虫毒感染、他病续发等有关。总的病机为肝脾肾失调，气血水互结。临床应根据发病、腹胀特点、兼症及舌脉等情况，来辨别病位及虚实。

【辨证施护】

1. 气滞湿阻

（1）证候表现　腹部胀大，按之即起，胁下胀满或疼痛，纳呆食少，食后胀甚，嗳气、矢气后稍减，小便短少，大便不爽，苔白腻，脉弦。

（2）护治法则　疏肝理气，行湿散满。

（3）护理措施

生活起居：病室宜安静整洁，湿温度适宜，注意保暖及休息，保持皮肤清洁。

饮食护理：宜食疏利之品，可多食白菜、大蒜、韭菜、香菇、鲤鱼、赤小豆、薏苡仁等，适当控制饮水量。可食薤白粥：薤白 10g，大米 50g，煮粥。宜少食易产气、壅阻气机的食物，如牛奶、南瓜、土豆及甜品等。

情志护理：调畅情志，避免忧思恼怒等不良刺激。

用药护理：柴胡疏肝散合胃苓汤加减。汤药宜温服。

技术操作：可用大蒜、车前草各 15g，捣烂贴脐，每日 1 剂，以理气化湿。

2. 寒湿困脾

（1）证候表现　腹大胀满，按之如囊裹水，下肢浮肿，脘腹痞胀，得热稍舒，周身困重，精神倦怠，尿少便溏，苔白腻，脉濡缓或弦迟。

（2）护治法则　温中健脾，行气利水。

（3）护理措施

生活起居：病室宜温暖向阳。下肢浮肿者，睡眠时可用软垫抬高下肢，注意休息。

饮食护理：宜食温阳利湿之品，忌生冷黏腻之食物。可多食薏苡仁、山药、赤小豆、鲫鱼等，多用葱姜作调料，以利祛除寒湿之邪。平时可多食赤小豆大枣粥等，以健脾利湿。

用药护理：实脾饮加减。汤药宜热服。

技术操作：可灸腹部，以脐为中心，从左至右，从上至下，进行十字灸，以理气消胀。

3. 湿热蕴结

（1）证候表现　腹大坚满，脘腹撑急，拒按，扪之灼手，烦热口苦，渴不欲饮，或有面目、肌肤发黄，小便赤涩，大便秘结或溏垢，舌边尖红，苔黄腻或灰黑，脉弦数。

（2）护治法则　清热利湿，攻下逐水。

（3）护理措施

生活起居：病室宜干燥、凉爽通风，注意休息。

饮食护理：宜食凉润、渗湿之品，忌辛辣及肥甘厚味。可多食新鲜蔬菜水果，如冬瓜、赤小豆、葫芦、黄花菜、鲫鱼、藕、西瓜等。

用药护理：中满分消丸合茵陈蒿汤加减。汤药宜凉服。烦热口渴者，可用白茅根 3g，煎水代茶饮。

技术操作：腹胀甚者可用芒硝 100g，布包敷于腹部，以消胀行水；便秘者可按顺时针方向按摩腹部，促进肠蠕动。

4. 肝脾血瘀

（1）证候表现　腹大坚满，青筋暴露，胁下癥块刺痛，面色晦暗黧黑，或面颈胸臂有血痣赤缕，呈丝纹状，手掌赤痕，唇色紫褐，渴欲饮水不能下，大便色黑，舌质紫黯或有瘀斑，脉细涩。

（2）护治法则　活血化瘀，行气利水。

（3）护理措施

生活起居：病室温暖通风，患者注意休息。密切观察病情变化，注意出血倾向。

饮食护理：饮食宜营养丰富、易消化，忌粗糙、硬固、生冷、煎炸之品，忌烟酒。可食行气活血之品，如桃仁粥：桃仁 100g，去皮尖，取汁与粳米同煮。

用药护理：调营饮加减。汤药宜温服。胁下刺痛者，可予延胡索、三七粉各 1.5g，温水冲服，以行气活血止痛。

技术操作：可用王不留行籽耳穴贴压肝、胃、脾、三焦、腹、交感、神门、皮质下等穴，每次取 3~5 个穴。

5. 脾肾阳虚

（1）证候表现　腹大胀满，入暮尤甚，面色萎黄或苍白，脘闷纳呆，畏寒肢冷，浮肿尿少，舌淡胖，边有齿痕，脉沉弱无力。

（2）护治法则　温补脾肾，化气行水。

（3）护理措施

生活起居：病室宜温暖向阳，多加衣被，慎防外感。

饮食护理：宜食宜营养丰富、易消化，以温补为主，忌粗糙、硬固、生冷、煎炸之品。可多食牛羊肉、龙眼肉、山药、大枣等，可适当用葱、姜、蒜、韭菜、胡椒等作调料，以增加饮食的温热之性。

用药护理：附子理中丸合五苓散、济生肾气丸加减，汤药宜热服。

技术操作：可灸腹部关元、神阙、中极等穴，或进行腹部葱熨法、盐熨法等，以温阳利水。

6. 肝肾阴虚

（1）证候表现　腹大胀满，甚则青筋暴露，形体消瘦，面色黧滞，唇紫口燥，心烦失眠，齿鼻时有衄血，小便短赤，舌红绛少津，脉弦细数。

（2）护治法则　滋养肝肾，凉血化瘀。

（3）护理措施

生活起居：病室宜凉爽湿润，注意卧床休息。

饮食护理：饮食宜凉润、易消化，忌食辛辣、肥甘、硬固之品。可食瘦肉、牛奶、甲鱼、木耳、鸡蛋及新鲜蔬菜、水果等，亦可饮用梨汁、荸荠汁、藕汁、甘蔗汁等以润燥生津。

用药护理：六味地黄丸合一贯煎合膈下逐瘀汤加减。汤药宜稍凉服。

技术操作：可用王不留行籽耳穴贴压肝、胃、脾、三焦、腹、交感、神门、皮质下等穴，每次取 3~5 个穴。

【健康教育】

1. 起居有常，劳逸适度，适当进行体育锻炼，如散步、打太极拳等。

2. 饮食有节，适当控制饮水量，宜低盐饮食，忌肥甘厚味，忌烟酒，多食蔬菜水果。

3. 避免七情刺激，保持平和心态。

4. 积极治疗黄疸、积聚等原发病。

十二、淋证

淋证是以小便频数短涩，淋沥刺痛，小腹拘急，痛引腰腹为主症的病证。临床可分为热淋、气淋、血淋、膏淋、石淋、劳淋6种。西医学中的急慢性泌尿系感染、尿路结石、泌尿系结核、急慢性前列腺炎等凡以淋证为主症者，均可参照本病辨证施护。

本病病因多与外感湿热、饮食不节、情志失调、体虚劳倦等因素有关。总的病机为湿热蕴结下焦，导致膀胱运化不利。临床应根据发病特点、小便特点、兼症、舌脉等，来辨别淋证类型。

【辨证施护】

1. 热淋

（1）证候表现 小便频数短涩，灼热刺痛，溺色黄赤，少腹拘急胀痛，或有腰痛拒按，或有寒热、口苦、呕恶，或有大便秘结，苔黄腻，脉滑数。

（2）护治法则 清热利湿通淋。

（3）护理措施

生活起居：病室宜凉爽、干燥，保持外阴部清洁。

饮食护理：宜食偏凉滑利渗湿之品，多食蔬菜、水果。忌辛辣、烟酒等刺激性食物及肥甘厚味。多饮水或绿茶，或用珍珠草30~60g，水煎代茶饮。

用药护理：八正散加减。汤药宜凉服。

技术操作：可用王不留行籽耳穴贴压肾、交感、神门等穴。

2. 气淋

（1）证候表现 实证表现为小便涩滞，淋沥不畅，少腹胀满疼痛，苔薄白，脉多沉弦。虚证表现为少腹坠胀，尿有余沥，面白舌淡，脉虚无力。

（2）护治法则 实证宜利气疏导，虚证宜补中益气。

（3）护理措施

生活起居：居室宜安静凉爽，保持空气新鲜，虚证者注意卧床休息。

饮食护理：饮食宜富营养、易消化，忌食辛辣炙煿、肥甘厚味之品。实证可食新鲜蔬菜水果，如萝卜、柑橘、丝瓜等理气之品。虚证可用山茱萸粥：山茱萸15g，与粳米100g煮粥服用。

用药护理：实证用沉香散加减；虚证用补中益气汤加减。

情志护理：通过劝慰、开导使患者调畅情志，保持情绪稳定。

技术操作：可配合揉按气海、中极、百会等穴以疏导理气。

3. 血淋

（1）证候表现 实证表现为小便热涩刺痛显著，尿色深红，或夹有血块，疼痛满急加剧，或见心烦，舌尖红，苔黄，脉滑数。虚证表现为尿痛涩滞不显著，尿色淡红，腰膝酸软，倦怠乏力，舌淡红，脉细数。

（2）护治法则 实证宜清热通淋，凉血止血；虚证宜滋阴清热，补虚生血。

（3）护理措施

生活起居：病室宜凉爽，空气清新，注意卧床休息，密切观察病情变化。

饮食护理：饮食宜清淡、富营养，忌辛辣、炙煿之品。可用白茅根煎水代茶饮，以清热凉血通淋。

用药护理：实证小蓟饮子加减；虚证用知柏地黄丸加减。

技术操作：可配合按压三阴交、阴陵泉、肾俞、膀胱俞等穴。

4. 膏淋

（1）证候表现 实证小便浑浊如米泔水，上有浮油如脂，置之沉淀如絮状，或混有血液，尿道热涩疼痛，舌红，苔黄腻，脉濡数。虚证病久不愈，反复发作，淋出如脂，涩痛不甚，但形体日渐消瘦，腰膝酸软，头昏无力，舌淡，苔腻，脉细弱无力。

（2）护治法则 实证宜清热利湿，分清泄浊；虚证宜补虚固涩。

（3）护理措施

生活起居：病室宜温暖向阳，注意防寒保暖。避免过度劳累，节制房事。

饮食护理：饮食宜清淡、易消化，忌生冷、辛辣炙煿及肥甘厚味。实证可用荠菜花、玉米须各30g，水煎代茶饮；虚证可食芡实茯苓粥：芡实、茯苓各15g，煮至软烂加入粳米适量，煮粥食用。

用药护理：实证程氏萆薢分清饮加减；虚证用膏淋汤加减。

技术操作：可配合揉按关元、阳陵泉、肾俞、膀胱俞等穴。

5. 石淋

（1）证候表现 尿中夹杂砂石，排尿涩痛，或排尿时突然中断，尿道窘迫疼痛，少腹拘急，或腰腹绞痛难忍，尿中带血，舌红，苔薄黄，脉弦或带数。

（2）护治法则 清热利湿，通淋排石。

（3）护理措施

生活起居：根据结石部位，配合适当运动，如跳绳等，排尿后注意观察排石情况。

饮食护理：饮食宜多选蔬菜、水果，多饮水。少食用菠菜、土豆、牛奶、蛋黄、动物内脏等含钙、磷高的食物。有条件者可做结石成分分析，有针对性地进行饮食指导。

用药护理：石韦散加减；或用金钱草50g，鸡内金50g，大枣5枚，水煎代茶饮。

技术操作：疼痛发作时，可用王不留行籽耳穴贴压肾、输尿管、交感、神门等穴。如绞痛不缓解，可适量给镇痛解痉剂。

6. 劳淋

（1）证候表现 小便不甚赤涩，但淋沥不已，时作时止，遇劳即发，病程缠绵，腰膝酸软，神疲乏力，舌质淡，脉虚弱。

（2）护治法则 健脾益肾。

（3）护理措施

生活起居：病室宜温暖向阳，防外感，注意休息，节制房事。

饮食护理：饮食以健脾益肾、富营养、易消化为宜，忌生冷、油腻、硬固之品，可多食山药、牛奶、核桃、枸杞子粥、薏苡仁大枣粥、莲子桂圆粥等。

用药护理：无比山药丸加减，汤药宜温热服。

技术操作：腰痛者，可用热水袋热敷腰部，或用葱热熨腰部，或取脾俞、肾俞，拔火罐。

【健康教育】

1. 起居有常，劳逸结合，适当进行体育锻炼，以增强体质。

2. 保持良好的饮食习惯，饮食宜清淡、易消化，多饮水，忌辛辣、煎炸、动火、肥甘之品。

3. 避免七情刺激，保持平和心态，积极参加有益的文体活动。

4. 注意个人卫生，保持会阴部清洁，积极治疗消渴等原发病。

十三、水肿

水肿是以体内水液潴留，泛溢肌肤，引起眼睑、头面、四肢、腹背甚至全身浮肿为主症的一类病证。水肿既是一个独立的病证，又是多种疾病的一个症状。西医学中急慢性肾小球肾炎、肾病综合征、充血性心力衰竭等凡以水肿为主要表现者，均可参照本病辨证施护。

本病病因主要与风邪袭表、疮毒内犯、外感水湿、饮食不节及禀赋不足、久病劳倦等因素有关。总的病机为肺失通调，脾失转输，肾失开阖，三焦气化不利，水液潴留，泛溢肌肤。临床应根据病因、发病缓急、病程长短、水肿开始部位、兼证及舌脉等情况，来区别水肿的阴阳虚实。

【辨证施护】

（一）阳水

1. 风水泛滥

（1）证候表现　眼睑及颜面浮肿，继则四肢及全身皆肿，来势迅速，多伴有恶寒发热、肢节酸楚、小便不利等症。偏于风热者，伴咽喉红肿疼痛，舌质红，脉浮滑数；偏于风寒者，兼恶寒、咳喘，舌苔薄白，脉浮滑或浮紧。

（2）护治法则　疏风解表，宣肺利水。

（3）护理措施

生活起居：病室宜温暖向阳，避免对流风，预防外感，急性期宜卧床休息。

饮食护理：饮食宜低盐、易消化、富营养，忌辛辣、生冷之品。可多食赤小豆粥、薏苡仁粥等，或可用白茅根、浮萍草、石韦各60g，水煎代茶饮。

用药护理：越婢加术汤加减。汤药宜热服。服后予热饮，或加盖衣被，以助药力。伴恶心呕吐者，中药汤剂可加姜汁兑服。

技术操作：可灸肺俞、三焦俞、阴陵泉、水分等穴，用艾条温和灸，每次 5~7 分钟，灸至局部发热、红晕而不造成烫伤。每日 1~2 次，10 次为 1 个疗程。

2. 湿热浸淫

（1）证候表现　眼睑浮肿，延及全身，恶风发热，身发疮痍，甚则溃烂，尿少色黄，舌质红，苔薄黄，脉浮数或滑数。

（2）护治法则　宣肺解毒，利湿消肿。

（3）护理措施

生活起居：保持病室凉爽干燥，空气清新；保持皮肤清洁干燥，做好皮肤护理；水肿严重者适当抬高下肢，以减轻症状。

饮食护理：饮食宜低盐、清淡，忌辛辣厚味及鱼、虾、蟹等腥发物。可多食豆类、瓜类、菠菜、菠萝、香蕉等。

用药护理：麻黄连翘赤小豆汤合五味消毒饮加减。汤药宜稍凉服，恶心呕吐者可少量多次服。

技术操作：可按摩气海、水分、水道、足三里、肺俞、脾俞、肾俞、三焦俞、膀胱俞等穴。

3. 水湿浸渍

（1）证候表现　起病缓慢，病程较长，全身浮肿，按之没指，以下肢为甚，身体困重，小便短少，胸闷，纳呆，呕恶，苔白腻，脉沉缓。

（2）护治法则　健脾化湿，通阳利水。

（3）护理措施

生活起居：病室宜温暖向阳，勿潮湿阴冷；卧时可适当抬高下肢，以减轻症状。

饮食护理：饮食宜低盐、富营养、易消化。宜食健脾利水之品，忌食生冷瓜果，可食薏苡仁粥、鲤鱼赤小豆汤等。或用茯苓皮 10g，花椒目 6g，水煎代茶饮。

用药护理：五皮饮合胃苓汤加减。汤药宜温服，服药后注意观察尿次及尿量。

技术操作：脘腹胀满者可用艾条灸中脘、足三里等穴，以局部潮红为度，每日 3~5 次。

4. 湿热壅盛

（1）证候表现　全身浮肿，皮肤绷急光亮，烦热口渴，胸脘痞闷，小便短赤，或大便干结，舌红，苔黄腻，脉滑数或濡数。

（2）护治法则　清热利湿。

（3）护理措施

生活起居：病室宜凉爽、通风。重者卧床休息，保持皮肤清洁，勿搔抓。

饮食护理：饮食宜低盐、清淡、富营养，多选用利水消肿、清热解毒之食物，如冬瓜、绿豆、西瓜等，亦可用白茅根、车前草、玉米须煎水代茶饮。

用药护理：疏凿饮子加减。汤药宜稍凉服，药后宜记录尿量及大便情况。

技术操作：可用王不留行籽耳穴贴压脾、腹、胃、三焦、内分泌、交感等穴，每日按压数次，3~4 天更换 1 次，10 次为 1 个疗程。

（二）阴水

1. 脾阳虚衰

（1）证候表现　身肿，腰以下为甚，按之凹陷不易恢复，脘腹胀闷，面色不华，神倦肢冷，纳呆，大便稀溏，小便短少，舌淡，苔白腻或白滑，脉沉缓或沉弱。

（2）护治法则　温运脾阳，利水祛湿。

（3）护理措施

生活起居：病室宜温暖向阳，注意防寒保暖。

饮食护理：饮食宜温热，低盐或无盐饮食，忌生冷、油腻之品。多食补中益气温阳之品，如龙眼、大枣、牛羊肉、鸡蛋、黄鱼等。少食牛奶、豆类等产气食物。浮肿明显者，可用鲤鱼赤小豆炖汤，少量多次饮用。

用药护理：实脾饮加减。汤药宜热服。

技术操作：可艾灸关元、气海、神阙等穴。

2. 肾阳衰微

（1）证候表现　面浮身肿，腰以下为甚，按之凹陷不起，心悸气促，腰部酸重，尿少，四肢厥冷，怯寒神疲，面色晦暗，舌质淡胖，苔白，脉沉细或沉迟无力。

（2）护治法则　温肾助阳，化气行水。

（3）护理措施

生活起居：病室宜温暖向阳，注意防寒保暖，忌房事。长期卧床或重度水肿患者宜定时更换体位，加强病情观察，出现心悸、紫绀、喘促等危候宜立即报告医生。

饮食护理：饮食宜温热、低盐或无盐、富营养、易消化，忌坚硬、生冷、油腻之品。可多食动物肾脏、黑芝麻、核桃等以温补肾阳。可取黑豆200g，鲤鱼一条同煮，饮汤食鱼肉及豆，1 日两次，连食 5 ~ 7 日。

用药护理：济生肾气丸合真武汤加减。汤药宜温热服。

技术操作：可艾灸脾俞、肾俞、三阴交、命门、阳陵泉、委中等穴或拔火罐，以温补肾阳。

【健康教育】

1. 慎起居，节饮食，防外感，保持皮肤清洁，适当锻炼，以增强体质，节制房事，忌恼怒抑郁。

2. 饮食宜清淡、易消化。水肿患者应根据病情轻重给予低盐或无盐饮食，限制水钠摄入，每日记录入液量、尿量及体重。

3. 积极治疗心悸、鼓胀等原发病，做到早诊断、早治疗。

十四、郁证

郁证是由于情志不舒、气机郁滞，导致心情抑郁，情绪不宁，胁肋胀痛，或易怒善哭，以及咽中如有异物、失眠等临床表现的一种病证。西医学的神经官能症、抑郁性精神病、更年期综合征等出现郁证的临床表现者，均可参照本病辨证施护。

　　本病病因主要为肝气郁结不畅，总的病机为气机郁滞，脏腑功能失调。临床应根据病程及临床表现，来区别病证的虚实及病变脏腑。

【辨证施护】

（一）实证

1. 肝气郁结

（1）证候表现　精神抑郁，情绪不宁，胸胁胀痛，痛无定处，善太息，脘腹痞闷不舒，嗳气，或呕吐，大便失常，月经不调，苔薄腻，脉弦。

（2）护治法则　疏肝理气解郁。

（3）护理措施

生活起居：病室宜清爽整洁，通风良好，光线不宜太强。

饮食护理：饮食宜清淡、易消化，忌辛辣、烟酒等。可常食山楂、甘橘等助消化、理气之品，或可用佛手泡茶饮。

情志护理：避免忧思恼怒等情志因素的刺激，鼓励患者适当参加社交活动。

用药护理：柴胡疏肝散加减。汤药宜温服。伴呕吐者，中药汤剂可兑姜汁服。

技术操作：可用拇指揉按太冲、行间等穴，每穴约1分钟；搓胁肋部1分钟。

2. 气滞痰郁

（1）证候表现　咽中不适，如有异物梗阻，吐之不出，咽之不下，胸中窒闷，或兼胁痛，苔白腻，脉弦滑。

（2）护治法则　化痰利气解郁。

（3）护理措施

生活起居：病室宜清爽整洁，通风良好，光线不宜太强。

饮食护理：饮食宜清淡、易消化，忌辛辣、肥甘厚味、烟酒等。可常食竹笋、萝卜、梨、荸荠、茯苓饼等，或用木蝴蝶、厚朴花各3g泡水代茶饮，以疏肝和胃，降逆化痰。嘱患者郁怒时勿进食。

情志护理：可做相关检查，排除食道病变，消除心理负担。鼓励患者多进行自己喜爱的文体活动，以转移注意力，缓解症状。

用药护理：半夏厚朴汤加减

技术操作：可用拇指揉按胆俞、丰隆等穴，每穴约1分钟；用勾点法勾点天突穴1分钟。

知识链接

梅核气

梅核气，中医病证名，指因情志不遂，肝气不畅，痰气互结，停聚于咽所致，以咽中似有梅核阻塞，吐之不出，咽之不下，时发时止为主要表现的病证。

临床以咽喉中有异常感觉，但不影响进食为特征，西医学称为咽异感症，又常被诊为咽部神经官能症，本病以育龄期妇女多见。发现梅核气者，首先应经五官科检查，明确有否慢性咽炎，并排除咽喉部异物梗阻或肿瘤等。中医治疗本病效果较好。

（二）虚证

1. 忧郁伤神

（1）*证候表现*　精神恍惚，心神不宁，悲忧善哭，时时欠伸，舌淡，苔薄白，脉弦细。

（2）*护治法则*　养心安神。

（3）*护理措施*

生活起居：病室宜温暖安静，避免光线和噪音刺激。

饮食护理：饮食宜易消化、富营养，可多食大枣莲子汤、大枣桂圆汤等，睡前不宜饮浓茶、咖啡。

情志护理：避免不良情绪的刺激，密切关注患者的言行举止及情志状态，安定患者的情绪。

用药护理：甘麦大枣汤加减。汤药宜热服。

技术操作：可揉按安眠、神门、三阴交等穴。

2. 心脾两虚

（1）*证候表现*　多思善虑，健忘失眠，心悸胆怯，面色不华，头晕神疲，食欲不振，舌淡，脉细弱。

（2）*护治法则*　健脾养心，益气补血。

（3）*护理措施*

生活起居：病室宜温暖向阳，安静整洁，避免光线和噪音刺激，注意休息。

饮食护理：饮食宜温热、富营养、易消化，忌坚硬、生冷、油腻之品。可多食桂圆肉、山药、大枣、莲子等补益心脾之品。

情志护理：关心体贴患者，和患者家属一同做好劝导、抚慰工作，密切关注患者的情绪及言行举止。

用药护理：归脾汤加减，汤药宜温热服。

技术操作：可用拇指揉按心俞、内关、外关、足三里等穴，每穴约1分钟；掌摩中脘 5 分钟左右。

【健康教育】

1. 环境安静，避免噪音；生活有规律，劳逸结合，保证充足的休息和睡眠；避免忧愁思虑过度，嘱咐家属多开导、关心患者。

2. 饮食宜清淡、富营养，忌肥甘厚味、烟酒及辛辣、香燥之品。平日可多食大枣莲子粥等养心安神之品。

3. 积极参加有益的文体活动，进行适当的体力劳动，以增强体质。

十五、消渴

消渴是以口渴多饮、多食、多尿、乏力、消瘦，或尿有甜味为主要临床表现的一种病证。西医学中的糖尿病、尿崩症等，可参照本病辨证施护。

本病病因包括禀赋不足、饮食失节、情志失调、劳欲过度等，病机主要为阴虚燥热，而以阴虚为本，燥热为标，两者互为因果。临床应根据病程长短、主要临床表现、病情轻重及兼证等，来区别上消、中消及下消。

【辨证施护】

1. 上消（燥热伤肺）

（1）证候表现　口渴多饮，口舌干燥，尿频量多，舌边尖红，苔薄黄，脉洪数。

（2）护治法则　清热润肺，生津止渴。

（3）护理措施

生活起居：起居有常，劳逸适度，劳动量以不感到疲惫为度，监测血糖变化，遵医嘱按时服用降糖药。

饮食护理：严格控制饮食，宜少食多餐，禁食含糖量高的饮食，如糖、蜂蜜、部分水果等，忌油腻之品。饮食以清淡为宜，多食粗粮及蔬菜，如苦瓜、菠菜、白菜、萝卜、山药等。

用药护理：消渴方加减。口干烦渴者，可用鲜芦根 60g 煎汤代茶饮。

技术操作：可按摩肺俞、脾俞、胰俞、胃俞、肾俞，中脘、足三里、中脘、太溪等穴。

2. 中消（胃热炽盛）

（1）证候表现　多食易饥，口渴，尿多，形体消瘦，大便干燥，苔黄，脉滑实有力。

（2）护治法则　清胃泻火，养阴增液。

（3）护理措施

生活起居：起居有常，劳逸适度，劳动量以不感到疲惫为度，监测血糖变化，遵医嘱按时服用降糖药。

饮食护理：严格控制饮食，宜少食多餐，禁食含糖量高的食物，如糖、蜂蜜、部分水果等，忌油腻、辛辣之品，宜多食粗粮及蔬菜，可多饮番茄汤、石斛汤、萝卜汤等以养阴增液。

用药护理：玉女煎加减。

技术操作：可按摩肺俞、脾俞、胰俞、胃俞、肾俞、中脘、足三里、中脘、太溪等穴。

3. 下消

（1）肾阴亏虚

①证候表现：尿频量多，浑浊如脂膏，或尿甜，腰膝酸软，头晕耳鸣，心烦失眠，乏力，口干唇燥，皮肤干燥、瘙痒，舌红苔少，脉细数。

②护治法则：滋阴补肾，润燥止渴。

③护理措施：

生活起居：起居有常，适当锻炼，避免过度劳累，节制房事。监测血糖变化，遵医嘱按时服用降糖药。

饮食护理：严格控制饮食，禁食含糖量高的食物，忌油腻、辛辣之品，宜多食粗粮及蔬菜，少食多餐。可给黑豆、桑椹、猪肾及地黄粥、枸杞粥等补肾之品。

用药护理：六味地黄丸加减

技术操作：可按摩肺俞、脾俞、胃俞、肾俞、关元、三阴交等穴。

（2）阴阳两虚

①证候表现：小便频数，甚至饮一溲二，浑浊如膏，耳轮干焦，腰膝酸软，面色黧黑，形寒肢冷，阳痿早泄或月经不调，舌淡苔白、有齿痕，脉沉细无力。

②护治法则：温阳滋阴，补肾固摄

③护理措施：

生活起居：病室宜温暖安静，避风寒，禁房事，多休息。注意病情变化，防止水肿的发生。

饮食护理：严格控制饮食，禁食含糖量高的食物，忌油腻、辛辣之品，可给补益脾肾、益气养阴之品，如黄芪、黑豆、猪胰、桑椹、猪肾、核桃等。

用药护理：金匮肾气丸加减。汤药宜温服。

技术操作：可灸肺俞、胃俞、胰俞、肾俞、三阴交、足三里、关元、命门、腰阳关等穴。

【健康教育】

1. 起居有常，心态平和，避免情志刺激，劳逸适度，锻炼以不感到疲惫为度。掌握自测血糖方法，监测血糖变化，按医嘱服用降糖药。

2. 饮食按要求，少食多餐，忌辛辣、肥甘厚味及烟酒，控制糖的摄入量。多食粗粮及蔬菜，掌握低血糖的处理方法，外出时携带食物，防止低血糖的发生。

3. 注意个人卫生，保持皮肤清洁，防止损伤，注意四肢的保暖。

十六、头痛

头痛是由于外感或内伤，致使脉络绌急或失养，清窍不利所引起的，以患者自觉头部疼痛为特征的一种常见病证。它又是临床上常见的一个自觉症状，可以发生在许多急慢性疾病过程中。西医学中的偏头痛、三叉神经痛、高血压等凡以头痛为主症者，均可参照本病辨证施护。

本病病因包括外感和内伤两类，外感多因六淫邪气侵袭，内伤多与情志不遂、饮食劳倦、跌仆损伤、体虚久病、房劳过度、禀赋不足等有关。病机外感多为外邪上扰清窍，壅滞经络，络脉不通而致；内伤多与肝、脾、肾三脏的功能失调有关。临床应根据发病、疼痛特点、兼症及舌脉等情况，来辨别外感内伤。

【辨证施护】

（一）外感

1. 风寒头痛

（1）证候表现　头痛时作，痛连项背，常有拘急收紧感，恶风畏寒，遇风尤剧，口不渴，苔薄白，脉浮紧。

（2）护治法则　疏风散寒。

（3）护理措施

生活起居：病室宜温暖，空气清新，防寒保暖，避免对流风，防止复感外邪。

饮食护理：饮食宜温热、清淡、易消化，忌辛辣、肥甘厚味、烟酒等。可常服姜糖饮、葱白萝卜汤等以助解表散寒。

用药护理：川芎茶调散加减。汤药宜温热服，服后可进热饮或热粥，以助药力，可用生姜片贴太阳穴处。

技术操作：可常按摩风池、太阳、合谷、太冲、风府、风门等穴。另可根据疼痛部位循经选穴：如痛在前额，属阳明经者，可选头临泣、头维、印堂、阳白、合谷、阳溪、内庭等穴；痛在两侧，属少阳经者，可选率谷、风池、太阳、外关、足临泣、侠溪等穴；痛在头后，属太阳经者，可选天柱、脑户、后溪、少泽、昆仑、京骨、至阴等穴。

2. 风热头痛

（1）证候表现　头痛而胀，甚则头胀如裂，畏风发热，面红目赤，口渴喜饮，便秘溲黄，舌尖红，苔薄黄，脉浮数。

（2）护治法则　疏风清热。

（3）护理措施

生活起居：病室宜清爽，不宜过暖，避免对流风，发热者宜卧床休息。

饮食护理：饮食宜清淡、易消化，忌辛辣、肥甘厚味、烟酒及动风之品。可多食新鲜蔬菜和水果，如竹笋、萝卜、梨、西瓜、藕等，或用菊花泡水代茶饮。

用药护理：芎芷石膏汤加减，汤药宜偏温服。

技术操作：可用刮痧法，根据疼痛部位轻刮或循经刮。如可以百会为中心向四周放射刮拭。

3. 风湿头痛

（1）证候表现 头痛如裹，肢体困重，胸闷纳呆，小便不利，大便或溏，苔白腻，脉濡。

（2）护治法则 祛风胜湿

（3）护理措施

生活起居：病室宜清爽、干燥、整洁，通风良好。

饮食护理：饮食宜清淡、易消化，忌辛辣、肥甘厚味、烟酒及动风之品。可常食茯苓饼、荷叶粥等化湿食物。

用药护理：羌活胜湿汤加减。汤药宜偏温服。

技术操作：可按摩风池、太阳、合谷、太冲、外关、三阳络、颅息等穴。

（二）内伤

1. 肝阳头痛

（1）证候表现 头昏胀痛，心烦易怒，失眠，面红口苦，或兼胁痛，舌红苔薄黄，脉弦数。

（2）护治法则 平肝潜阳。

（3）护理措施

生活起居：病室宜凉爽安静，避免强光线刺激。

饮食护理：饮食宜凉润、易消化，忌辛辣、肥甘厚味、烟酒及动风之品。可常食海带、菠菜、紫菜、蚌肉、芹菜等，亦可用菊花、决明子泡水代茶饮。

用药护理：天麻钩藤饮加减。汤药宜温服。

情志护理：做好解释劝导工作，让患者明白情绪与病情的关系，避免不良情绪的刺激，保持心态平和。

技术操作：可按摩百会、风池、太冲、三阴交等穴。

2. 痰浊头痛

（1）证候表现 头痛昏蒙，胸脘满闷，呕恶痰涎，神疲懒言，舌胖腻，脉弦滑。

（2）护治法则 化痰降逆。

（3）护理措施

生活起居：病室宜干燥，避免潮湿。

饮食护理：饮食宜富营养、易消化，忌生冷、辛辣、肥甘、助火生痰之品。可多食山药、莲子、龙眼肉、海蜇皮、白萝卜、薏苡仁粥等健脾化痰之品。

用药护理：半夏白术天麻汤加减。汤药宜温服。

技术操作：可按摩太阳、风池、中脘、内关、丰隆、百会穴等。

3. 瘀血头痛

（1）证候表现 头痛经久不愈，痛处固定不移，痛如锥刺，或者有头部外伤史，舌紫暗，或有瘀斑、瘀点，苔薄白，脉细或细涩。

（2）护治法则 活血化瘀。

（3）护理措施

生活起居：病室宜温暖向阳，安静整洁，注意头部保暖。

饮食护理：饮食宜温热、易消化，忌辛辣、油腻之品。可多食桃仁粥、川芎酒等活血化瘀之品。

用药护理：通窍活血汤加减。汤药宜温服。

技术操作：可按摩风池、太阳、合谷、太冲、膈俞、血海、期门等穴。

4. 血虚头痛

（1）证候表现 头痛隐隐，时时昏晕，心悸失眠，面色苍白，神疲乏力，舌质淡，苔薄白，脉细弱。

（2）护治法则 滋阴养血。

（3）护理措施

生活起居：病室宜温暖向阳，安静整洁，注意休息，避免用脑过度。

饮食护理：饮食宜富营养、易消化，忌生冷、辛辣、发散之品。可多食桂圆肉、山药、大枣、猪肝、瘦肉等补益之品，亦可食黄芪粥、阿胶粥等。

用药护理：加味四物汤加减。汤药宜温服。

技术操作：可按摩太阳、风池、百会、心俞、脾俞、足三里穴等。

5. 肾虚头痛

（1）证候表现 头痛且空，眩晕耳鸣，腰膝酸软，神疲乏力，遗精带下，失眠健忘，舌红少苔，脉细无力。

（2）护治法则 养阴补肾。

（3）护理措施

生活起居：病室宜安静整洁，温、湿度适宜，避免劳累，节制房事，保证充足的睡眠。

饮食护理：饮食宜多食补肾填精之品，忌辛辣、烟酒等。可多食桂圆、黑芝麻、桑椹、黑木耳、黑豆、核桃、甲鱼等。

用药护理：大补元煎加减。汤药宜温服。

技术操作：可按摩风池、太阳、合谷、太冲、复溜、太溪、涌泉等穴。

【健康教育】

1. 起居有常，适寒温，劳逸结合，避免用脑过度，适当进行体育锻炼。避免七情刺激，保持心态平和。

2. 保持良好的饮食习惯，饮食宜清淡、易消化，忌辛辣、肥甘之品。高血压患者宜低盐饮食。

3. 头痛发作时，掌握常用的穴位按摩方法，如可按摩太阳、风池、百会等穴。

十七、痹证

痹证是由于风、寒、湿、热等外邪侵袭人体，闭阻经络，导致筋骨、关节、肌肉发生酸痛、重着、麻木，或关节屈伸不利、僵硬、肿大、变形等症状的一种病证。西医学的风湿性关节炎、类风湿性关节炎、风湿热、强直性脊柱炎、痛风等凡以上述症状为主症者，均可参考本病辨证施护。

本病病因为正气不足，感受风、寒、湿、热之邪所致。总的病机为外邪闭阻肌肉、筋骨、关节，经络阻滞，气血运行不畅。临床应根据病程、疼痛的特点、关节活动情况及兼症、舌脉等，来区别行痹、痛痹、着痹、热痹。

【辨证施护】

1. 行痹

（1）证候表现 肢体关节酸痛，屈伸不利，疼痛呈游走性，或见恶风发热，苔薄白，脉浮。

（2）护治法则 祛风通络，散寒除湿。

（3）护理措施

生活起居：病室宜温暖向阳，注意避风防潮，多晒太阳，疼痛剧烈者宜卧床休息。

饮食护理：饮食宜温热、易消化，忌生冷寒凉、黏腻之品。可常食温中祛风食品，如丝瓜、防风粥、荆芥粥等，亦可常饮药酒，如五加皮酒、木瓜酒、蛇酒等。

用药护理：防风汤加减。汤药宜热服，可以黄酒为引，以助药力。服后应卧床休息，稍加衣被，或饮热粥。

技术操作：上肢可按摩肩髃、曲池、尺泽、合谷、外关等穴；下肢可按摩环跳、阳陵泉、足三里、三阴交、内膝眼、犊鼻、委中、风市等穴。

2. 痛痹

（1）证候表现 肢体关节疼痛剧烈，痛有定处，遇寒加重，得热痛减，关节屈伸不利，局部皮色不红，苔薄白，脉弦紧。

（2）护治法则 温经散寒，祛风除湿。

（3）护理措施

生活起居：病室宜温暖向阳，适当增加衣被。

饮食护理：饮食宜温热，忌生冷之品，饮食中可适当增加葱、姜、蒜、胡椒等，以助温经通络散寒，可食用狗肉、茴香、羊肉当归汤等。

用药护理：乌头汤加减。汤药宜热服。乌头宜先煎 30～60 分钟以去其毒性。

技术操作：可采用局部温热疗法，如艾灸、隔姜灸、拔火罐、热敷、热熨法等。例如可用大粒盐 500g、大葱数段，炒至 60℃～70℃，包入布袋中，热熨痛处。

3. 着痹

（1）证候表现 肢体关节重着、酸痛，肿胀散漫，痛有定处，关节活动不利，肌肤麻木不仁，苔白腻，脉濡缓。

（2）护治法则 除湿通络，祛风散寒。

（3）护理措施

生活起居：病室宜温暖、干燥通风，避免寒冷潮湿。

饮食护理：饮食宜温热，忌生冷寒凉之品，可多食扁豆、茯苓粥、薏苡仁粥等祛湿之品。

用药护理：薏苡仁汤加减。汤药宜温服。

技术操作：可用大粒盐炒热后热熨痛处；亦可局部外贴伤湿止痛膏、麝香止痛膏等。

4. 热痹

（1）证候表现 关节疼痛，活动不便，可涉及一个或多个关节，局部灼热红肿，痛不可触，得凉则舒，常伴有发热、恶风、汗出、口渴、烦躁不安等全身症状，苔黄燥，脉滑数。

（2）护治法则 清热通络，祛风除湿。

（3）护理措施

生活起居：病室宜凉爽、通风，注意休息。

饮食护理：饮食宜清淡，易消化。忌辛辣、甜腻之品，可多食清热之蔬菜、水果或清凉饮料，可食芹菜、苦瓜、绿豆、西瓜等。

用药护理：白虎桂枝汤加减。汤药宜温服。

技术操作：可用活地龙 10 余条，加白糖适量捣烂，敷红肿处，以达清热解毒之功；亦可局部外敷金黄散、双柏散等；亦可按摩大椎、曲池、合谷等穴。

【健康教育】

1. 适寒温，避免受寒、当风、涉水冒雨等，避免久居潮湿阴冷之所。被褥常洗常晒，保持干燥清洁。

2. 加强锻炼，增强体质。肥胖者宜减轻体重，以减轻关节负荷。痹证患者应注意功能锻炼，防止关节畸形及肌肉萎缩。

3. 消除诱发本病的原因，积极防治感冒、扁桃体炎等。

第二节 其他各科病证护理

一、疮疡

疮疡是指各种致病因素侵袭人体后引起的一切体表化脓感染性疾病的总称，包括急性和慢性两大类。疮疡多由毒邪内侵，邪热灼血，以致气血凝滞、血败肉腐而成，是中医外科疾病中最常见的一类病证。临床常见有疖、痈、丹毒、疽、疔疮、瘰疬、流痰等。下面重点讨论疖、痈。

（一）疖

疖是一种发生于皮肤浅表的急性化脓性疾病，以色红、灼热、疼痛，突起根浅，肿势局限，直径在 3cm 左右，脓出即愈为主要特征。本病一年四季皆可发生，以夏秋季节多发。西医学的疖、化脓性汗腺炎、皮肤脓肿等均可参照本病辨证施护。

本病多因外感湿毒，内有郁热，蕴阻于肌肤所致。临床根据其发病季节、全身表现，分为热毒蕴结、暑热浸淫、体虚毒恋三个常见证型。

【辨证施护】

1. 热毒蕴结

（1）证候表现　疖肿少则一两个，多则散发全身，或簇集一处，或此起彼伏，或伴发热口渴，便秘溲赤，苔黄，脉数。

（2）护治法则　清热解毒，散结排脓。

（3）护理措施

生活起居：病室温度宜偏低。患者衣服要宽松透气，汗出较多时，应及时更换，保持皮肤清洁卫生。

饮食护理：饮食应清淡凉润，忌辛辣。可选用绿豆薏苡仁汤，绿豆、薏苡仁各50g，煎汤代茶饮。

用药护理：内服五味消毒饮加减，水煎凉服或微温服。外治用三黄洗剂外搽，或用金银花露敷于患处。

技术操作：取合谷、肺俞、大椎、委中等穴，毫针针刺用泻法。取少商、少冲以三棱针点刺放血。背部膀胱经、上肢的肺经及大椎穴等部位（在局部没疖肿的前提下）可刮痧治疗。

2. 暑热浸淫

（1）证候表现　夏秋季节，皮肤生痱子后，抓破染毒而生疖，或伴发热口渴，溲赤便秘，苔黄腻，脉滑数。

（2）护治法则　清暑化湿，解毒散结。

（3）护理措施

生活起居：病室温度宜偏低，整洁卫生。嘱家属多陪患儿玩耍，避免搔抓。夏季注意防暑，长夏防暑湿。

饮食护理：饮食应清淡而有营养，忌辛辣。暑天多饮清凉饮料，如金银花露。

用药护理：内服牛黄解毒片或银翘解毒丸，温水送服。外治同热毒蕴结证。

技术操作：同热毒蕴结证。

3. 体虚毒恋

（1）证候表现　疖肿较大，窜发不已，此起彼伏，经久不愈。或伴口干口渴，舌红苔少，脉细数。或散发全身各处，溃脓、收口时间均较长，脓水稀薄，常伴神疲乏力，面色无华，食少便溏，舌淡或淡胖，苔薄，脉濡。

（2）护治法则 托毒生肌，气阴双补。

（3）护理措施

生活起居：室内空气要流通，温度宜偏低。保持局部皮肤清洁，勤洗澡、勤换衣。

饮食护理：饮食应清淡，少食甜腻之品，忌辛辣、鱼腥发物。可多饮绿豆汤、食苦瓜以清热解毒，多食薏米红豆粥以祛湿健脾。

用药护理：内服防风通圣散加减，水煎微温服；外治同热毒蕴结证。

技术操作：取合谷、内庭、太溪、大椎、委中、三阴交等穴，毫针针刺用平补平泻法。

【健康教育】

1. 夏季注意防暑湿，在汗出较多时，及时清洁皮肤，保持皮肤干燥卫生，预防本病的发生。

2. 生疖后，严禁自行挤压，为避免衣服对疖肿的摩擦，可用消毒纱布敷盖在疖肿上。

3. 对反复患疖病者，当检测血糖，以明确是否是消渴病的并发症。若因消渴病引发，应针对原发病辨证施护。

（二）痈

痈是发生于皮肉之间的急性化脓性疾病。临床上有"内痈"与"外痈"之分。内痈生于脏腑，外痈生于体表。本节只叙述外痈，其特点是局部光软无头，红肿疼痛（少数初起皮色不变），发病迅速，易肿、易脓、易溃、易敛。西医学的体表浅部脓肿、蜂窝织炎、急性化脓性淋巴结炎、脐尿管闭合不全引起的继发性感染等均可参照本病辨证施护。

本病病因为外感暑湿热毒，过食膏粱厚味，病机是邪毒壅聚，气血凝滞，血败肉腐而成。临床根据痈的形成时间、质地、红肿程度，来区别初期、成痈期、溃脓期。

【辨证施护】

1. 初期

（1）证候表现 初起皮肉之间突然肿胀，迅速结块，表皮掀红，灼热疼痛，继则高肿坚硬，轻者无全身不适，重者可有恶寒发热，头痛，呕恶，舌红，苔黄燥，脉滑数。

（2）护治法则 清热解毒，消肿散结。

（3）护理措施

生活起居：病室温度宜偏低，安静整洁，高热时应卧床休息。

饮食护理：宜食寒凉食物如苦瓜、丝瓜，忌食辛辣及肥甘厚味。可饮绿豆汤，或金银花30g，野菊花15g，泡水代茶饮。

用药护理：内服仙方活命饮加减，水煎微温服。外敷金黄散或玉露散。

技术操作：取委中穴，以三棱针点刺出血。或用蒜泥摊于患处，用艾条悬灸局部。

2. 成脓期

（1）证候表现　患处皮色转红，肿势逐渐高突，疼痛加剧，痛如鸡啄，按之中软有波动感，伴壮热不退，口干口渴，尿赤便秘，舌红，苔黄厚，脉洪数。

（2）护治法则　清热解毒，消痈排脓。

（3）护理措施

生活起居：患者应卧床休息，注意体位引流，病室温度宜偏低，安静整洁。汗出多者应及时擦干。

饮食护理：宜食寒凉食物，多饮清凉饮料如绿豆汤、金银花露、西瓜汁等。可食甘草三豆汤，生甘草10g，水煎取汁，入绿豆、赤小豆、黑豆各30g，煮至豆烂，食豆喝汤。

用药护理：内服透脓散加减，水煎微温服。外用九一丹药线低位引流，外盖金黄膏或红油膏。

技术操作：脓成则切开排脓，切口大小应利于排脓。

3. 溃后期

（1）证候表现　患处流出脓液，肿消痛减，腐去新生，疮口收敛。亦有溃后脓出而疮口四周仍坚硬不消，或脓水稀薄，疮面新肉不生。

（2）护治法则　托毒生肌，补益气血。

（3）护理措施

生活起居：病室温度宜偏低，保持疮口周围皮肤清洁。病患在下肢者宜抬高患肢并减少活动，病患在上肢宜以三角巾悬吊，以保持引流通畅，促进疮口愈合。

饮食护理：溃后忌油腻。可食甲鱼、淡菜、银耳、百合等清补之品。或用黄芪乳鸽汤：去内脏乳鸽1只，黄芪30g，枸杞子15g，同放碗中，加水适量，隔水炖烂熟，去药渣，调味，吃鸽肉喝汤。

用药护理：内服托里消毒散加减，外用生肌散、白玉膏。

技术操作：取足三里穴，按揉穴位。用回旋灸法灸患处，可促进疮口愈合。

【健康教育】

1. 饮食有节，勿过食膏粱厚味，要注意秋冬养阴，以防体内热毒较盛。
2. 避免外伤皮肤，有外伤时积极处理。
3. 消渴病患者，应注意尽量避免局部感染，并积极治疗消渴病。

二、乳痈

乳痈是由热毒入侵乳房所引起的急性化脓性疾病。其特点是乳房局部结块，红肿热痛。本病常发生于产后3～4周的哺乳期妇女，也可发生在妊娠期或非哺乳期及非妊娠期。西医学的急性化脓性乳腺炎可参照本病辨证施护。

本病多因乳络不畅，乳汁淤积，化热而成痈肿；或肝郁胃热，气血瘀滞而成乳痈。

临床据形成乳痈的时间长短、乳房的质地、红肿程度，分为初期、成脓期和溃后期三个常见证型。

【辨证施护】

1. 初期

（1）证候表现 常见乳头皲裂，哺乳时乳房局部肿胀疼痛，皮肤不红或微红，乳汁排出不畅，伴发热，口渴，便秘，舌红，苔薄黄，脉弦数或滑数。

（2）护治法则 清热解毒，通乳消肿。

（3）护理措施

生活起居：定时哺乳，衣服要宽松，避免对乳房挤压。患侧停止哺乳，定时用吸乳器吸出乳汁。

饮食护理：忌食膏粱厚味，乳汁多而浓时当清淡饮食。

用药护理：内服瓜蒌牛蒡汤加减，水煎微温服。外用 50% 芒硝溶液湿敷，或用仙人掌去刺捣烂外敷。

技术操作：取肩井、膻中、足三里、曲池等穴，毫针针刺用泻法。

2. 成脓期

（1）证候表现 肿块增大，疼痛加重，皮色焮红灼热，肿块中央渐渐变软，按之有波动感，伴壮热不退，口渴喜饮，舌红苔黄腻，脉洪数或弦数。

（2）护治法则 清热解毒，托里透脓。

（3）护理措施

生活起居：病室温度宜稍低，用胸罩或三角巾托起乳房。高热不退可给予物理降温，汗多者及时擦干并更换衣被。健侧的乳汁如变黄，应停止喂乳，定时用吸乳器吸出乳汁，待乳汁恢复白色，方可恢复。

饮食护理：饮食宜清淡，少吃下奶的荤腥汤水，以减少乳汁的分泌。

用药护理：透脓散加味，水煎微温服。

技术操作：脓肿小而浅者，可穿刺排脓后，外敷金黄散或金黄膏。脓肿形成当切开引流。

3. 溃后期

（1）证候表现 脓出通畅，肿消痛减，寒热渐退，疮口逐渐愈合。若溃后脓出不畅，脓液波及其他乳络可形成传囊乳痈。若溃后乳汁从疮口溢出，可形成乳漏。

（2）护治法则 益气和营，托毒生肌。

（3）护理措施

生活起居：室温宜偏低，清洁卫生。以胸罩或三角巾托起患乳，有助于加速疮口愈合。

饮食护理：饮食宜清淡而有营养，可食用蒲金粥：蒲公英 30g，金银花 30g，紫花地丁 30g，煎药取汁，入粳米适量、莲子 10g 煮粥，白糖调味食用。

用药护理：托里消毒散加减，水煎温服。外治用八二丹或九一丹药捻，外敷金黄膏；脓尽后用生肌散或生肌玉红膏外敷。

技术操作：若形成乳房部窦道者，可用五五丹药捻，插入窦道至脓腔深处，以腐蚀管壁，至脓液减少后用九一丹药线，脓净则改用生肌散药条，直至愈合。

【健康教育】

1. 产妇产后应尽早哺乳，防止乳汁淤积。每次哺乳应将乳汁吸空，必要时用吸奶器吸尽乳汁。不要让小儿养成含乳头睡眠的习惯。保持乳房清洁，防止细菌感染。乳头已有皲裂者，可外搽麻油或蛋黄油。

2. 乳母宜心情舒畅，情绪稳定。若有气滞，及时用橘核 30g，水煎服 3～5 天，防止乳汁淤积。忌食辛辣炙煿和肥甘厚味。

3. 产妇可进行乳房的自我按摩，尤其是局部肿痛、郁乳明显时，可疏通郁滞的乳汁。方法：先用温热毛巾对整个乳房热敷，再用五指由乳房四周轻轻向乳头方向按摩，沿乳络方向施以正压，不宜用力挤压或旋转按压。按摩同时可以揪乳头数次，以扩张乳头部的乳络。每次按摩 15～20 分钟，每天 1 次。

4. 断乳时应逐渐减少哺乳时间和次数，再行断乳。断乳前可用生麦芽 60g，生山楂 60g，煎汤代茶饮，并用皮硝 60g 装入纱布袋中外敷。

三、痔

痔是直肠末端黏膜下和肛管皮肤下的直肠静脉丛发生迂曲、扩张所形成的柔软的静脉团，多见于成年人。根据发病部位的不同，又可分为内痔、外痔和混合痔。发生在肛门齿状线以上的是内痔，好发于截石位的 3、7、11 点处；发生在肛门齿状线以下的为外痔；内、外痔同时发生的为混合痔。本节仅介绍内、外痔。西医学中的各期内痔和炎性外痔，均可参照本病辨证施护。

本病的发生多因过食辛辣刺激食物，燥热内生，或久坐久立、负重远行等导致局部血行不畅，或肛门裂伤，毒邪外侵，而致湿热下注，风热肠燥，热与瘀血搏结，瘀血浊气下注肛门而成。

（一）内痔

内痔发于齿状线以上，临床以便血的血色、肛门不适等特点，结合全身症状及舌、脉，分为内伤肠络、湿热下注、气滞血瘀、脾虚气陷 4 个常见证型。

【辨证施护】

1. 内伤肠络

（1）证候表现 大便带血、滴血或喷射状出血，血色鲜红，或有肛门瘙痒，舌红苔薄白，脉浮数。

（2）护治法则 清热止血。

（3）护理措施

生活起居：病室温度宜偏低，光线柔和稍暗。

饮食护理：宜清淡凉润，忌辛燥。可用鸡冠花粥，将鲜鸡冠花45g洗净，水煎，去渣取汁，加糯米适量，同煮为粥食用。

用药护理：内服地榆槐角丸，温水送服。外用五倍子汤、苦参汤水煎先熏后洗，或用毛巾蘸药汁趁热敷患处，冷则更换。或外用消痔膏。

技术操作：取长强、承山、合谷、曲池等穴，毫针针刺用泻法。背部膀胱经、上肢的大肠经等部位可刮痧治疗。

2. 湿热下注

（1）证候表现 便血色鲜，量较多，肛内肿物外脱，可自行回缩，肛门灼热，苔薄黄腻，脉弦数。

（2）护治法则 清热利湿，凉血止血。

（3）护理措施

生活起居：病室宜凉爽通风，清洁卫生。

饮食护理：饮食宜清淡、易消化，忌肥甘辛燥。可选用二豆粥，先煮赤小豆豆至熟，再加入绿豆、粳米熬成粥服用。

用药护理：内服选用脏连丸改汤剂，水煎温服；外治同风伤肠络证，亦可用痔疮锭塞入肛内。

技术操作：同内伤肠络证。

3. 气滞血瘀

（1）证候表现 肛内肿物脱出，或有嵌顿，肛管紧缩，坠胀疼痛，甚则肛缘肿胀，触痛明显，舌质黯红或有瘀点，苔白或黄，脉弦细涩。

（2）护治法则 清热凉血，活血止血。

（3）护理措施

生活起居：病室温湿度适宜，清洁卫生。

饮食护理：饮食宜粗细搭配，多食富含纤维的食物如红薯、白菜等。可用木耳粥，取黑木耳50g，浸泡半日，与粳米适量，煮粥服用。

用药护理：内服止红肠澼丸，温水送服；外治用消痔散敷患处。

技术操作：可手术治疗，常用手术方法有注射法、枯痔钉擦药法、切开法、挂线法、结扎法、切除法等。

4. 脾虚气陷

（1）证候表现 肛门有下坠感，痔核脱出需手法复位，便血色鲜或淡，面色少华，神疲乏力，食少便溏，舌淡胖边有齿痕，苔薄白，脉弱。

（2）护治法则 补气升提。

（3）护理措施

生活起居：病室温度宜稍高，清洁卫生。避免劳累，多休息。

饮食护理：饮食宜清淡、易消化。可用僵蚕莲藕汤，莲藕150g，僵蚕10g，同煮，红糖调味，吃莲藕喝汤。

用药护理：内服补中益气丸，温水送服。外用朴硝 30g，花椒 10g，加开水浸泡后熏洗，再外敷消痔膏、五倍子散等。

技术操作：可悬灸百会，隔姜灸神阙、足三里等穴，针刺承山、阳陵泉、气海等穴，自己按摩长强穴。

（二）外痔

外痔发于肛周齿状线以下，临床以肛门局部病变的特点，结合全身症状及舌、脉，分为湿热下注、血热瘀阻两个常见证型。

【辨证施护】

1. 湿热下注

（1）证候表现　便后肛缘肿物隆起不缩小，坠胀明显，甚则灼热疼痛或有渗出，大便干结舌红苔黄腻，脉滑数。

（2）护治法则　清热利湿，凉血止血。

（3）护理措施

生活起居：病室应避免湿热环境，温度宜偏低，清洁卫生。

饮食护理：饮食宜清淡、易消化。可饮绿豆汤、西瓜汁；或鲜菊花 30g，车前草 10g，蒲公英 10g，金银花 10g，水煎代茶饮。

用药护理：内服脏连丸改汤剂，水煎温服；肿胀明显者，外治用苦参汤水煎先熏后洗，或外敷消痔膏。

技术操作：取长强、承山、合谷、曲池等穴，毫针针刺用泻法，或使用点揉法。

2. 血热瘀阻

（1）证候表现　肛缘肿物突起，肿痛剧烈难忍，肛门坠胀疼痛，局部可触及结节，其质硬、色暗紫。伴口渴、烦热、便秘，舌质紫苔黄，脉弦涩。

（2）护治法则　清热凉血，活血止血。

（3）护理措施

生活起居：病室温度宜偏低，清洁卫生。

饮食护理：饮食宜粗细搭配。可用木耳柿饼汤：将黑木耳 30g、柿饼 1 个去蒂，加水适量煮汤，加适量红糖饮用。

用药护理：内治用地榆槐角丸，温水送服；外治用苦参汤熏洗，并外敷消痔膏。

技术操作：必要时可考虑手术治疗。

【健康教育】

1. 积极预防、治疗便秘：合理调配饮食，多吃富含纤维的食物如蔬菜、水果等。养成定时排便的习惯，排便时蹲厕时间勿过长。久坐、久立人员适当增加体育活动。便秘者可点揉合谷、曲池、血海、足三里、承山、三阴交、太溪、长强等穴。

2. 改善肛周血液循环。可自我按摩，临睡前用手自我按摩尾骨尖的长强穴，每次约 5 分钟。或上下午各做提肛运动 10～20 次。便后可用热水坐浴。

四、压疮

压疮又名褥疮，是由于躯体久着席褥，气血运行不畅，肌肤失养，染毒而致的皮肤溃烂。本病多见于昏迷、半身不遂、下肢瘫痪等长期卧床的患者。好发于易受压迫及摩擦的部位，如脊背、尾骶、髋部、足跟等。其临床特征是：初为红斑，继而糜烂，最后形成不易愈合的溃疡。西医学的压疮可参照本病辨证施护。

本病的病因是久病气血亏虚，复因受压部位气血流通不畅，不能营养肌肤，以致局部坏死。临床辨证以局部肌肤受损的特征结合舌脉等，分为气滞血瘀、毒蕴腐溃、气血两虚之证。

【辨证施护】

1. 气滞血瘀

（1）证候表现　受压部位皮肤发红、紫黯，或有破损，痛或不痛，周围皮肤肿势平坦散漫，舌有瘀斑、瘀点，苔薄，脉涩。

（2）护治法则　活血和营。

（3）护理措施

生活起居：病室温度适宜，清洁卫生。每 2 小时协助患者更换体位 1 次。

饮食护理：据原发病采用一般饮食、软食、半流食、流食等，宜选清淡而有营养的食物如香菇、桃、南瓜、牛奶等。

用药护理：内用血府逐瘀汤加减，水煎温服。无破损时外擦红灵酒或 4% 红花酊。

技术操作：外扑三石散或滑石粉，局部轻轻按摩，以促进气血运行。或红外线照射，每天 2 次。

2. 毒蕴腐溃

（1）证候表现　褥疮溃烂，日渐深大，腐肉及脓水较多，有恶臭味，重者溃烂可深及筋骨，或伴发热，口苦咽干，形神萎靡，舌红，少苔，脉细数。

（2）护治法则　利湿托毒，益气养阴。

（3）护理措施

生活起居：病室温度宜偏低，清洁卫生，注意局部疮口的处理。

饮食护理：饮食宜清凉甘寒，如绿豆、冬瓜、莲藕、梨等。忌食羊肉、狗肉、韭菜、大蒜等辛热之品。

用药护理：内用透脓散合萆薢渗湿汤、生脉饮加减，水煎温服。溃后则用九一丹外扑，外盖红油膏纱布。如渗液较多者，可用 10% 黄柏溶液湿敷。腐尽后，用生肌玉红膏纱布换药。

技术操作：对坏死组织、腐烂组织，应尽可能修除。

3. 气血两虚

（1）*证候表现*　疮面腐肉难脱，或腐肉虽脱，而新肉不生，或新肌色淡，愈合缓慢。伴面白，精神萎靡，神疲乏力，不思饮食，舌淡，苔少，脉沉细无力。

（2）*护治法则*　气血双补，托毒生肌。

（3）*护理措施*

生活起居：病室温度宜偏高，清洁卫生，注意防寒保暖，预防感冒及其他感染如肺部感染、泌尿系感染等。

饮食护理：饮食宜清淡而有营养，如黄豆、鸡肉、粳米等。忌食辛热之品。

用药护理：内服托里消毒散改汤剂，水煎温服。外用白玉膏掺生肌散外敷。

技术操作：局部无特殊方法，对无自主运动能力的患者可全身施术用推拿按摩法，手法宜轻，以舒筋活络。或使用针灸及穴位按摩法，常用穴位有曲池、外关、合谷、环跳、阳陵泉、足三里、昆仑、委中、三阴交等。

【健康教育】

1. 积极治疗原发病，改善病情，加强营养，增强抵抗力。对截瘫、中风、大面积烧伤、重病久病卧床不起的患者，应加强受压部位的皮肤护理，注意保护皮肤清洁及干燥，定时更换体位，如每2小时翻身更换卧位一次。

2. 对骨骼隆起受压处，可用红灵酒或4%红花酊外擦、局部按摩、红外线照射、使用棉垫或棉圈或海绵垫等，避免褥疮的发生。

3. 患者如有二便失禁、呕吐及出汗等情况，应及时清洁皮肤、保持干爽，经常更换衣服、被单，并保持床单柔软、干燥、平整无折。

五、湿疮

湿疮是指由多种内外因素引起的，以皮损多种、形态各异、剧烈瘙痒、局部潮湿、流滋糜烂、反复发作为主要临床特征的过敏性炎症性皮肤病。皮损常对称分布，反复出现，易成慢性。急性者可及全身，慢性者往往固定在某些部位，亚急性者介于两者之间。西医学的湿疹可参照本病辨证施护。

本病患者素有禀性不耐，因感受风、湿、热毒，或过食腥发、刺激之物而伤脾生湿，致内外风湿热邪阻于肌肤而致。急性者以湿热浸淫为主，亚急性者多与脾虚湿蕴有关，慢性者以血虚生风为主。临床辨证以发病特征、皮损特点，结合全身表现，分为湿热浸淫、脾虚湿蕴、血虚生风三个常见证型。

【辨证施护】

1. 湿热浸淫

（1）*证候表现*　发病急，常对称发生，剧烈瘙痒，皮肤潮红、肿胀、糜烂、流滋、浸淫成片，干燥后结痂。或伴有烦热口渴，大便秘结，小便短赤，舌红苔黄，脉弦数或滑数。

（2）护治法则 清热解毒，利湿止痒。

（3）护理措施

生活起居：居室应整洁干燥、凉爽通风，衣被不宜过暖。保持皮肤清洁，避免搔抓。

饮食护理：宜食清热利湿的食物如冬瓜、丝瓜、扁豆、薏苡仁、西瓜等，忌食油腻、辛热之品。可用赤小豆粥，赤小豆 30g，浸泡半日，与粳米 50g 煮粥食用。

用药护理：内服萆薢渗湿汤或龙胆泻肝汤加减，水煎微温服。皮肤有水疱时，不可用外治法。糜烂流水多时，可用 10% 的黄柏溶液或蒲公英 30g、野菊花 15g，煎汤，取汁，湿敷；流水少时，用青黛散以麻油调搽，或外用三黄洗剂、黄柏霜等。

技术操作：在腧穴局部无皮损前提下，可取曲池、三阴交、太溪、神门等穴，毫针针刺用泻法或穴位按摩。

2. 脾虚湿蕴

（1）证候表现 发病较缓，皮肤潮红，皮损以丘疹、丘疱疹为主，瘙痒、糜烂、滋水较多，伴身重困倦，脘痞食少，腹胀便溏，舌淡胖苔白腻，脉弦缓。

（2）护治法则 祛湿健脾。

（3）护理措施

生活起居：居室应整洁干燥、冷暖适宜，衣着应宽松透气。

饮食护理：宜清淡、易消化，忌肥甘厚味、辛辣刺激之品。可选用赤小豆薏米粥：赤小豆 30g，薏苡仁 50g，先泡半日，再煮粥食用。

用药护理：内服先用胃苓汤，水煎温服；后用参苓白术丸，温水送服。外治同湿热浸淫。

技术操作：取曲池、三阴交、足三里、丰隆、血海等穴，毫针针刺用平补平泻法或穴位按摩。

3. 血虚风燥

（1）证候表现 多因湿疮迁延不愈，反复发作而成，皮损一般较局限，色暗淡，粗糙肥厚，瘙痒较甚，表面可见抓痕、血痂、脱屑等，伴口干不欲饮，失眠乏力，舌淡苔白，脉细弦或濡细。

（2）护治法则 养血润燥，祛风止痒。

（3）护理措施

生活起居：室内温湿度适宜，湿度应在 50%~70% 之间，整洁安静。

饮食护理：清润而有营养，可用黑豆、黄豆、大枣、黑木耳、赤小豆、牛奶等以健脾补血润燥。或用桑椹百合汤：桑椹 15g，百合 15g，大枣 5 枚，加水适量，煎汤饮用。

用药护理：内服四物汤和萆薢渗湿汤加减，水煎温服。外用青黛散或皮枯膏，或用苦参汤药浴，或用地肤子 30g，蛇床子 30g，枯矾 3g，当归 15g，茶叶 6g，煎汤熏洗。

技术操作：取大椎、曲池、足三里、血海、三阴交、合谷、太溪等穴，毫针针刺用平补平泻法。可用艾条熏患处，有止痒通络之功。

【健康教育】

1. 饮食宜清淡，多食蔬菜、水果。忌烟酒和辛辣刺激食物，慎食高蛋白食品，以防异性蛋白的摄入而诱发过敏。保持心情舒畅，避免忧思伤脾或郁怒伤肝。

2. 积极锻炼身体，起居有常，增强机体对外界的适应能力。尽量找出外界致敏原并避免接触，以防加重或复发。患者的衣被应以棉制品为主，避免化纤品、皮毛制品、塑料等直接接触皮肤。

3. 因本病瘙痒重，告诫患者避免搔抓、热水烫、肥皂洗等，以减少局部刺激，预防继发感染。皮肤有结痂或鳞屑者可涂抹植物油清除，切不可强行剥离。

六、痛经

妇女在经期或行经前后，出现周期性小腹疼痛，或痛引腰骶，甚至剧痛晕厥者，称为"痛经"，又称"经行腹痛"。西医学中的原发性痛经和继发性痛经均可参照本病辨证施护。

本病多因先天禀赋不足，情志不调，起居不慎，饮食所伤，或外感六淫等，导致冲任胞脉瘀阻，"不通则痛"；或冲任胞宫失于濡养，"不荣则痛"。根据小腹疼痛发生的时间，疼痛性质，月经的量、色、质及伴有的全身情况，分为气滞血瘀、寒湿凝滞、湿热蕴结、气血虚弱、肝肾亏损等常见证型。

【辨证施护】

1. 气滞血瘀

（1）证候表现　经前或经期小腹胀痛，甚或刺痛，拒按，经行不畅，经色紫黯或夹有血块，块下痛减，伴有胸胁乳房胀痛，舌质紫黯或有瘀点，苔薄，脉弦或弦涩有力。

（2）护治法则　理气活血，逐瘀止痛。

（3）护理措施

生活起居：病室温度应适宜，环境安静整洁，听舒缓的音乐等。

饮食护理：适当多食行气活血的食物，如白萝卜、茴香、山楂、橘子等。或用糖醋益母饮：红糖30g，米醋15g，益母草15g，砂仁10g，水煎取汁分次服用。或用干山楂片200g，加白酒300mL，泡1周后饮用，每次10~20mL，每日2次。在月经来潮前3~5天开始服用药膳，益母草60g，延胡索20g，鸡蛋2个，加水同煮，去渣吃蛋喝汤，连用7天。

用药护理：内服血府逐瘀汤加减，水煎温服。或选用中成药：偏气滞者，选用七制香附丸或坤顺丹；偏血瘀者，选用痛经丸；痛时亦可服元胡止痛片。

技术操作：取中极、气海、血海、三阴交、太冲、合谷等穴，毫针针刺用泻法。按摩法：睡前排尿后仰卧，由气海至中极、天枢至归来反复揉按3~5分钟，手法由轻到重。

情志护理：开导其乐观对待生活，保持心情舒畅，避免七情内伤。

2. 寒湿血瘀

（1）证候表现　经前或经期，小腹冷痛，得热痛减，经量少，色黯有块，或伴畏寒肢冷，小便清长，面色青白，舌质紫黯，苔白，脉沉紧。

（2）护治法则　温经散寒，化瘀止痛。

（3）护理措施

生活起居：病室温度宜稍高，注意保暖，经前、经期切勿涉水淋雨。

饮食护理：勿贪凉饮冷，多食温经散寒之品，如田七炖鸡。可饮用生姜红糖汤，或用艾叶10g，生姜2片，红糖适量，水煎服。可在月经来潮前3~5天开始服用药膳：当归30g，肉桂10g，小茴香6g，川椒10g，羊肉250g，加水同煮，适量加调味品，食肉喝汤，连服7天。

用药护理：内服选用艾附暖宫丸或温经丸，温水或黄酒送服。

技术操作：疼痛时热敷小腹部、腰骶部，或艾灸气海、关元、神阙、命门、肾俞等穴。也可针刺关元、中极、地机、三阴交等穴，用补法。

3. 湿热蕴结

（1）证候表现　经前或经期，小腹灼痛拒按，痛连腰骶，或平时小腹痛，经前加重，经量多，或经期延长，经色紫红，质稠有块，或平素带下量多，色黄质稠有臭味，或伴低热，小便黄赤，舌红苔黄腻，脉弦数或濡数。

（2）护治法则　清利湿热，调经止痛。

（3）护理措施

生活起居：病室温度适宜，凉爽通风，整洁卫生，注意经期卫生和产后调护。

饮食护理：平素饮食宜清淡，忌油腻厚味及辛辣刺激之物。可选用栀子仁粥：以水煮粳米50g，待粥将熟时，调入栀子仁粉末5g稍煮即可服用。

用药护理：用龙胆泻肝丸合调经活血片，温水送服。

技术操作：取气海、三阴交、行间、太冲等穴，毫针针刺用泻法。

4. 气血虚弱

（1）证候表现　经期或经后小腹隐痛喜按，月经量少，色淡质稀，神疲乏力，心悸失眠，舌淡苔薄，脉细弱。

（2）护治法则　补气养血，和血止痛。

（3）护理措施

生活起居：病室宜温暖向阳，整洁卫生。劳逸结合，适当锻炼。

饮食护理：多食大枣、莲子、樱桃、桃、瘦肉等食物以补气养血。经期可选用羊肉粥：去脂膜羊肉，切细，与粳米同煮为粥。或于月经结束后1~2天选用阿胶汤：阿胶15g，当归15g，瘦猪肉100g，当归、猪肉片加清水3碗，煮至1碗，去当归，加阿胶用小火稍煮至熔化，调味成汤，饮汤食肉。每日1次，可连服7~10日，连用3个月经周期。

用药护理：选用人参养荣丸或十全大补丸，温水送服。

技术操作：取气海、关元、命门、肾俞、次髎、足三里、血海等穴，毫针针刺用补法或艾灸，或用掌根揉法。

5. 肝肾亏虚

（1）证候表现 经后小腹隐隐作痛，喜按，月经量少，色黯淡，质稀，头晕耳鸣，腰膝酸软，舌淡苔薄，脉细弱。

（2）护治法则 养肾养肝，缓急止痛。

（3）护理措施

生活起居：病室温度适宜，注意保暖，安静整洁。平素避免过度劳累，节制房事。

饮食护理：平时宜多食黑豆、黑木耳、红糖、鸡蛋黄、动物肝脏等。选用菟丝子粥：取菟丝子15g，水煎取汁，用药汁煮粳米粥。或用鸡蛋2个，黑豆60g，加水煮熟，去蛋壳再煮片刻，吃蛋、豆，喝汤。

用药护理：选用安坤赞育丸，温水送服；或调肝汤加减，水煎温服。

技术操作：取关元、肾俞、肝俞、太溪、三阴交、太冲等穴，毫针针刺用补法或艾灸，或用掌根揉法。

【健康教育】

1. 注意个人卫生及外阴清洁，勤换卫生垫及内裤。劳逸结合，生活规律，睡眠充足，经期避免过度劳累及剧烈活动。

2. 经前、经期时少食生冷瓜果，勿涉冷水，忌坐卧潮湿之地；注意下腹部保暖，避免寒冷刺激。

3. 注意情志的调养，掌握月经的基本卫生知识，避免紧张焦虑等不良刺激。

4. 经期禁止盆浴，禁止房事。

七、月经不调

月经不调是指由于气虚、血热、痰湿、肝郁等引起冲任不固或不调，导致月经的周期、经量及持续时间发生异常改变的一类妇科疾病。若月经偶尔异常，且无明显不适者，一般不属于疾病。月经周期提前1~2周者，称为"月经先期"；月经周期错后7天以上，甚至错后3~5个月一行，经期正常者，称为"月经后期"；月经周期或先或后，未按周期来潮者，称为"月经先后无定期"；月经周期正常，而经量明显增多或行经时间延长者，称为"月经过多"；月经周期正常，经量明显减少或行经时间不足2天者，称"月经过少"；月经周期正常，经期超过7天，甚或2周方净者，称为"经期延长"。西医学中的功能失调性子宫出血、盆腔炎、子宫肌瘤、子宫内膜异位症、性腺功能低下、子宫内膜结核等疾病均可参照本病辨证施护。

本病发生的主要病因病机是外感邪气，内伤七情，房劳多产，饮食不节，体质因素，导致脏腑功能失调，气血不和，冲任不固或不调而发病。月经先期、月经过多、经期延长皆为冲任不固，月经后期、月经过少、月经先后不定期皆属冲任不调。本节主要介绍月经先期、月经后期、月经先后不定期。临床辨证以月经的期、量、色、质为要点，亦应结合伴随的全身症状及舌象、脉象。

【辨证施护】

（一）月经先期

1. 气虚

（1）证候表现 经行先期，或兼量多，色淡质稀，神疲乏力，气短懒言，或小腹空坠，或纳少便溏，舌淡苔薄而润，脉细无力。

（2）护治法则 补气摄血，固冲调经。

（3）护理措施

生活起居：病室温度适宜，安静整洁。经期注意休息，平素适度锻炼。

饮食护理：平时宜多食大枣、莲子、小米、全麦、山药等食物以补气摄血。可选用参芪白莲粥：取人参6g，黄芪30g，大枣3枚，去心莲子60g，粳米60g。将人参、黄芪久煎去渣，加入大枣、莲子、粳米，共煮为粥，每日1次，连食1周。

用药护理：选用人参归脾丸，温水送服。若月经过多者宜先服人参3g，三七粉5g，以补气摄血止血。

技术操作：艾灸肾俞、关元、气海、三阴交、足三里、隐白等穴。

2. 血热

（1）肝郁血热

①证候表现：经行先期，量或多或少，色红或紫，质稠有块，经行不畅，经前乳房、胸胁、小腹胀痛，烦躁易怒，口苦咽干，舌红，苔薄黄，脉弦数。

②护治法则：疏肝清热，固冲调经。

③护理措施：

生活起居：病室温度适宜，安静整洁，不可过度贪凉。

饮食护理：饮食宜清淡，可食辛香理气之品如白萝卜、茴香、木瓜等，可用玫瑰花泡水代茶饮。

情志护理：调整心态，保持心情舒畅，避免过于激动或抑郁。

用药护理：丹栀逍遥丸，温水送服。

技术操作：取气海、三阴交、太冲、行间、肝俞等穴，毫针针刺用泻法，或穴位按摩用泻法。

（2）阳盛实热

①证候表现：经期提前，月经量多，色深红或紫红，质黏稠，心胸烦闷，口干口渴，大便干结，小便短赤，舌红苔黄，脉滑数。

②护治法则：清热凉血，固冲调经。

③护理措施

生活起居：病室温度适宜，安静整洁，不可过度贪凉。

饮食护理：宜食凉润的食物如甘蔗、梨、柚子、丝瓜、白萝卜、白菜等，忌辛辣燥热。可食鲜藕粥,先用粳米适量煮粥,半熟时,入100g鲜藕片,煮熟后加白糖调味食用。

用药护理:清经散加减,水煎温服。或选用固经丸,温水送服。

技术操作:取关元、气海、曲池、三阴交等穴,毫针刺用平补平泻法。

(3) 阴虚血热

①证候表现:经期提前,月经量少,色鲜红,质稠或稀,伴两颧潮红,手足心热,舌红苔少,脉细数。

②护治法则:养阴清热,固冲调经。

③护理措施

生活起居:病室温度适宜,安静整洁。经期注意休息,避免劳累。

饮食护理:宜食滋阴润燥的食物如甘蔗、白菜、黑木耳、黑豆、鸡蛋黄等,忌辛辣燥热之品。可用生地粥:生地黄30g,粳米30~60g,将生地加水煎煮两次,去渣取汁100mL,粳米煮粥约八成熟时入药汁共煮成粥。或用清炖甲鱼汤等。

用药护理:经期用两地汤加减,水煎温服。经后服乌鸡白凤丸或六味地黄丸,温水送服,连用7~10日。

技术操作:取关元、血海、三阴交、太溪等穴,穴位按摩或毫针针刺用补法。

(二) 月经后期

1. 血虚

(1) 证候表现 经期错后,月经量少,色淡质稀,小腹空痛,或头晕眼花,心悸少寐,面色苍白或萎黄,或腰膝酸软,头晕耳鸣,舌淡苔薄,脉细弱。

(2) 护治法则 补气养血,益肾调经。

(3) 护理措施

生活起居:病室温度适宜,避免房劳多产。

饮食护理:宜营养丰富,多食大枣、黑豆、花生豆、木耳、核桃、瘦肉等。可食用参归乌鸡汤,乌鸡1只,去内脏及头足,将当归30g,人参10g,枸杞子30g,陈皮10g,布包后放入鸡腹,文火蒸2~3小时,分次食用。

用药护理:人参养荣汤加减,水煎温服,若脾肾亏虚、精血不足者,可用乌鸡白凤丸,温水送服。

技术操作:取脾俞、肝俞、肾俞、气海、血海、关元、足三里、三阴交等穴,毫针针刺用平补平泻法或使用点按法。

2. 血寒

(1) 证候表现 经期延后,量少色黯,或夹血块,小腹冷痛,喜热喜按,腰膝酸冷,或畏寒肢冷,面色苍白,脉沉紧。

(2) 护治法则 温经散寒,活血调经。

(3) 护理措施

生活起居:病室温度宜稍高,安静整洁,注意经期保暖,避免冒雨涉水。

饮食护理：宜食温性食物如羊肉、狗肉、橘子、樱桃、姜、红糖等，忌生冷之品。可用艾叶粥：艾叶30g，煎药取汁，入粳米适量煮粥，红糖调味服用。或取羊肉500g，生姜3片，加适量水煮至烂熟，加入调味料，食肉喝汤。

用药护理：温经汤加减，水煎热服。

技术操作：取脾俞、命门、气海、关元、足三里、三阴交等穴，可用艾条悬灸，或艾炷直接灸或隔姜灸。督脉、膀胱经走罐，之后在命门、脾俞穴留罐。

3. 气滞

（1）证候表现 经期延后，月经量少，色黯有块，情志抑郁，或烦躁易怒，胸胁、乳房、小腹胀痛，拒按，舌质黯或有瘀点、瘀斑，脉弦。

（2）护治法则 开郁行气，活血调经。

（3）护理措施

生活起居：病室温度适宜，整洁卫生，环境温馨安静，可听舒缓的音乐等。

饮食护理：多食理气之品，如茴香、白萝卜、橘子等，可用玫瑰花泡水代茶饮或月季花泡水代茶饮。或选用益母草粥：取益母草60g，水煎去渣取汁，再以药汁入粳米100g煮粥，待粥熟后加入红糖调味服用。

情志护理：劝导患者正确对待各种矛盾，保持心情舒畅，避免七情内伤。

用药护理：加味乌药汤加减，水煎温服。或选用成药七制香附丸或活血调经片，温水送服。

技术操作：取气海、血海、蠡沟、三阴交等穴，毫针针刺用平补平泻法或艾灸，或穴位按摩用点按法。

4. 痰湿

（1）证候表现 经期错后，月经量少，色淡质黏稠，形体肥胖，胸闷痞满，纳差，平素带下量多，舌胖或有齿痕，苔腻，脉滑。

（2）护治法则 祛湿化痰，活血通经。

（3）护理措施

生活起居：病室温度适宜，避免冒雨涉水，居住湿地。

饮食护理：宜清淡、少食多餐，忌荤腥油腻生冷。可用薏苡仁粥，先将薏苡仁、粳米各50g水煮成粥，待粥熟后加入适量桂花即可服用。

用药护理：选用苍附导痰丸，温水送服。

技术操作：取脾俞、三焦俞、阴陵泉、三阴交、足三里、丰隆等穴，毫针针刺用平补平泻法，或艾灸，或用点按法穴位按摩。督脉、膀胱经走罐，之后在脾俞、肾俞穴留罐。

（三）月经先后不定期

1. 肝郁

（1）证候表现 经行或先或后，经量或多或少，色黯红，有血块，或经行不畅，经前胸胁、乳房及少腹胀痛，精神抑郁或易怒，嗳气食少，舌苔薄，脉弦。

（2）护治法则　疏肝健脾，养血调经。

（3）护理措施

生活起居：病室温度适宜，温馨安静，可听舒缓的音乐。

饮食护理：多食理气之品如茴香、白萝卜等。可选用三花调红茶：取玫瑰花、月季花、红花适量，以沸水闷泡 10 分钟代茶饮。

情志护理：劝导患者乐观地对待生活，保持心情舒畅，避免郁怒刺激。

用药护理：选用逍遥丸或越鞠丸加减，温水送服。

技术操作：取肝俞、期门、太冲、行间等穴，毫针针刺用泻法。

2. 肾虚

（1）证候表现　经行或先或后，量少或多，色淡质稀，伴头晕耳鸣，腰酸腿软，夜尿频多，大便不实，舌淡苔薄，脉沉弱，尺部尤甚。

（2）护治法则　补肾气，调冲任。

（3）护理措施

生活起居：病室温度适宜，避免房劳多产。

饮食护理：饮食宜清淡而有营养，适当多食鸡蛋、黑豆、黑芝麻、乌鸡等。可用山药粥：山药 60g，粳米 30～60g，共煮为粥。

用药护理：选用金匮肾气丸或归肾丸，温水送服。

技术操作：取肾俞、关元、三阴交、太溪等穴，毫针针刺用补法或艾灸，或穴位按摩用点揉法。

【健康教育】

1. 起居有常，慎避寒湿。劳逸适度，充足睡眠；注意四时天气变化，根据天气变化及时增减衣被，冬季防寒保暖，夏季不可贪凉露宿，切忌坐卧湿地。

2. 经期及经行前后勿食生冷，包括凉拌生菜、西瓜、螃蟹、田螺等寒凉食物及从冰箱刚拿出来的食品或冷饮，也不可过食辛热食物如辣椒。

3. 经期不可剧烈运动如跳高、赛跑等，可适度进行温和的运动，以利于血液循环。

八、带下病

带下量明显增多，色、质、气味异常，或伴有其他症状者，称为"带下病"。带下病以湿邪为患，故其病缠绵，反复发作。西医妇科疾病如阴道炎、宫颈炎、盆腔炎及肿瘤等均可见带下量多，应明确诊断后可参照本病辨证施护。

湿邪是导致本病的主要病因，湿邪又有内湿、外湿之分。外湿指外感之湿邪，多因久居湿地、冒雨涉水或不洁性交等引起。内湿多因脾肾肝功能失调，脾虚则运化失司，湿邪内生；肾阳虚则气化无力，水湿内停，或关门不固，精液下滑；肝郁侮脾，湿邪下注。湿邪可因体质的差异而有不同的转化，故有寒湿、湿热、湿毒、痰湿等，但以热化为主。临床根据带下的量、色、质、味，结合全身特点，将本病分为脾虚湿盛、肾虚不固、湿热下注、热毒蕴结等常见证型。

【辨证施护】

1. 脾虚湿盛

（1）证候表现 带下量多，色白或淡黄，质稀薄或黏稠，无臭味，绵绵不断，神疲肢倦，纳少便溏，面色萎黄，舌质淡或淡胖，苔白或白腻，脉缓弱。

（2）护治法则 健脾益气，升阳除湿。

（3）护理措施

生活起居：病室安静整洁，温湿度适宜。注意休息，避免过劳。

饮食护理：饮食有节，忌暴饮暴食，勿过食辛辣肥甘或生冷之品，以免损伤脾胃而滋生湿邪。可选用山药薏米粥：山药30g，薏苡仁30g，共煮为粥服用。

用药护理：完带汤加减，水煎温服。或用参苓白术丸合乌鸡白凤丸，温水送服。

技术操作：取脾俞、三焦俞、阴陵泉、三阴交、足三里、丰隆等穴，毫针针刺用平补平泻法或艾灸。督脉、膀胱经走罐，之后在脾俞、三焦俞留罐。

2. 肾虚不固

（1）证候表现 带下量多，色白，质清稀如水，无臭味，淋漓不断，头晕耳鸣，腰膝酸冷，小腹冷感，小便清长，或夜尿频多，面色晦暗，舌质淡，苔白，脉沉细而迟。

（2）护治法则 温肾助阳，涩精止带。

（3）护理措施

生活起居：病室温度应稍高，注意保暖，尤其是下腹部，可局部热敷。

饮食护理：注意加强营养，多食温肾助阳、固涩止带之品，如羊肉、肉苁蓉、乌鸡、黑豆等。可用海参羊肉汤：羊肉100g，生姜2片，加适量水煮至羊肉将熟，入水发海参20g，小火煮15分钟，加少许盐食用。或枸杞炖乌鸡。

用药护理：内服选用内补丸或千金止带丸，温水送服。外用川椒10g，土槿皮15g，水煎熏洗。

技术操作：取带脉、气海、三阴交、关元、足三里等穴，毫针针刺用补法或艾灸。按摩法：沿夹脊穴向下直到尾骨，反复推摩，直至发热；或用手掌鱼际于关元穴处反复掌揉至发热。

3. 湿热下注

（1）证候表现 带下量多，色黄，黏稠，有臭味，或带下色白，呈豆腐渣样，阴部瘙痒，胸闷心烦，口苦口腻，纳食较差，小腹或少腹作痛，小便短赤，舌质红，苔黄腻，脉滑数。

（2）护治法则 清利湿热止带。

（3）护理措施

生活起居：病室宜凉爽通风，整洁卫生。指导其规律生活，避免接触污浊、不洁之物，坚持治疗期间不游泳。

饮食护理：饮食宜清淡、少食多餐，忌荤腥油腻生冷。可多饮绿茶以清热，食茯苓饼以健脾。或选用薏苡仁粥：薏苡仁、粳米各 50g，水煮成粥，服用。

用药护理：内服选用龙胆泻肝丸或止带丸，温水送服。外用蛇床子散坐浴：蛇床子、花椒、明矾、苦参、百部各 10～15g，煎汤趁热先熏后坐浴，每天 1 次，10 次为 1 个疗程。若阴痒破溃者，应去花椒。

技术操作：取带脉、气海、三阴交、行间、阴陵泉等穴，用点按法按摩穴位。

4. 湿毒蕴结

（1）*证候表现*　带下量多，黄绿如脓，或赤白相兼，或五色杂下，状如米泔，臭秽难闻，小腹疼痛，腰骶酸痛，口苦咽干，小便短赤，舌红，苔黄腻，脉滑数。

（2）*护治法则*　清热凉血，解毒除湿。

（3）*护理措施*

生活起居：病室温度宜偏低，安静清洁。

饮食护理：饮食宜清淡，多食解毒利湿之品，如苦瓜、苦菊、柚子等，忌荤腥油腻之品。可用荠菜粥：粳米 100，煮至将熟，入荠菜 100g，煮熟食用。

用药护理：内服五味消毒饮加土茯苓、薏苡仁，水煎温服。外用苦参、黄柏、白鲜皮、蛇床子各 30g，百部、荆芥各 15g，水煎熏洗。

技术操作：取中极、丰隆、三阴交、行间、阴陵泉穴，用点按法按摩穴位。

【健康教育】

1. 保持外阴清洁，勤换内裤，注意经期卫生，避盆浴。治疗期间避免游泳和使用公共洁具，以免播散和再度感染。

2. 注意计划生育及性生活卫生，避免早婚、多产及流产术不慎损伤冲任而致本病。对具有交叉感染的带下病，在治疗期间需禁止性生活，性伴侣同时接受治疗，以免久治不愈，引起其他病症。

3. 对长期从事坐位的工作者，应注意锻炼，以促进血液循环，避免盆腔瘀血而导致白带量增多。

九、妊娠恶阻

妊娠后出现严重的恶心呕吐，头晕恶心，甚至食入即吐者，称之为妊娠恶阻。妇女怀孕以后的 4～12 周期间，易出现轻度恶心、呕吐、择食、厌食、头晕、胸闷等现象，在晨起或饭后较明显，但一般不影响工作学习，到 12 周以后，症状逐渐自然消失，这种现象称为"早孕反应"，一般不需要治疗。若反应严重，反复呕吐不能自止，甚则食入即吐者，可导致孕妇营养缺乏，需及时治疗。西医学的妊娠剧吐可参照本病辨证施护。

本病的主要病机是冲气上逆，胃失和降。妊娠早期，血液突然下行聚以养胎，冲脉之气偏盛，冲脉隶属阳明，胃气上逆而致恶心呕吐。临床上根据呕吐物的特征，结合全身症状及舌脉，分为脾胃虚弱、肝胃不和、痰湿阻滞、阴虚胃热 4 个常见证型。

【辨证施护】

1. 脾胃虚弱

（1）证候表现　妊娠早期，恶心呕吐，或食入即吐，口淡无味，食欲不振，神疲思睡，或腹胀便溏，舌淡苔白，脉缓滑无力。

（2）护治法则　健脾和胃，降逆止呕。

（3）护理措施

生活起居：病室温度适宜，注意保暖，切忌着凉。

饮食护理：鼓励患者多饮淡盐水及米汤，宜多食鱼类、乳类、蛋类等食物。如砂仁鲫鱼汤：鲫鱼1条（约300g）去鳞、鳃及内脏，洗净，砂仁5g，塞入鱼腹内，加适量水、盐，用文火炖半小时，食用。

用药护理：香砂六君子汤，水煎小口频服、温服。

技术操作：取中脘、足三里、内关、阴陵泉等穴，艾灸或按揉穴位。

2. 肝胃不和

（1）证候表现　妊娠早期，恶心呕吐，呕吐酸水或苦水，胸胁胀满，嗳气脘闷，头胀而晕，精神抑郁，舌红苔黄腻，脉弦滑。

（2）护治法则　抑肝和胃，降逆止呕。

（3）护理措施

生活起居：病室温度适宜，环境温馨，整洁安静，可有舒缓的音乐等。

饮食护理：宜多食水果、蔬菜，心烦者可适量饮冷饮如酸梅汤，或用柚子皮10g煎汤代茶饮，或菊花、黄芩各10g水煎代茶饮。

情志护理：引导患者正确对待本病，消除思想顾虑。

用药护理：逍遥丸，温水送服。

技术操作：取中脘、足三里、内关、公孙、太冲等穴，艾灸或按揉穴位。

3. 痰湿阻滞

（1）证候表现　妊娠早期，呕吐胸闷，头晕而重，呕出黏稠痰涎，白带多，身困，苔厚腻，脉滑。

（2）护治法则　化痰除湿，降逆止呕。

（3）护理措施

生活起居：病室温度应适宜，环境温馨，整洁安静。

饮食护理：忌食甜食及油腻之品，可多食陈皮、乌梅、甘蔗、柠檬、粟米等。

用药护理：二陈汤，水煎频服、温服。

技术操作：取内关、中脘、足三里、丰隆等穴，艾灸或按揉穴位。

4. 阴虚胃热

（1）证候表现　妊娠早期，口干而呕，心胸烦热，尿短黄，或发热，呕出物带血，舌红少苔，脉滑而细数。

（2）护治法则　滋养胃阴，降逆止呕。

（3）护理措施

生活起居：病室温度应适宜或稍低，环境温馨，整洁安静。

饮食护理：忌食甜食、温燥及油腻之品，可多食乌梅、甘蔗、柠檬、粟米等。

用药护理：用益胃汤或芦根汤，水煎小口频服，微温服或凉服。

技术操作：按揉足三里、内关、中脘等穴位，以穴位处出现酸胀、发热为度。

【健康教育】

1. 妊娠期严禁烟、酒、咖喱、浓茶等，饮食宜清淡而富有营养，并注意色香味俱全，必要时可根据患者的喜好选择食物。鼓励患者进食，解除患者畏惧进食的心理，少食多餐。

2. 妊娠后每日保证 8~9 小时睡眠时间。保持心情舒畅，多听音乐。

3. 注意用药安全，避免伤及孕妇和胎儿。孕妇的下腹部、腰骶部及三阴交、合谷、至阴等穴位不宜针刺，其他穴位亦不可强刺激。

十、小儿积滞

积滞是小儿内伤乳食，停聚不化所形成的一种慢性胃肠疾病。以不思饮食、食而不化、脘腹胀满、大便不调为特征。西医学的小儿消化不良及轻度营养不良可参照本病辨证施护。

本病由于小儿脏腑娇嫩，脾胃功能薄弱，加之喂养不当而致乳食停积、气滞不行。本病有虚、实之别：实证是因乳食壅积，以致脾胃受损所致；虚证是由脾胃虚弱，以致乳食不化，脾虚夹积所致。据体质、病程、呕吐物的特征，分为乳食内积、脾虚夹积两大常见证型。

【辨证施护】

1. 乳食内积

（1）证候表现　乳食不思，呕吐酸馊乳食，面黄肌瘦，烦躁多啼，夜卧不安，腹部胀满拒按，小便短黄，大便溏薄或干结，有酸臭味，或伴低热，舌红苔腻，脉滑数，指纹紫滞。

（2）护治法则　消乳化食，导滞和中。

（3）护理措施

生活起居：病室温度适宜，环境适合小儿爱活动的特点。

饮食护理：控制饮食，可选用不同的药粥：乳积可用焦三楂、草蔻仁；面食、谷食积滞用神曲、麦芽、谷芽；生冷瓜果积滞用山楂、陈皮；肉类积滞用焦三楂、鸡内金。先将上述药各 10g，煎取药汁，去渣，入粳米适量同煮为粥，分多次服用。

用药护理：选用儿康宁糖浆或保和丸，温水送服。以炙黄芪、鸡内金、山楂、五谷虫各 5g，炒山药 10g，调成糊状，敷贴于脐部。

技术操作：针刺四缝穴，常规消毒后挤出黄白色液体少许，直至出血，3 天后重复

1 次，同时取穴内关、中脘、足三里、脾俞、胃俞、气海等穴，毫针针刺用平补平泻法，不留针。按摩用点揉法。配捏脊疗法，采用三捏一提法。此法适用于小儿积滞和厌食的各种证型。

2. 脾虚夹积

（1）证候表现　面色萎黄，腹满不思饮食，形体消瘦，精神倦怠，夜睡不安，呕吐酸馊乳食，大便溏泻，舌淡，苔白腻，脉细，指纹淡滞。

（2）护治法则　健脾助运，消补兼施。

（3）护理措施

生活起居：病室温度适宜，据小儿的活动量，及时调整衣着，预防感冒。

饮食护理：调节饮食，可用山药莲子大枣粥：山药、莲子各 10g，大枣 3 枚，大米适量，加水共煮粥，分次服用。

用药护理：小儿健脾丸，温水送服。或将怀山药粉、鸡内金粉按 2∶1 混匀，每次服用 1～2g，每日 2 次。

【健康教育】

1. 提倡母乳喂养。母乳可按需喂养，如不能母乳喂养应选用婴幼儿配方奶粉，需定时定量喂养，4～6 个月以后要逐渐添加辅食，辅食应从一种到多种，由少量到多量。每次添了新的辅食品种后，要注意观察小儿的食欲和大便的变化，如有异常要及时调整辅食添加的种类和量。

2. 钱乙《小儿药证直诀》中有"要得小儿平与安，常带三分饥与寒"的记载，小儿为稚阴稚阳之体，故饮食一定要适量，不可过饱。

十一、厌食

厌食是指小儿较长期食欲不振，食量减少，甚至厌恶进食的一种常见脾胃疾患。本病在城市儿童中发病率较高，以 1～6 岁儿童最多见，发病无明显季节性，但夏季暑湿当令之时症状加重。西医学的小儿厌食可参照本病辨证施护。

本病的主要原因是饮食不节，喂养不当，多病久病及先天不足。主要病机是脾胃不和，脾胃气虚及胃阴不足。临床根据是否有明显全身症状及全身症状的特点来区别脾胃不和、脾胃气证和胃阴不足之证。

【辨证施护】

1. 脾胃不和

（1）证候表现　食欲不振，进食量少，甚则厌恶进食，形体略瘦，精神状态尚好，二便正常，舌淡苔薄白或白腻，脉有力，指纹青。

（2）护治法则　运脾和胃。

（3）护理措施

生活起居：居室温度适宜，环境适合患儿活动。鼓励患儿多活动，尤其是户外活动，以增加运动量，促进食欲。

饮食护理：饮食要定时定量。可食用山药薏苡仁扁豆粥：山药、薏苡仁、扁豆各10g，粳米适量煮粥，白糖调味，分次食用。

用药护理：健脾丸，温水送服。

2. 脾胃气虚

（1）证候表现　不思饮食，甚至厌食，拒食，面色无华，精神萎靡，神疲乏力，大便稀溏，或伴有不消化食物，自汗，舌淡苔薄白，脉细弱，指纹淡。

（2）护治法则　健脾益气。

（3）护理措施

生活起居：同脾胃不和证。

饮食护理：进食营养易消化的食物，忌食生冷。可食用黄芪大枣粥：黄芪15g煎水取汁，加大枣3枚、粳米适量煮粥，红糖调服。

用药护理：参苓白术散加味，温水送服。

3. 胃阴不足

（1）证候表现　食欲不振，口干舌燥，食少饮多，面色无华，皮肤失润，大便干结，小便短少，舌红少苔，脉细，指纹紫红。

（2）护治法则　滋养胃阴。

（3）护理措施

生活起居：居室温度宜稍低，让患儿适当多活动，以促进食欲。

饮食护理：宜进营养易消化的食物，忌食生冷油腻。可食用藕梨粥：将藕、梨适量切碎，绞汁，入粳米适量煮粥。或用百合粥：粳米适量煮粥，将熟时入百合15g，共煮熟。

用药护理：养胃增液汤，水煎微温服。

【健康教育】

1. 饮食要规律，除三餐外可有加餐，营养要丰富、全面，多吃肉、蛋、奶、杂粮、水果、蔬菜；禁止饭前吃零食和糖果，少喝饮料，零食以水果、果脯、坚果、蛋糕、饼干等为主。

2. 改善进食环境，使小儿能够集中精力进食，并保持心情舒畅。

十二、遗尿

遗尿是指3岁以后经常发生或5岁以后时有发生不能控制排尿，睡中小便自遗，醒后方知的一种疾病。若3岁以后的幼童，因白天玩耍过度、睡前多饮等原因偶尔发生遗尿，不为病态。西医学的遗尿症可参照本病辨证施护。

本病因肾气不足、肺脾气虚及肝经湿热而影响三焦的气化功能，膀胱失约所致。临床据全身症状特点辨别其虚实，虚证多因脏器虚弱所致，实证多因肝经湿热所致。

【辨证施护】

1. 肾气不足

（1）证候表现　睡中经常遗尿，每晚1次以上，醒后方觉，小便清长，面白肢冷，神疲乏力，腰膝酸软，记忆力减退或智力较差，舌淡苔白，脉沉迟无力。

（2）护治法则　温补肾阳，固涩膀胱。

（3）护理措施

生活起居：居室温度适宜，让患儿适当活动，避免过度劳累。

饮食护理：饮食宜温补，睡前不要过多饮水，晚饭及晚饭后不宜食滑利的食物如冬瓜、梨、西瓜等。可用金樱芡实粥：金樱子15g，芡实10g，大米适量，共煮粥，加盐调味，食粥及芡实。

用药护理：选用缩泉丸或金匮肾气丸，温水送服。

技术操作：取关元、气海、三阴交、阴陵泉、足三里等穴，可针刺、艾灸、按摩，配合捏脊疗法，用三捏一提法。耳穴压豆法：选用肾、膀胱、皮质下、枕、耳尖、外生殖器、交感等穴压豆。

2. 肺脾气虚

（1）证候表现　睡中遗尿，自汗畏风，经常感冒，面色萎黄，气短无力，食欲不振，大便溏泄，舌淡苔白，脉细弱。

（2）护治法则　补肺健脾，固摄膀胱。

（3）护理措施

生活起居：病室温度适宜，空气清新，适时增减衣服，预防感冒。

饮食护理：饮食要有营养而易消化，少食多餐。可用黄芪桑螵蛸粥：黄芪20g，桑螵蛸9g，糯米60g，加适量水煮粥，加盐调味服用。

用药护理：补中益气汤合缩泉丸加减，水煎温服。或用炙黄芪、黑胡椒、葱白各5g，炒山药10g，研末调成敷贴于脐部。

技术操作：同肾气不足证。

3. 肝经湿热

（1）证候表现　睡中遗尿，小便黄而量少，面赤唇红，性情急躁，睡中切齿或说梦话，舌红，苔薄黄或黄腻，脉弦滑。

（2）护治法则　疏肝泄热，固涩膀胱。

（3）护理措施

生活起居：病室温度应适宜，环境温馨适合小儿特点。

饮食护理：多食清凉营养食物，忌辛辣燥热之品。可食用蒲公英粥：蒲公英30g，煎药去渣取汁，与粳米适量同煮为稀粥，分次服食。

用药护理：选用龙胆泻肝丸或知柏地黄丸，温水送服。

技术操作：取太冲、行间、肝俞、悬钟、三阴交、阳陵泉、关元等穴，用按摩用点揉法。配合捏脊疗法，采用三捏一提法。

【健康教育】

1. 耐心教育患儿，帮助其消除害羞、紧张的心理，建立起战胜疾病的信心。

2. 白天不宜过度玩耍，以免疲劳贪睡。夜间按时唤醒排尿 1～2 次，从而逐渐养成能自行排尿的习惯。

案例分析

该患者以小便频数、排尿时出现灼热刺痛感为主症，故可诊为淋证、热淋。患者为已婚女性，暑热季节发病，湿热之邪蕴结下焦，膀胱气化不利，故见小便频数、排尿时出现灼热刺痛感；热郁气滞则小腹胀满，小便点滴不畅；湿热伤及阴络，则尿色赤似浓茶；湿热蕴结于体内，则口渴不多饮；湿热伤肾，则见腰痛；舌红苔黄腻、脉滑数，均为湿热内蕴之象。

护理原则为清热利湿通淋。

护理措施包括：①病室宜凉爽、干燥；注意休息；每日用清水清洗外阴部，勤换内衣裤。②饮食宜偏凉滑利渗湿之品，忌辛辣、烟酒等刺激性食物及肥甘厚味。多食西瓜、梨等蔬菜水果，大量饮白开水，或饮绿茶，或用珍珠草水煎代茶饮。③汤药宜凉服。④可用王不留行籽耳穴贴压肾、交感等穴。

复习与实践

1. 感冒的健康教育包括哪些内容？
2. 如何辨别中经络和中脏腑？
3. 如何护理热结便秘的患者？
4. 压疮的常见证型有哪些？如何施护？
5. 月经不调的常见证型有哪些？如何施护？
6. 案例分析：王某，女，19 岁，学生。月经提前或错后一年余。一年前患者因高三学习紧张而偶见月经后延，未予治疗，半年前到异地就读大学，月经出现提前或错后 10 天，经量或多或少，色黯红，有血块，伴经前乳房胀痛，经期少腹胀痛，平素烦躁易怒，舌苔薄，脉弦。

任务 1：试分析该患者的诊断（病名、证型）。

任务 2：请为该患者制定护理原则和护理措施。

7. 案例分析：孙某，男，4 岁。进食量少，厌恶进食 3 个月。患儿 3 个月前从老家来到父母身边，因喂养习惯的改变而出现食欲不振、厌恶进食，形体略瘦，精神状态尚好，二便正常，舌淡苔白腻，脉有力。

任务 1：试分析该患者的诊断（病名、证型）。

任务 2：请为该患者制定护理原则和护理措施。

第十一章　中医预防保健

学习目标

1. 能简述中医预防保健的基本原则。
2. 能叙述 9 种中医体质特点。
3. 能初步运用中医预防保健原则及体质分类为患者制定护理方案。

案例导读

林某，男，32 岁，公务员。患者 1 年前因工作劳累感觉畏寒怕冷，腰膝酸软，大便溏泻，身体疲倦，伴性功能减退，冬季症状加重。舌淡苔白，边有齿痕，脉沉细。

任务 1：请分析该案例中患者属于哪种体质。

任务 2：请为其制定保健措施。

古人在长期的医学实践中逐渐形成并经过几千年的传承与发展，已总结出一套完善的预防保健体系，对临床疾病的预防和身体保健有着重要的指导意义。

第一节　预　防

预防，是指采取相应的措施来防止疾病的发生和发展。我国高度重视预防在医疗中的意义，将预防为主列为卫生工作四大方针之一。从古代开始，我国医家就有对预防的相关认识和论述，《素问·四气调神大论》中就提出"圣人不治已病治未病，不治已乱治未乱"的观点，明确指出了"治未病"的重要意义，体现了"防重于治"的指导思想，为后世预防医学的发展奠定了基础。所谓"治未病"包括未病先防和既病防变两个方面。

一、未病先防

未病先防是指在疾病发生前采取一定的措施防止疾病的发生。中医学认为，正气不足是疾病发生的内在原因，邪气侵袭是导致疾病发生的重要条件。因此，未病先防，就必须从增强人体正气和防止病邪侵害两方面入手。

（一）养生以提高正气

养生，是指未病时的一种自身预防保健活动，可增强自身的体质，提高人体的正气，从而增强机体的抗病能力。《素问·上古天真论》提到，"上古之人，其知道者，法于阴阳，和于术数，食饮有节，起居有常，不妄作劳，故能形与神俱，而尽终其天年，度百岁乃去"，就是对养生基本原则的精辟论述。

1. 顺应自然 《灵枢·邪客》说："人与天地相应。"即人依赖于自然生存，人体的生理活动与自然界的变化规律是相适应的。人们要了解和掌握自然变化规律，主动地采取养生措施以适应其变化，这样才能使各种生理活动与自然界的节律相应而协调有序，增强正气，从而预防疾病的发生，正如《素问·四气调神大论》所说："春夏养阳，秋冬养阴，以从其根。"中医学倡导遵循四时变化规律，调配衣着饮食，起居有常，动静合宜，以效法自然，保持健康。

2. 调摄精神 中医学认为，精神、情志活动与人体生理、病理变化有密切关系。突然、强烈的精神刺激和反复、持续的精神刺激都可使人体气机逆乱，气血失调，最终导致疾病的发生。《素问·上古天真论》中说："恬淡虚无，真气从之，精神内守，病安从来。"也就是说，精神上安定清净，会使真气和顺，就不会得病。所以，调摄精神可增强正气，从而提高抵御外邪的能力，预防疾病。

3. 加强锻炼 经常锻炼身体，能增强体质，减少或预防疾病的发生。古人已经认识到"流水不腐，户枢不蠹"，通过锻炼身体，使血脉流通，关节滑利，气机调畅，正气充足，不仅能提高健康水平，预防疾病侵袭，还对一些慢性疾病有一定的治疗效果。我国传统的锻炼身体的方法包括"五禽戏""太极拳""八段锦"等，长期练习，可强身健体。

4. 注意饮食起居 饮食是人体从外界摄入营养的主要手段，合理的饮食会让我们身体康健，延年益寿。日常生活中，要做到饮食有节，起居有度，劳逸结合，生活规律。要保持身体健康，精力充沛，就要懂得自然界的变化规律，适应自然环境的变化，有节制，不纵欲，不要"以酒为浆，以妄为常，醉以入房，以欲竭其精……逆于生乐，起居无节"。（《素问·上古天真论》）

5. 药物预防及人工免疫 我国很早就开始了药物预防的工作，16 世纪时已发明人痘接种法来预防天花，为现代免疫学发展做出了巨大贡献。药物预防和人工免疫是中医"治未病"思想的延续，对很多疾病尤其是某些传染病的控制起到了积极的作用，对人类的健康有重要意义。

（二）防止病邪的侵袭

病邪是导致疾病发生的外在条件，因此，未病先防除了增强自身体质、提高本身正气之外，还要注意防止病邪的入侵。"虚邪贼风，避之有时"，我们在日常生活中，要讲究卫生，注意环境、饮食污染，避免六淫、七情伤及自身，防范外伤及虫兽，这样才能有效地预防疾病的发生。

知识拓展

以毒攻毒——免疫思想的由来

在我国医学史上，很早就有"免疫"的思想，就是"以毒攻毒"的治病方法。早在《黄帝内经》中就提到，治病要用"毒药"，药没有"毒"性就治不了病。

最早把这种免疫思想付诸实践的是东晋道教学者、著名炼丹家、医药学家葛洪。一天，有位40多岁的老农急匆匆地找到葛洪，焦急地对他说："我的独生儿子被疯狗咬伤了，请您一定想个办法，救他一命。"葛洪听了也很着急，但以往的医书中并没有关于治疗这种病的记载。忽然，他急中生智，想到既然古人提倡用"以毒攻毒"来治病，为什么不试试疯狗身上的毒物呢？于是他试着将疯狗的脑髓涂在患者的伤口上，结果患者竟没有发病。后来，葛洪又用这种方法给许多被疯狗咬伤的人治病，都起到了预防狂犬病的效果。

近代医学科学证明，在人被狂犬咬伤后，狂犬病毒便通过伤口浸入人体，由于它与神经组织有特殊的亲和力，所以导致狂犬病的发作。狂犬的脑髓和唾液中，均有大量的狂犬病毒存在。19世纪，法国著名的生物学家巴斯德从狂犬的脑组织中分离出狂犬病毒，制成狂犬病疫苗，来预防和治疗狂犬病。显然，巴斯德与葛洪的治疗思路基本一致，只不过方法比葛洪更先进些，但从时间上来看，巴斯德的发明晚于葛洪1000多年。所以，葛洪被称为免疫学的先驱，是当之无愧的。

二、既病防变

未病先防，是指在身体健康时的主动预防措施。如果疾病已经发生，就要早诊断、早治疗，防止疾病的发展与传变。

（一）早期诊治

疾病初起，身体正气未衰，一般病情较轻，若能及时做出准确的诊断，尽早治疗，则有利于控制病情，早日康复。如治疗不及时，病邪就可能由表传里，步步深入，最终侵犯脏腑，使病情越来越深重、复杂，治疗也就越加困难。因此，必须掌握疾病的发生、发展规律，早期诊断、早期治疗，以防止传变。

（二）控制传变

人体是一个整体，脏腑器官在生理上相互为用，病理上相互影响。因此在临床实践中，要了解病情的发展趋势，知晓传变规律，掌握护治的主动权，对有可能被传变累及的脏器要及时给予相应的治疗和护理手段，防止疾病的发展和蔓延。对可预知的病理变化要适时进行前瞻性的治疗和护理，防止疾病进一步加重，正如清代医家叶天士所说：

"务必先安未受邪之地。"

第二节　中医体质辨识

中医学认为，体质现象是人类生命活动的一种重要表现形式，与健康和疾病密切相关。中医体质学研究不同体质类型与疾病的关系，强调体质的可调性，从改善人体体质入手，为改善患病个体的病理状态提供条件。临床实践活动中，在体质辨识的基础上建立疾病的防治措施和治疗手段，针对体质特征采取相应的治疗措施，充分体现了以人为本、因人制宜的思想。

2009 年 4 月 9 日，中华中医药学会正式发布《中医体质分类与判定》标准，该标准将体质分为平和质、气虚质、阳虚质、阴虚质、痰湿质、湿热质、血瘀质、气郁质、特禀质 9 个类型，为相关疾病的防治、养生保健、健康管理提供了依据。

一、体质的概念和形成

(一) 体质的概念

体质，即指人体的质量，又称禀赋、禀质、气禀、形质。"体"，指个体、身体、形体；"质"，指质量、素质、性质。体质的概念是指人体生命过程中，在先天禀赋和后天影响的基础上所形成的形态结构、生理功能和心理因素方面综合的、相对稳定的固有特性。也就是说，体质是个体禀受于先天父母之精，受后天生活环境影响，在生长、发育过程中形成的与自然、社会环境相适应的相对稳定的人体个性特征。体质通过人体生理、病理的差异现象表现出来，在生理上表现为机体结构、功能、代谢及对外界刺激反应等方面的个体差异性，病理上则表现为对某些疾病的易感性，以及疾病转归中的某种倾向性。

(二) 体质的形成

体质的形成是机体内、外环境多种复杂因素共同作用的结果，先天因素和后天因素都对体质的形成和影响产生作用。

1. 先天因素　先天因素，也称禀赋，指婴儿出生前在母体内所禀受的一切特征。中医学中的先天因素，包括父母双方所赋予的遗传性，也包括胎儿在母体内发育过程中的营养状态，以及母体在此期间所给予的各种影响。同时，父方的元气盛衰、营养状况、生活方式、精神因素等都会影响"父精"的质量，从而影响子代体质的强弱。

2. 后天因素　后天是指人从出生到死亡的生命历程。后天因素是人出生之后赖以生存的各种因素的总和。后天因素又可分为机体内在因素与外界环境因素两方面。机体内在因素主要有性别、年龄、心理因素。外界环境因素则包括了人从胚胎到生命终结所处的自然环境和社会环境。自然环境主要包括生活环境、生产环境和食物链环境等一切客观环境；社会环境则主要包括政治、经济、文化等环境要素。总之，性别、年龄变化、精神因素、膳食营养、疾病损伤、气候条件、社会制度等后天因素均参与并影响体质的形成和发展。

二、九种类型体质的辨识

（一）平和质

1. 定义　平和质又称平和体质，是最稳定的、最健康的体质。平和体质的人体态适中，精力充沛，脏腑功能强健壮实。平和质占人群比例约为1/3，男性多于女性，随着年龄增大，平和体质的人越来越少。

2. 成因　先天禀赋良好，后天调养得当。

3. 体质特征　①形体特征：体形匀称、健壮。②心理特征：性格开朗、随和。③常见表现：面色、肤色润泽，头发稠密有光泽，两目有神，鼻色明润，嗅觉通利，唇色红润，味觉正常，精力充沛，不易疲劳，耐受寒热，睡眠良好，食欲佳，二便正常，舌色淡红，苔薄白，脉和缓有力。④对外界环境适应能力和发病倾向：对自然环境和社会环境适应能力较强，平常较少生病。

（二）气虚质

1. 定义　气虚质是指当人体脏腑功能失调，气的化生不足时，表现出以语声低微、气短懒言、体倦乏力等气虚表象为主要特征的一类体质。

2. 成因　先天禀赋不足，后天失养所致。如孕育时父母体弱及早产、人工喂养不当、长期饮食不节、情志失调、久病、过度疲劳、年老体弱等。

3. 体质特征　①形体特征：形体消瘦或偏胖，肌肉松软。②心理特征：情绪不稳定、性格偏内向，胆小，不愿冒险。③常见表现：平日气短懒言，精神不振，肢乏体倦，语音低怯，易出汗，舌淡红，胖有齿痕，脉象虚缓；或两目无神，口唇色淡，发无光泽，头晕健忘，小便偏多，大便不成形。④对外界环境适应能力和发病倾向：不耐受暑邪、寒邪、风邪，易感冒，易患内脏下垂、虚劳等疾病。

（三）阳虚质

1. 定义　阳虚质是指机体的阳气虚损，或阳气的温煦、推动、气化等功能减退，造成气、血、津液等运行迟缓，机体呈现出一派寒象和衰弱的一类体质。

2. 成因　阳虚质多因先天禀赋不足，加上后天饮食失养，或劳累过度而内伤，或久病损伤阳气等因素造成。

3. 体质特征　①形体特征：多见身体肥胖，肌肉松软。②心理特征：性格内向、沉静。③常见表现：肢寒畏冷，手足不温，饮食喜热，睡眠多，精神不振，舌淡胖有齿痕，脉沉迟，或口唇色淡，眼睑晦暗，易脱发，爱出汗，小便清长，大便溏泄。④对外界环境适应能力和发病倾向：喜热不喜寒，易感寒邪、湿邪，发病多为寒证，易患痰饮、泄泻、阳痿。

（四）阴虚质

1. 定义 阴虚质是指当脏腑功能失调时，体内阴液不足，阴虚生内热，机体表现为失去濡润滋养、虚热干燥、虚火躁扰不宁的一类体质。

2. 成因 阴虚质常由燥热之邪外侵或过食温燥之物、房事不节、忧思过度、久病等因素造成。

3. 体质特征 ①形体特征：形体消瘦。②心理特征：性格外向，脾气急躁，活泼好动。③常见表现：手足心热，口燥咽干，口渴喜冷饮，舌红少津，大便干燥，或面色潮红，两目干涩，皮肤干燥，眩晕耳鸣，睡眠差。④对外界环境适应能力和发病倾向：喜寒不喜热，易感燥邪，发病多为阴亏燥热。

（五）痰湿质

1. 定义 痰湿质是指由于人体脏腑功能失调，引起气血津液运化的失调，水湿停聚，聚湿成痰而成痰湿内蕴，机体表现为体型肥胖、腹部肥满、身重不爽的一类体质。

2. 成因 痰湿质常由素体胃热、饮食不节、寒湿侵袭、缺乏运动、年老久病等因素造成。

3. 体质特征 ①形体特征：形体肥胖，腹部肥满松软。②心理特征：性情温和，谦让和达，处事稳重，善于忍耐。③常见表现：面部多油，汗出而黏，痰多胸闷，或眼睑微浮，面色不华，容易困倦，舌体胖大，舌苔白腻，身重不爽，喜食肥甘厚味。④对外界环境适应能力和发病倾向：不适应湿热环境，易患消渴、胸痹、脑卒中。

（六）湿热质

1. 定义 湿热质是指由于人体遭受湿热侵袭，造成脏腑功能失调，或体内水湿内停，从湿化热，机体表现为面部油光，多生痤疮粉刺，口苦、口臭的一类体质。

2. 成因 湿热质常由先天禀赋、嗜烟酒、常熬夜、情绪压抑、肝气郁结、滋补不当、生活环境等因素造成。

3. 体质特征 ①形体特征：形体偏胖。②心理特征：性格急躁，易怒。③常见表现：面垢油光，多发痤疮粉刺，口干口苦，目赤心烦，身重困倦，舌质偏红，苔黄腻，脉滑数，大便燥结或黏滞，小便短黄，男子易阴囊潮湿，女子易带下增多。④对外界环境适应能力和发病倾向：不适应气温偏高的湿热环境，易患火热、黄疸、疮痈疔毒。

（七）血瘀质

1. 定义 血瘀质是指人体脏腑功能失调，或久居寒冷地区，或情绪长期抑郁，体内血液运行不畅或内出血不能消散而成瘀血内阻，机体表现为面色晦暗、色素沉着的一类体质。

2. 成因 血瘀质常由脏腑功能失调、寒冷侵袭、七情不畅、久病未愈、年老体弱等因素造成。

3. 体质特征 ①形体特征：形体偏瘦。②心理特征：内向、抑郁，心烦急躁。③常见表现：皮肤晦暗、粗糙、干燥、无光泽，色素沉着，口唇黯淡，脱发，身体疼痛，舌黯或有瘀点，舌下络脉紫黯或增粗，脉涩，女性常有痛经。④对外界环境适应能力和发病倾向：不耐受寒邪、风邪，易患脑卒中、出血、癥瘕、胸痹等疾病。

（八）气郁质

1. 定义　气郁质是指人体长期忧郁烦闷、心情不畅等引起的机体气机不畅，表现为气机郁滞，以神情抑郁、忧虑脆弱为主的一类体质。

2. 成因　气郁质常因忧郁烦闷、心情不舒畅所致。长期气郁会导致血循环不畅，严重影响健康。

3. 体质特征　①形体特征：形体消瘦居多。②心理特征：性格内向，敏感脆弱，多疑。③常见表现：面貌忧郁，神情烦闷，面色苍暗或萎黄，胸胁胀痛，善太息、多嗳气，睡眠不好，食欲减退，舌淡红，苔薄白，脉弦。④对外界环境适应能力和发病倾向：不喜阴雨天气，对精神刺激耐受能力差，易患不寐、郁证、梅核气、脏躁、百合病等疾病。

（九）特禀质

1. 定义　特禀体质是指先天失常，以生理缺陷、过敏为主要特征的一种体质。特禀质占人群比例为4.91%，多为遗传所致。

2. 成因　特禀质的原因在于先天失常，属于先天因素。

3. 体质特征　①形体特征：无特殊形体异常，或有先天缺陷或畸形。②心理特征：因禀质不同而不同。③常见表现：遗传疾病有家族性、先天性特征，其他与禀质有直接关系。④对外界环境适应能力和发病倾向：对外界环境适应能力差，易患过敏、遗传性疾病。

中医体质辨识共有9种，需要强调的是，体质往往并不是单独存在，大多数人都有两种或者两种以上体质，在养生保健指导时要灵活把握。为客观判定和评价体质类型，中华中医学会发布了"中医体质分类和判定表"，见附录四。

第三节　中医不同体质人群的保健

体质不是一成不变的，通过相应的保健手段可以改变人的体质，最终达到身体康健的目的。

一、平和质的调护

对于平和质的人，养生保健宜饮食调理而不宜药补。平和之人体内阴阳平和，不需要药物纠正阴阳之盛衰，滥用药物补益反而容易破坏阴阳平衡。

1. 精神调摄　注意调摄精神，及时宣泄不良情绪，愉悦身心，保持情绪稳定。

2. 饮食调养　平和质人的饮食调理，要"谨和五味"。饮食应清淡，不宜有偏嗜。如五味偏嗜，会破坏身体的平衡状态。平和质的人还可酌量选用具有缓补阴阳作用的食物，以增强体质。

3. 生活起居调适　平和质者应注意起居规律，不妄作劳，顺应四时，调摄起居，以增进健康、延年益寿。平和质的人可通过运动保持和加强现有的良好状态，应形成良好的运动习惯，可每日进行半小时至 1 小时的有氧运动。

4. 穴位保健　选取足三里、气海，各点按 5～10 分钟，每日 2 次。

二、气虚质的调护

气虚质之人养生保健应重补气、养气，益气培元，补气时应注重脾、肺、肾三脏皆应温补，起居勿过劳。

1. 精神调摄　日常培养豁达乐观的生活态度，不可过度紧张、过度劳神，保持平和稳定的心态，不过度忧思、悲伤。

2. 饮食调养　气虚质的人应多吃具有益气健脾作用的食物，如粳米、小米、黄米、大麦、黄豆、蚕豆、红薯、山药、胡萝卜、鲫鱼、鹌鹑、栗子、人参等；少吃耗气的食物，如槟榔、空心菜等。

3. 运动健身　气虚质的人应避免做剧烈的体育运动，可以打太极拳或八段锦。

4. 生活起居调适　气虚质者起居应有规律，夏季应午休，保证充足睡眠，平时注意保暖，避免激烈运动或劳作时汗出当风，居处应避虚邪贼风，不可剧烈运动，可采用一些温和的保健套路如太极拳、八段锦、瑜伽等，采用多次数、低强度的方式循序渐进来改变体质。

5. 穴位保健　选取足三里、关元、气海、肾俞，各点按或艾灸 10 分钟，每日 1 次。

三、阳虚质的调护

阳虚质之人的养生保健关键在补阳，尤重肾阳，起居宜保暖。

1. 精神调摄　阳虚质的人性格多内向、沉静，可增加户外运动，多见阳光，常听欢快、兴奋的音乐，使心情愉悦。

2. 饮食调养　阳虚质的人应多吃甘温益气的食物，如牛肉、羊肉、狗肉、葱、姜、蒜、鳝鱼、韭菜、花椒、辣椒、胡椒等；少食生冷寒凉食物，如黄瓜、藕、梨、西瓜等，少饮绿茶。

3. 生活起居调适　阳虚质者秋冬应注意保暖，夏季避免长时间处于空调环境下，保证居住环境空气流通，平日注意背部、下腹、关节、足底的保暖，不能在阴暗潮湿的环境下长时间居住和工作，运动中应注意避风寒，不宜大汗，适合做一些温和的有氧运动，如慢走、太极拳，广播体操等。阳虚质的人适应气候的能力差，多畏寒喜暖，耐春夏不耐秋冬，秋冬季节锻炼时要注意身体保暖，尤其是腰部及下肢的保暖。夏天不宜做过分剧烈的运动，冬天避免在大风、大寒、大雪及空气污染的环境中锻炼。

4. 穴位保健　选取足三里、命门、肾俞，各艾灸 10～15 分钟，隔日 1 次。

四、阴虚质的调护

阴虚质之人养生保健的关键在于滋阴，饮食应以滋阴为主，起居切忌熬夜，运动不能大汗。

1. 精神调摄　阴虚质的人性情急躁，外向好动，应学会调节自己的不良情绪，舒缓情志、安神定志，正确对待喜与忧、顺与逆、苦与乐，保持稳定的心态。

2. 饮食调养　阴虚质的人应多吃甘凉滋润的食物，比如冬瓜、鸭肉、百合、豆腐、甲鱼、银耳、木耳、时令水果等。少吃狗肉、羊肉、葱、辣椒、蒜等性温燥烈之物。

3. 生活起居调适　阴虚质者起居要有规律，居住环境要求安静，少熬夜，避免剧烈运动和在高温酷暑下工作、生活，不宜做剧烈运动，可保持每天 30 分钟 ~ 1 小时的有氧运动，如慢走、游泳、太极拳等，因阴虚质之人多皮肤干燥，游泳是很适合的锻炼方式，锻炼时要控制出汗量，及时补充水分。

4. 穴位保健　选取三阴交、太溪，各点按 10 ~ 15 分钟，每日 2 次。

五、痰湿质的调护

痰湿质之人多数形体肥胖，喜食肥甘厚味且食量大，应着重饮食控制，食宜清淡，忌暴饮暴食或进食速度过快，起居忌潮湿，生活不要太安逸。

1. 精神调摄　适当参加社交活动，培养广泛的兴趣爱好，开阔眼界，合理安排休闲、度假，以调畅气机、舒畅情志。

2. 饮食调养　痰湿质的人饮食应以清淡为原则，多吃具有健脾、化痰、祛湿功用的食物如薏苡仁、菌类、紫菜、山药、竹笋、冬瓜、海带、萝卜、金橘、柠檬等；少吃肥肉、甜及油腻的食物。

3. 生活起居调适　痰湿质者居住环境宜干燥不宜潮湿，平日多进行户外活动，衣着应透气散湿，多晒太阳，尽量避免在湿冷的环境下工作、生活。痰湿质者多数形体肥胖，易于困倦，故应根据自己的具体情况循序渐进，长期坚持运动锻炼，如散步、慢跑、游泳，以及打羽毛球、乒乓球、网球等，运动时间不宜过短，切忌不运动。

4. 穴位保健　选取足三里、丰隆、水道，各点按 10 ~ 15 分钟，每日 2 次。

六、湿热质的调护

湿热质之人皮肤易生疮疡，饮食宜清淡，保持二便通畅，防止湿热郁聚，切忌熬夜、过度疲劳，居住环境宜干燥通风。

1. 精神调摄　湿热质的人应静养心神，及时疏泄不良情绪，多听舒缓的音乐，保持内心的平稳。

2. 饮食调养　湿热质的人应提倡饮食清淡，多吃甘寒、甘平、清利湿热的食物，如薏苡仁、莲子、茯苓、绿豆、西瓜、黄瓜、冬瓜、苦瓜、白菜、芹菜、莲藕、空心菜等；少吃鹅肉、羊肉、狗肉、香菜、辣椒、花椒、酒、饴糖、胡椒、蜂蜜等甘酸滋腻之物及火锅、烹炸、烧烤等辛温助热食品。

3. 生活起居调适　湿热质者居住环境应干燥、通风，避免在低洼潮湿的地方工作、生活，不能熬夜，避免过劳，保持充足而有规律的睡眠，戒烟限酒。湿热质的人适合做大强度、大运动量的锻炼，如游泳、爬山、中长跑、各种球类运动等。由于夏天气温高、湿度大，最好选择凉爽时进行锻炼。

4. 穴位保健　选取阴陵泉、阳陵泉，两穴同时点按 10～15 分钟，每日 2 次。

七、血瘀质的调护

血瘀质与气血瘀滞有关，养生之根本在于活血化瘀，饮食应注重活血类型的食物，多做促进气血运行的运动，调整自身心理状态，保持身体和心理的健康。

1. 精神调摄　增加兴趣爱好，多交朋友，培养乐观、平和、开朗、不计较、少算计的性格。

2. 饮食调养　血瘀质的人建议多吃如海带、萝卜、胡萝卜、木瓜、山楂、醋、绿茶、玫瑰花、酒类等具有活血、散结、行气、疏肝解郁作用的食物；少吃肥肉等滋腻之品。应戒除烟酒。

3. 生活起居调适　血瘀质者平日应避免寒冷刺激，日常生活中要动静结合，要多做运动，可进行一些有助于促进气血运行的运动项目，如步行、各种舞蹈、徒手健身操等。运动时注意保暖，避免寒冷刺激。不可贪图安逸而不进行体育锻炼，这样会加重气血瘀滞。

4. 穴位保健　选取血海、内关，各点按 5～10 分钟，每日 2 次。

八、气郁质的调护

气郁质之人气郁在先，瘀滞为本，故养生保健应疏通气机，行气解郁。起居宜动不宜静，衣着以宽松为宜，多参加社会群体活动。

1. 精神调摄　培养乐观向上的情绪、积极进取的拼搏精神，丰富和培养生活情趣，多多参加社交活动，学会发泄，及时疏泄不良情绪，多听、多看正能量的音乐、影视剧作品。

2. 饮食调养　气郁质之人建议多吃高粱、小麦、香菜、葱、蒜、洋葱、萝卜、苦瓜、海带、橘子、山楂、槟榔、玫瑰花等行气、解郁、消食、醒神之物；少食乌梅、酸枣、柠檬、石榴、李子等阻滞气机之物，亦不可多食冰冷食物。睡前避免饮茶、咖啡等提神醒脑的饮料。

3. 生活起居调适　气郁质者应增加户外运动，不要总待在家里，居住环境应宽敞明亮，温度适宜，安静，衣着应宽松，保持有规律的睡眠，避免睡前饮茶、咖啡等刺激性饮料。不要静坐不动，应尽量增加户外活动，可以坚持较大运动量的运动锻炼，多参加群体性运动项目，如爬山、球类、打牌、下棋等运动，促进人际交流，提起兴趣，理顺气机。

4. 穴位保健　选取太冲、膻中，各点按 5～10 分钟，每日 2 次。

九、特禀质的调护

特禀质是一类特殊体质人群，对外界环境适应能力差。其中过敏体质的人，起居应避免过敏原，注意季节变化，同时要加强体育锻炼，增强体质。

1. 精神调摄 由于特禀质发生原因不同，心理特征也存在诸多差异，但多数特禀质者对外界环境适应能力较弱，会出现不同程度的焦虑、抑郁、敏感、内向等心理反应，应及时采取适当措施疏泄不良情绪，保持内心平稳。

2. 饮食调养 特禀质的人饮食宜清淡、均衡，荤素配伍合理，粗细搭配适当。少吃羊肉、鹅肉、牛肉、海鲜、酒、辣椒、浓茶、咖啡等辛辣、腥发及含致敏物质的食品。

3. 生活起居调适 特禀质者应根据自身情况选择起居环境，如减少接触过敏原，少离家避免水土不服，及时增减衣被，增强身体对环境的适应能力，应积极参加各种运动，以增强体质，提升身体抗敏能力。外出锻炼时应注意环境，避免过敏原刺激引发过敏反应。

4. 穴位保健 选取足三里、关元、神阙、肾俞，各温和灸10分钟，隔日1次。

中医九种体质分类是对生活中常见体质的总结，体质不代表疾病，只是某种体质更容易导致某些疾病，所以中医的体质保健只是针对体质而言。当属于某种体质而不进行相关调节导致疾病发生时，应及早就医，及早治疗。

案例分析

该病案中患者为典型阳虚质，患者因工作过度劳累损伤体内阳气，出现畏寒肢冷、腰膝酸软、大便溏泻、身体疲倦、性功能减退等表现。

其养生保健应以补阳为主。饮食上，应多吃甘温益气的食物，如羊肉、狗肉、葱、姜、韭菜、花椒、辣椒、胡椒等；少食生冷寒凉的食物，如黄瓜、藕、梨、西瓜等，少饮绿茶。生活起居方面，宜注意保暖，避免大量运动，注意气候变化。平时可艾灸足三里、命门、肾俞等穴位进行保健。

复习与实践

1. 中医预防包括哪几个方面？
2. 中医学将人的体质辨识分为哪9种类型，每种体质有何特点？
3. 9种体质应该如何保健养生？
4. 试分析自己属于哪种体质，日常生活中应该注意什么？

附 录 一

食物性味功效表

名称		性味归经	功效
辛温解表	紫苏叶	辛，温。入肺、脾经	发表散寒，理气和中，行气安胎，解鱼蟹毒
	生姜	辛，温。入脾、胃、肺经	发表散寒，温中止呕，解鱼蟹毒
	葱白	辛，温。入肺、胃经	发汗解表，散寒通阳
	香菜	辛，温。入肺、脾经	发汗透疹，消食下气，醒脾和中
辛凉解表	桑叶	甘、苦，寒。入肺、肝经	疏风清热，清肝明目
	菊花	辛、甘、苦，微寒。入肺、肝经	疏风清热，平肝息风，清肝明目，清热解毒
	薄荷	辛，凉。入肺、肝经	疏散风热，清利头目，利咽止痛，宣散透疹
	淡豆豉	苦，寒。入肺、胃经	解表，除烦，宣郁，解毒
清热泻火	茭白	甘，寒。入肺、脾经	清热除烦，催乳
	香椿	苦、辛，平。入肺、胃、大肠经	清热解毒，健胃理气涩肠，燥湿杀虫
	香蕉	甘，寒。入脾、胃经	清热润肠，解毒止痛
	茶叶	苦、甘，凉。入心、肺、胃经	生津止渴，清热解毒，祛湿利尿，清心提神
清热凉血	水芹	甘、辛，凉。入肺、胃经	清热利水，凉血止血，平肝安神
	茄子	甘，凉。入脾、胃、大肠经	清热，消肿利尿，健脾和胃
	莲藕	甘，寒。入心、脾、胃经	清热润肺，凉血行瘀，健脾开胃，止泻固精
	木耳	甘，平。入胃、大肠经	凉血止血，滋阴养胃，益气和血
	西瓜	甘，寒。入心、胃、膀胱经	清热解暑，除烦止渴，利小便
	西红柿	甘、酸，微寒。入肝、脾、胃经	生津止渴，凉血平肝
	甘蔗	甘，寒。入肺、胃经	清热生津，下气润燥，和胃降逆
	橄榄	甘、涩、酸，平。入肺、胃经	清肺利咽，生津，解毒，止咳
	豆腐	甘，凉。入脾、胃、大肠经	生津润燥，清热解毒，催乳
清热解毒	绿豆	甘，凉。入心、胃经	清热解毒，清暑利水
	苦瓜	苦，寒。入心、脾、胃经	清暑涤热，明目，解毒
	苋菜	甘，凉。入大、小肠经	清热利尿，透疹
	黄瓜	甘，寒。入胃、小肠经	清热止渴，利水解毒
	马齿苋	酸，寒。入大肠、肝、脾经	清热祛湿，散血消肿，利尿通淋
	豆腐	甘，凉。入脾、胃、大肠经	清热解毒，益气生津、催乳

续表

	名称	性味归经	功效
化痰止咳平喘	荸荠	甘，寒。入肺、胃经	清热，化痰，消积，利湿
	竹笋	甘，寒。入胃、大肠经	清热消痰，利膈下气
	丝瓜	甘，凉。入肝、胃经	清热化痰，止咳平喘，通络
	梨	甘、微酸，凉。入肺、胃经	生津润燥，清热化痰
	紫菜	甘、咸，寒。入肺经	化痰软坚，清热利水，止咳
	芥菜	辛，温。入肺、大肠经	宣肺豁痰，温胃散寒
	甜杏仁	甘，平。入肺、大肠经	润肺平喘
	罗汉果	甘，凉，无毒。入肺、脾经	清肺，润肠，止咳
	枇杷	甘、酸，凉。入脾、肺、肝经	润肺止渴，下气止咳，化痰
消食导滞	白萝卜	辛、甘，凉。入肺、胃经	消食化痰，下气宽中
	山楂	酸、甘，微温。入脾、胃、肝经	消食积，散瘀血，利尿止泻
	鸡内金	甘，平。入脾胃、小肠、膀胱经	健脾消食，止遗溺，化结石
	麦芽	甘，微温。入脾、胃经	消食和中，下气回乳
健脾和胃	南瓜	甘，温。入脾、胃经	温中平喘，杀虫解毒
	大枣	甘，温。入脾、胃经	补脾和胃，益气生津，调和营卫
	板栗	甘，温。入脾、胃、肾经	养胃健脾，补肾强筋，活血止血消肿
	糯米	甘，温。入脾、胃、肺经	补中益气，健脾止泻
	山药	甘，平。入肺、脾、肾经	健脾益气，补肺益肾
健脾化湿	薏苡仁	甘、淡，凉。入脾、肺、肾经	健脾利水，舒筋除痹，清热排脓
	蚕豆	甘，平。入脾、胃经	健脾利湿
	扁豆	甘，平。入脾、胃经	健脾和中，化湿
利尿	玉米	甘，平。入大肠、胃经	调中和胃，利尿排石，降脂，降压，降血糖
	赤小豆	甘、酸，平。入心、小肠经	利水除湿，消肿解毒
	冬瓜	甘、淡，凉。入肺大肠、膀胱经	清热利水，消肿解毒，生津除烦
	莴笋	甘、苦，凉。入大肠、胃经	清热利水，通乳
	鲤鱼	甘，微温。入脾、肾经	利水消肿，健脾开胃
通便	菠菜	甘，凉。入肝、大肠、小肠、胃经	养血止血，清热平肝，润燥通便
	蜂蜜	甘，平。入肺、脾、大肠经	补中润燥，缓急解毒，降压通便
	香蕉	甘，寒。入脾、胃经	清热，润肠，解毒，止痛
活血	油菜	辛、甘，凉。入肺、肝、脾经	行瘀散血，消肿解毒
	慈姑	苦、甘，微寒。入心、肝、肺经	润肺止咳，通淋行血
	螃蟹	咸，寒。入肝、胃经	益阴补髓，清热，散血，利湿
	醋	酸、苦，温。入肝、胃经	活血散瘀，消食化积，消肿软坚，解毒疗疮

续表

名称		性味归经	功效
补气	马铃薯	甘，平。入胃、大肠经	益气健脾，调中和胃
	香菇	甘，平。入胃经	益胃气，托痘疹，止血
	黄鳝	甘，温。入肝、脾、肾经	祛虚损，除风湿，强筋骨，止痔血
	泥鳅	甘，平。入脾、肺经	补中气，祛湿邪，清热，壮阳
	鲚鱼	甘，温。入脾、胃经	补气活血，泻火解毒，健脾开胃
	鳜鱼	甘，平。入脾、胃经	补气血，益脾胃，化骨刺
	粳米	甘，平。入脾、胃经	补中益气，健脾和胃，除烦渴
	鸡肉	甘，温。入脾、胃经	健脾补虚、益气养血
	鹅肉	甘，平。入脾、肺经	益气补虚，和胃止渴
	鹌鹑	甘，平。入肝、脾、肾经	健脾消积，滋补肝肾
补血	胡萝卜	甘，平。入肺、脾经	健脾化滞，润燥明目
	葡萄	甘，酸，平。入肺、脾、肾经	补气血，强筋骨，利小便，安胎，除烦止渴
	桂圆肉	甘，温。入心、脾经	益心脾，补气血，安神，健脾止泻，利尿
	荔枝	甘，酸，温。入脾、肝经	生津益血，健脾止泻，温中理气，降逆
	花生	甘，平。入脾、肺经	润肺，和胃，止咳，利尿，下乳
	红糖	甘，温。入脾、胃、肝经	补血，活血，散寒
	牛肉	甘，平。入脾、胃经	补脾胃，益气血，强筋骨
	墨鱼	咸，平。入肝、肾经	养血滋阴，通经，制酸
	带鱼	甘，温。入胃经	养肝补血，和中开胃，消瘿瘤
助阳	核桃仁	甘，温。入肾、肺经	补肾固精，温肺定喘，润肠，排石
	刀豆	甘，温。入肺、脾、肾经	温中下气，益肾补元
	韭菜	辛，温。入肝、胃、肾经	温阳下气，宣痹止痛，散血，降脂
	羊肉	甘，温。入脾、肾经	益气补虚，温中暖下
	狗肉	咸，热。入脾、胃、肾经	补中益气，温肾助阳，理气利水
滋阴	银耳	甘、淡，平。入肺、胃、肾经	滋阴润肺
	牛奶	甘，平。入心、肺经	补虚损，益肺胃，生津润肠
	鸡蛋	蛋清甘凉。蛋黄甘平。入心、肾经	滋阴润燥，养心安神
	百合	甘，微寒。入肺、心经	润肺止咳，清心安神
	白鳝	甘，平。入肝、肾、脾经	补虚赢，祛风湿，杀虫
	鳖	甘，平。入肝经	滋阴，补虚，止泻，截疟
	乌龟	咸、甘，平。入肝、肾经	滋阴，补血，补肾，健骨，降火，止泻
	鸭肉	甘、咸，平。入脾胃、肺、肾经	滋阴养胃，利水消肿，健脾补虚
	猪肉	甘、咸，微寒。入脾、胃、肾经	补肾滋阴，养血润燥，益气消肿
驱虫	槟榔	苦、辛，温。入脾、胃、大肠经	杀虫，破积，下气，行水
	南瓜子	甘，平。入脾、胃经	驱虫
	大蒜	辛、温。入脾、胃、肺经	解毒，健胃，杀虫

	名称	性味归经	功效
安神	酸枣仁	甘、酸、平。入心、肝、胆经	养心安神，收敛止汗
	小麦	甘，凉。入心、脾、肾经	养心益肾，除热止渴，通淋止泻

附 录 二

常用中成药简表

分类	药物名称	功能主治
解表药	感冒清热冲剂	疏风散寒，解表清热。用于风寒感冒，症见头痛发热，恶寒身热，鼻流清涕，咳嗽咽痛
	银翘解毒片	辛凉解表，清热解毒。用于风热感冒，症见发热头痛，咳嗽口干，咽喉疼痛
	板蓝根冲剂	清热解毒，凉血利咽。用于肺胃热盛所致的咽喉肿痛、口咽干燥、腮部肿胀；急性扁桃腺炎、腮腺炎见上述证候者
	双黄连口服液	辛凉解表，清热解毒。用于风热感冒发热，咳嗽，咽痛
泻下药	麻仁润肠丸	润肠通便。用于肠胃积热，胸腹胀满，大便秘结
	麻仁滋脾丸	润肠通便，消食导滞。用于胃肠积热、肠燥津伤所致的大便秘结、胸腹胀满、饮食无味、烦躁不宁、舌红少津
和解药	小柴胡片	解表散热，疏肝和胃。用于外感病，邪犯少阳证，症见寒热往来，胸胁苦满，食欲不振，心烦喜呕，口苦咽干
	沉香化气丸	理气疏肝，消积和胃。用于肝胃气滞，脘腹胀痛，胸膈痞满，不思饮食，嗳气泛酸
	开郁顺气丸	开郁理气，健胃消食。用于胸膈胀满，两胁攻痛，胃脘痞闷，消化不良
	小半夏合剂	止呕，降逆。用于水停中脘，胃气上逆，呕吐不渴
清热药	片仔癀	清热解毒，凉血化瘀，消肿止痛。用于痈疽疔疮，无名肿毒，跌打损伤
	银黄口服液	清热解毒，消炎。用于上呼吸道感染，急性扁桃体炎，咽炎。
	牛黄上清丸	清热泻火，散风止痛。用于热毒内盛、风火上攻所致的头痛眩晕、目赤耳鸣、咽喉肿痛、口舌生疮、牙龈肿痛、大便燥结
	牛黄解毒片	清热解毒。用于火热内盛，咽喉肿痛，牙龈肿痛，口舌生疮，目赤肿痛
	龙胆泻肝丸	清肝胆，利湿热。用于肝胆湿热，头晕目赤，耳鸣耳聋，胁痛口苦，尿赤，湿热带下
祛暑药	仁丹	清暑开窍。用于伤暑引起的恶心胸闷，头昏，晕车晕船
	六一散	清暑利湿。本品用于感受暑湿所致的发热、身倦、口渴、泄泻、小便黄少；外用治痱子
	藿香正气水	解表化湿，理气和中。用于外感风寒、内伤湿滞或夏伤暑湿所致的感冒，症见头痛昏重、胸膈痞闷、脘腹胀痛、呕吐泄泻；胃肠型感冒见上述证候者
温里药	附子理中丸	温中健脾。用于脾胃虚寒，脘腹冷痛，呕吐泄泻，手足不温。
	参附注射液	回阳救逆，益气固脱。用于阳气暴脱的厥脱证（感染性、失血性、失液性休克等）；也可用于阳虚（气虚）所致的惊悸、怔忡、喘咳、胃疼、泄泻、痹证等

分类	药物名称	功能主治
补益药	四君子丸	益气健脾。用于脾胃气虚，胃纳不佳，食少便溏
	补中益气丸	补中益气，升阳举陷。用于脾胃虚弱，中气下陷所致的泄泻、脱肛、阴挺，症见体倦乏力、食少腹胀、便溏久泻、肛门下附或脱肛、子宫脱垂
	参苓白术散	补脾胃，益肺气。用于脾胃虚弱，食少便溏，气短咳嗽，肢倦乏力
	四物丸	补血活血。用于血虚血滞所致的月经不调、痛经、闭经、崩漏、心悸、面色无华
	阿胶补血膏	补益气血，滋阴润肺。用于气血两虚所致的久病体弱、目昏、虚劳咳嗽
	八珍丸	补气益血。用于气血两虚，面色萎黄，四肢乏力
	十全大补丸	温补气血。用于气血两虚，面色苍白，气短心悸，头晕自汗，体倦乏力，四肢不温
	归脾丸	益气健脾，养血安神。用于心脾两虚，气短心悸，失眠多梦，头昏头晕，肢倦乏力，食欲不振
	六味地黄丸	滋补肾阴。用于肾虚、头晕耳鸣、腰膝酸软、消渴、遗精等
	知柏地黄丸	滋阴降火。用于肝肾阴虚、虚火上炎所致的腰膝酸软、头目昏晕、耳鸣耳聋
	桂附地黄丸	温补肾阳。用于肾阳不足，腰膝酸软，小便不利或反多，痰饮喘咳
安神药	柏子养心丸	补气，养血，安神。用于心气虚寒，心悸易惊，失眠多梦，健忘
	朱砂安神丸	清心养血，镇惊安神。用于胸中烦热，心悸不宁，失眠多梦
	交泰丸	交通心肾，清火安神。用于心火偏亢，心肾不交，怔忡，失眠
开窍药	安宫牛黄丸	清热解毒，镇惊开窍。用于热病，邪入心包，高热惊厥，神昏谵语；中风昏迷及脑炎、脑膜炎、中毒性脑病、脑出血等
	至宝丹	清热开窍，化浊解毒。用于一些急性病证的治疗，如急性脑血管病、脑震荡、心绞痛、黄疸、癫痫、尿毒症等
	紫雪丹	清热解毒，镇痉息风，开窍定惊。用于温热病、热邪内陷心包，症见高热烦躁，神昏谵语、抽风惊厥、口渴唇焦，尿赤便闭，及小儿热盛惊厥
	苏合香丸	芳香开窍，行气止痛。用于痰迷心窍所致的痰厥昏迷、中风偏瘫、肢体不利，以及中暑、心胃气痛
收涩药	玉屏风口服液	益气，固表，止汗。用于表虚不固，自汗恶风，面色㿠白，或体虚易感风邪者
	四神丸	温肾暖脾，涩肠止泻。用于命门火衰，脾胃虚寒，五更泄泻
理气药	逍遥丸	疏肝健脾，养血调经。用于肝郁脾虚所致的郁闷不舒、胸胁胀痛、头晕目眩、食欲减退、月经不调
	木香顺气丸	行气化湿，健脾和胃。用于湿浊中阻、脾胃不和所致的胸膈痞闷、脘腹胀痛、呕吐恶心、嗳气纳呆
	胃苏冲剂	理气消胀，和胃止痛。主治气滞型胃脘痛，症见胃脘胀痛，窜及两胁，得嗳气或矢气则舒，情绪郁怒则加重，胸闷食少，排便不畅及慢性胃炎见上述证候者
	宽胸气雾剂	理气止痛。用于缓解心绞痛

分类	药物名称	功能主治
活血化瘀药	血府逐瘀胶囊	活血祛瘀、行气止痛。用于瘀血内阻、胸痛或头痛、内热瞀闷、失眠多梦、心悸怔仲、急躁善怒；冠心病心绞痛、血管及外伤性头痛，属上述证候者
	华佗再造丸	活血化瘀，化痰通络，行气止痛。用于痰瘀阻络之中风恢复期和后遗症，症见半身不遂、拘挛麻木、口眼歪斜、言语不清
	消栓通络片	活血化瘀，温经通络。用于中风（脑血栓）恢复期（一年内）半身不遂，肢体麻木
	复方丹参片	活血化瘀，理气止痛。用于气滞血瘀所致的胸痹，症见胸闷、心前区刺痛；冠心病心绞痛见上述证候者
	速效救心丸	行气活血，祛瘀止痛，增加冠脉血流量，缓解心绞痛。用于气滞血瘀型冠心病，心绞痛
平肝息风药	脑立清丸	平肝潜阳，醒脑安神。用于肝阳上亢，头晕目眩，耳鸣口苦，心烦难寐
	天麻钩藤冲剂	平肝息风，清热安神。用于肝阳上亢、高血压等所引起的头痛、眩晕、耳鸣、眼花、震颤、失眠
	牛黄降压丸	清心化痰，平肝安神。用于心肝火旺、痰热壅盛所致的头晕目眩、头痛失眠、烦躁不安；高血压病见上述证候者
	木瓜丸	祛风散寒，活络止痛。用于风寒湿痹，四肢麻木，周身疼痛，腰膝无力，步履艰难
	小活络丹	祛风湿，通经络，活血止痛。用于风寒湿痹，关节疼痛、屈伸不利，以及中风后遗症，半身不遂，手足麻木，口眼歪斜
	国公酒	散风祛湿，舒筋活络。用于风寒湿邪闭阻所致的痹证，症见关节疼痛、沉重、屈伸不利、手足麻木、腰腿疼痛
化痰止咳药	急支糖浆	清热化痰，宣肺止咳。用于外感风热所致的咳嗽，症见发热、恶寒、胸膈满闷、咳嗽咽痛；急性支气管炎、慢性支气管炎急性发作见上述证候者
	橘红丸	清热，化痰，止咳。用于咳嗽痰多，痰不易出，胸闷口干
	养阴清肺膏	养阴润燥，清肺利咽。用于阴虚肺燥，咽喉干痛，干咳少痰
	蛇胆川贝散	清肺，止咳，除痰。用于肺热咳嗽，痰多
	枇杷止咳冲剂	止嗽化痰。用于咳嗽、支气管炎
消食药	健胃消食片	健胃消食。用于脾胃虚弱所致的食积，症见不思饮食、嗳腐酸臭、脘腹胀满；消化不良见上述证候者
	保和丸	消食，导滞，和胃。用于食积停滞，脘腹胀满，嗳腐吞酸，不欲饮食
	大山楂丸	开胃消食。用于食积内停所致食欲不振、消化不良、脘腹胀闷
调经药	艾附暖宫丸	理气补血，暖宫调经。本品用于子宫虚寒，月经量少、后错，经期腹痛，腰酸带下
	益母草膏	活血调经。用于血瘀所致的月经不调，症见经水量少
	乌鸡白凤丸	补气养血，调经止带。用于气血两虚，身体瘦弱，腰膝酸软，月经量少、后错，带下
	调经促孕丸	温肾健脾，活血调经。用于脾肾阳虚、瘀血阻滞所致的月经不调、闭经、痛经、不孕，症见月经错后、经水量少、有血块、行经小腹冷痛、经水日久不行、久不受孕、腰膝冷痛

附 录 三

中医护理病例书写规范

＿＿＿＿医院入院评估表

住院号＿379816＿ 科别＿中医＿ 床号＿5＿

一、一般资料

姓名：＿李华＿ 入院方式：＿扶行＿

性别：＿男＿ 入院时间：2014 年12 月1 日10 时05 分

年龄：＿40 岁＿ 记录时间：2014 年12 月1 日11 时08 分

职业：＿工程师＿ 病史陈述者：＿本人＿

民族：＿汉族＿ 发病节气：＿小雪＿

籍贯：辽宁省大连市 主管医生：＿何亮＿

婚姻：＿已婚＿ 责任护士：＿柳丽＿

文化程度：＿硕士研究生＿

入院诊断：中医：＿痹证（痛痹）＿ 西医：＿颈椎病（神经根型）＿

主诉：＿颈部疼痛反复发作 1 年，加重 1 周。＿

简要病情：（本次发病原因＋主要症状）患者 1 年前于受寒后出现颈部酸痛，未予重视。此后病情反复发作，逐渐加重。1 周前在加班劳累后上症再发，自觉症状加重，故来就诊。现症见：颈部疼痛，活动发僵，遇寒加重，得热痛减。

既往史：（中医诊断＋时间＋是否治愈）平素体健，否认传染病史，否认"高血压、糖尿病"等家族性遗传病史，否认重大手术及外伤史，否认输血史及血制品接触史。

生活史：病人从事专业技术工作，需长时间伏案工作和使用电脑。生活无不良嗜好。

过敏史：药物：无 有√＿磺胺类药物＿

食物：无√ 有

二、护理检查

（一）生命体征：

体温36.6℃   脉搏88次/分   呼吸18次/分   血压132/78mmHg

（二）四诊

1. 望诊

望神：有神   倦怠√   烦躁   嗜睡   昏迷   恍惚   谵妄   其他_____

面色：如常   红润   潮红   白√   苍白   萎黄   晦黯   青紫   无光泽   其他____

形态：正常   步履艰难   步履蹒跚   半身不遂   蜷卧   其他   颈项僵直

形体：正常√   肥胖   消瘦   其他_____

情志：开朗   忧虑√   易怒   恐惧   悲观   思虑   其他_____

皮肤：正常√   黄染   红斑   发绀   潮红   干燥   甲错   水肿   破溃   其他____

呼吸：均匀√   喘息   气短   气息衰微   气粗声重   其他_____

舌苔：薄白   薄黄   黄苔   白苔√   腻腐   白腻   黄腻   黑苔   花剥   其他____

舌质：淡红√   淡白   红绛   青紫   舌边尖红   齿痕裂纹   胖大   瘦小   其他____

2. 闻诊

声音：正常√   音哑   失音   谵语   呃逆   呻吟   语音低微   其他_____

气味：无√   臭   腥臭   其他_____

3. 问诊

寒热：正常   恶寒   发热   烦热   潮热   壮热   其他   患处畏寒

汗：正常√   无汗   有汗   自汗   盗汗   大汗   其他_____

感知：疼痛√   瘙痒   麻木   部位：颈部   性质：冷痛   发作时间：_____

口渴：不渴√   口渴欲饮   渴不欲饮   其他_____

听力：正常√   下降   耳聋（左右）_____

视力：正常√   下降   失明（左右）_____

睡眠：正常√   夜难入寐   夜梦纷纭   易醒   早醒   其他_____   辅助用药____

饮食：如常√   纳差   饥不欲食   食后作胀   多食   善饥   厌油腻   其他_____

大便：正常√   溏薄   秘结   柏油便   便中带血   完谷不化   大便失禁   其他____

小便：正常√   清长   短赤   浑浊   尿中带血   淋沥不尽   尿失禁   其他_____

经产：胎____   产____   人流____   自然流产：无   有   经带：_____

4. 切诊

脉：正常   浮   沉√   迟   数   弦   滑   涩√   洪   细   紧√   结代   其他_____

脘腹：正常√   胀满   痛而喜按   痛而拒按   其他_____

三、心理、社会评估

家庭关系：和睦√   紧张

社交/适应能力：强√ 一般 差
生活自理能力：可自理√ 需要协助 不能自理
宗教信仰：无 有√ ___基督教___

四、辨证

（一）病因

外感六淫（风√ 寒√ 暑 湿 燥 火 ）
七情（喜 怒 忧 思 悲 恐 惊 ）
饮食（不节 不洁 ）
劳倦√ 外伤
其他_____

（二）病位

心 肝 脾 肺 肾 小肠 胆 胃 大肠 膀胱 经络 皮毛筋骨√ 其他____

（三）病性

风 寒√ 暑 湿 燥 火 气滞 血瘀 痰饮 血虚 阴虚 气虚 阳虚 其他____

护士（签名）___柳丽___ 护士长（签名）___赵静___

日期：_2014_年_12_月_1_日

_____医院护理诊断/问题项目表

科别__中医__ 姓名__李华__ 床号__5__ 住院号__379816__ 诊断：痹证（痛痹）

日期	时间	护理诊断/问题	签名	日期	评价	签名
12.1	11：30	1. 疼痛 与风寒痹阻经络、气血运行不畅有关	柳某	12.8	B	柳丽
12.1	11：30	2. 焦虑 与颈部疼痛和担心疾病预后有关	柳某	12.5	A	柳丽
12.2	9：00	3. 知识缺乏 缺乏痹证的预防与保健知识	柳某	12.5	A	柳丽

评价：A：已解决，稳定

B：基本解决，有明显的改善和进步

C：变化不明显，稍有缓解

D：未解决，无进展

E：恶化

_____ 医院出院评估表

住院号__379816__ 科别__中医__ 床号__5__ 姓名：__李华__

入院日期：__2014__年__12__月__1__日　　手术日期：__/__年__/__月__/__日

出院日期：__2014__年__12__月__15__日　　手术名称：____/____

出院诊断：中医__痹证（痛痹）__　　西医__颈椎病（神经根型）__

疾病转归：痊愈　稳定　好转√　恶化　自动出院　死亡

一、出院评估

1. 对疾病认识程度：了解√　部分了解　不了解
2. 心理状态：稳定√　焦虑　压抑　其他_____
3. 皮肤情况：完整√　干燥　破损　压疮
4. 自理能力：自理√　协助　依赖
5. 服药行为：自觉√　督促　指导
6. 宣教方式：讲解√　示范√　宣传单√
7. 对宣教理解程度：完全理解√　部分理解　不理解
8. 并发症：无√　有：肺部感染　尿路感染　伤口感染　口腔感染　其他_____

二、出院指导

（一）用药指导

1. 遵医嘱服药：__大活络丸胶囊、瘀血痹片、扎冲十三味丸适量服用。__
2. 特殊用药指导：__无。__

（二）养生指导

1. 生活起居：__注意防寒保暖、随季节加减衣物，劳逸适度，勿过劳累，纠正日常__
__生活不良姿势，防止外伤；生活规律、保证睡眠。__
2. 情志调节：__保持情绪稳定、勿忧思，不急躁。__
3. 饮食调理：__宜温热，忌寒凉、生冷、黏腻、辛辣刺激食品。__
4. 日常活动：__加强锻炼，增强体质。__
5. 功能锻炼：__自我按摩颈部，做颈椎操、体操等。每日 2～3 次，每次 20～30 分__
钟，锻炼过程感觉不适，立即停止，卧床休息。

（三）特殊指导（复诊时间和就医指征）：

__出院后两周复诊，如有上肢疼痛、肢端麻木，及时就诊。__

护士（签名）__柳丽__　护士长（签名）__赵静__

日期：__2014__年__12__月__15__日

附 录 四

中医体质分类与判定表

1. 判定方法：回答《中医体质分类与判定表》中的全部问题，每一问题按 5 级评分，计算原始分及转化分，依标准判定体质类型。

原始分 = 各个条目的分相加

转化分 =［（原始分 - 条目数）/（条目数 ×4）］×100

2. 判定标准：平和质为正常体质，其他 8 种体质为偏颇体质。判定标准见下列各表。

3. 示例：某人各体质类型的转化分如下：平和质 72 分，气虚质 55 分，阳虚质 25 分，阴虚质 20 分，痰湿质 12 分，湿热质 18 分，血瘀质 23 分，气郁质 15 分，特禀质 12 分。根据判定标准，平和质的转化分 ≥60 分，但其他 8 种体质转化分并未全部 <40 分，故此人不能判定为平和质；气虚质的转化分 ≥40 分，应判定为是气虚质。

平和质（A 型）

请根据近一年的体验和感觉，回答以下问题	没有（根本不）	很少（有一点）	有时（有些）	经常（相当）	总是（非常）
（1）您精力充沛吗	1	2	3	4	5
（2）您容易疲乏吗 *	1	2	3	4	5
（3）您说话声音低弱无力吗 *	1	2	3	4	5
（4）您感到闷闷不乐、情绪低沉吗 *	1	2	3	4	5
（5）您比一般人耐受不了寒冷（冬天的寒冷，夏天的冷空调、电扇等）吗 *	1	2	3	4	5
（6）您能适应外界自然和社会环境的变化吗	1	2	3	4	5
（7）您容易失眠吗 *	1	2	3	4	5
（8）您容易忘事（健忘）吗 *	1	2	3	4	5
判断结果：□是　□基本是　□否					

（注：标有 * 的条目需先逆向计分，即 1→5、2→4、3→3、4→2、5→1，再用公式转化分）

气虚质（B 型）

请根据近一年的体验和感觉，回答以下问题	没有（根本不）	很少（有一点）	有时（有些）	经常（相当）	总是（非常）
（1）您容易疲乏吗	1	2	3	4	5
（2）您容易气短（呼吸短促，接不上气）吗	1	2	3	4	5
（3）您容易心慌吗	1	2	3	4	5
（4）您容易头晕或站起时眩晕吗	1	2	3	4	5
（5）您比别人容易患感冒吗	1	2	3	4	5
（6）您喜欢安静、懒得说话吗	1	2	3	4	5
（7）您说话声音低弱无力吗	1	2	3	4	5
（8）您活动量稍大就容易出虚汗吗	1	2	3	4	5

判断结果：□是 □倾向是 □否

阳虚质（C 型）

请根据近一年的体验和感觉，回答以下问题	没有（根本不）	很少（有一点）	有时（有些）	经常（相当）	总是（非常）
（1）您手脚发凉吗	1	2	3	4	5
（2）您胃脘部、背部或腰膝部怕冷吗	1	2	3	4	5
（3）您感到怕冷、衣服比别人穿得多吗	1	2	3	4	5
（4）您比一般人耐受不了寒冷（冬天的寒冷，夏天的冷空调、电扇等）吗	1	2	3	4	5
（5）您比别人容易患感冒吗	1	2	3	4	5
（6）您吃（喝）凉的东西会感到不舒服或者怕吃（喝）凉东西吗	1	2	3	4	5
（7）您受凉或吃（喝）凉的东西后，容易腹泻（拉肚子）吗	1	2	3	4	5

判断结果：□是 □倾向是 □否

阴虚质（D 型）

请根据近一年的体验和感觉，回答以下问题	没有（根本不）	很少（有一点）	有时（有些）	经常（相当）	总是（非常）
（1）您感到手脚心发热吗	1	2	3	4	5
（2）您感觉身体、脸上发热吗	1	2	3	4	5
（3）您皮肤或口唇干吗	1	2	3	4	5
（4）您口唇的颜色比一般人红吗	1	2	3	4	5
（5）您容易便秘或大便干燥吗	1	2	3	4	5
（6）您面部两颧潮红或偏红吗	1	2	3	4	5
（7）您感到眼睛干涩吗	1	2	3	4	5
（8）您感到口干咽燥、总想喝水吗					

判断结果：□是 □倾向是 □否

痰湿质（E型）

请根据近一年的体验和感觉，回答以下问题	没有（根本不）	很少（有一点）	有时（有些）	经常（相当）	总是（非常）
（1）您感到胸闷或腹部胀满吗	1	2	3	4	5
（2）您感觉身体沉重不轻松或不爽快吗	1	2	3	4	5
（3）您腹部肥满松软吗	1	2	3	4	5
（4）您有额部油脂分泌多的现象吗	1	2	3	4	5
（5）您上眼睑比别人肿（上眼睑有轻微隆起的现象）吗	1	2	3	4	5
（6）您嘴里有黏黏的感觉吗	1	2	3	4	5
（7）您平时痰多，特别是咽喉部总感到有痰堵着吗	1	2	3	4	5
（8）您舌苔厚腻或有舌苔厚厚的感觉吗					
判断结果：□是　□倾向是　□否					

湿热质（F型）

请根据近一年的体验和感觉，回答以下问题	没有（根本不）	很少（有一点）	有时（有些）	经常（相当）	总是（非常）
（1）您面部或鼻部有油腻感或者油亮发光吗	1	2	3	4	5
（2）您容易生痤疮或疮疖吗	1	2	3	4	5
（3）您感到口苦或嘴里有异味吗	1	2	3	4	5
（4）您大便黏滞不爽、有解不尽的感觉吗	1	2	3	4	5
（5）您小便时尿道有发热感、尿色浓（深）吗	1	2	3	4	5
（6）您带下色黄（白带颜色发黄）吗（限女性回答）	1	2	3	4	5
（7）您的阴囊部位潮湿吗（限男性回答）	1	2	3	4	5
（8）您舌苔厚腻或有舌苔厚厚的感觉吗					
判断结果：□是　□倾向是　□否					

血瘀质（G型）

请根据近一年的体验和感觉，回答以下问题	没有（根本不）	很少（有一点）	有时（有些）	经常（相当）	总是（非常）
（1）您的皮肤在不知不觉中会出现青紫瘀斑（皮下出血）吗	1	2	3	4	5
（2）您两颧部有细微红丝吗	1	2	3	4	5
（3）您身上有哪里疼痛吗	1	2	3	4	5
（4）您面色晦暗或容易出现褐斑吗	1	2	3	4	5
（5）您容易有黑眼圈吗	1	2	3	4	5
（6）您容易忘事（健忘）吗	1	2	3	4	5
（7）您口唇颜色偏暗吗	1	2	3	4	5
判断结果：□是　□倾向是　□否					

气郁质（H型）

请根据近一年的体验和感觉，回答以下问题	没有（根本不）	很少（有一点）	有时（有些）	经常（相当）	总是（非常）
（1）您感到闷闷不乐、情绪低沉吗	1	2	3	4	5
（2）您容易精神紧张、焦虑不安吗	1	2	3	4	5
（3）您多愁善感、感情脆弱吗	1	2	3	4	5
（4）您容易感到害怕或受到惊吓吗	1	2	3	4	5
（5）您胁肋部或乳房胀痛吗	1	2	3	4	5
（6）您无缘无故叹气吗	1	2	3	4	5
（7）您咽喉部有异物感，且吐之不出、咽之不下吗	1	2	3	4	5

判断结果：□是　□倾向是　□否

特禀质（I型）

请根据近一年的体验和感觉，回答以下问题	没有（根本不）	很少（有一点）	有时（有些）	经常（相当）	总是（非常）
（1）您没有感冒时也会打喷嚏吗	1	2	3	4	5
（2）您没有感冒时也会鼻塞、流鼻涕吗	1	2	3	4	5
（3）您有因季节变化、温度变化或异味等原因而咳喘的现象吗	1	2	3	4	5
（4）您容易过敏（对药物、食物、气味、花粉或在季节交替、气候变化时）吗	1	2	3	4	5
（5）您的皮肤容易引起荨麻疹（风团、风疹块、风疙瘩）吗	1	2	3	4	5
（6）您的皮肤因过敏出现过紫癜（紫红色瘀点、斑点）吗	1	2	3	4	5
（7）您的皮肤一抓就红，并出现抓痕吗	1	2	3	4	5

判断结果：□是　□倾向是　□否

平和质与偏颇体质判定标准表

体质类型	条　件	判定结果
平和质	转化分≥60分	是
	其他8种体质转化分均＜30分	
	转化分≥60分	基本是
	其他8种体质转化分均＜40分	
	不满足上述条件者	否
偏颇体质	转化分≥40分	是
	转化分30～39分	倾向是
	转化分＜30分	否

主要参考文献

1. 陈佩仪. 中医护理基础［M］. 北京：人民卫生出版社，2012.

2. 孙秋华. 中医护理学［M］. 北京：人民卫生出版社，2012.

3. 徐桂华. 中医临床护理［M］. 北京：人民卫生出版社，2012.

4. 贾春华. 中医护理学［M］. 北京：人民卫生出版社，2006.

5. 吴霞. 实用中医护理［M］. 北京：中国中医药出版社，2004.

6. 梁永宣. 中国医学史［M］. 北京：人民卫生出版社，2012.

7. 马嫦英，蒋祁桂，陈丽超. 中医护理学［M］. 天津：天津科学技术出版社，2013.

8. 刘虹. 中医护理学［M］. 北京：中国协和医科大学出版社，2013.

9. 印会河，童瑶. 中医基础理论［M］. 北京：人民卫生出版社，2006.

10. 李德新. 李德新中医基础理论讲稿［M］. 北京：人民卫生出版社，2008.

11. 吕文亮，徐宜兵. 中医基础理论［M］. 北京：人民卫生出版社，2014.

12. 程琳. 中医护理学［M］. 北京：中国中医药出版社，2011.

13. 刘桂瑛. 中医护理学［M］. 北京：人民卫生出版社，2010.

14. 章涵. 中医学概论［M］. 郑州：郑州大学出版社，2012.

15. 汪安宁. 针灸学［M］. 北京：人民卫生出版社，2010.

16. 陈文松. 中医护理学［M］. 北京：人民卫生出版社，2011.

17. 王瑛，张慧芳，朱姗姗，等. 经络考证［J］. 中医研究，2014，27（2）：60 - 62.

18. 祝丽娟，赵红梅. 艾灸三阴交穴对产后宫缩病患者疼痛的影响［J］. 中医杂志，2014，55（8）：681 - 683.

19. 徐桂华，刘虹. 中医护理学基础［M］. 北京：中国中医药出版社，2012.

20. 唐永忠. 中医护理学基础［M］. 北京：中国中医药出版社，2006.

21. 印会河. 中医基础理论［M］. 上海：上海科学技术出版社，2011.

22. 王米渠，邹义壮，曾倩，等. 《名医类案》196 例七情发病构成及男女特点分析［J］. 现代中西医结合杂志，2006，15（8）：983 - 984.

23. 陈家旭，邹小娟. 中医诊断学［M］. 北京：人民卫生出版社，2013.

24. 马维平. 中医诊断学［M］. 北京：人民卫生出版社，2015.

25. 骆继军，何秀堂. 中医学［M］. 武汉：华中科技大学出版社，2014.

26. 邓中甲. 方剂学［M］. 北京：中国中医药出版社，2003.

27. 孙秋华，孟繁洁. 中医护理学［M］. 北京：人民卫生出版社，2012.

28. 徐桂华，李佃贵. 中医护理学［M］. 北京：人民卫生出版社，2009.

29. 梁繁荣. 针灸学［M］. 北京：中国中医药出版社，2007.

30. 中华中医药学会主编. 中医护理常规技术操作规程［M］. 北京：中国中医药出版社，2006.

31. 郝玉芳，陈锋. 中医护理学基础（双语）［M］. 北京：人民卫生出版社，2009.

32. 张官印. 中医护理［M］. 郑州：河南科技出版社，2011.

33. 谢华民，杨少雄. 中医临床护理学［M］. 北京：中国中医药出版社，2004.

34. 徐桂华，张先庚. 中医临床护理学［M］. 北京：人民卫生出版社，2012.

35. 王玉川. 中医养生学［M］. 上海：上海科学技术出版社，2001.

36. 王培玉. 健康管理学［M］. 北京：北京大学医学出版社，2012.

37. 孙秋华，陈佩仪. 中医临床护理学［M］. 北京：中国中医药出版社，2012.

38. 马宝璋，齐聪. 中医妇科学［M］. 北京：中国中医药出版社，2012.

39. 汪受传，虞坚尔. 中医儿科学［M］. 北京：中国中医药出版社，2012.

40. 李曰庆，何清湖. 中医外科学［M］. 北京：中国中医药出版社，2012.

41. 谭兴贵，谭楣，邓沂. 中国食物药用大典［M］. 西安：西安交通大学出版社，2013.

42. 中华中医药学会. 中医体质分类与判定［M］. 北京：中国中医药出版社，2009.